Dr. Anita Schweiger

Praxishandbuch Homöopathie

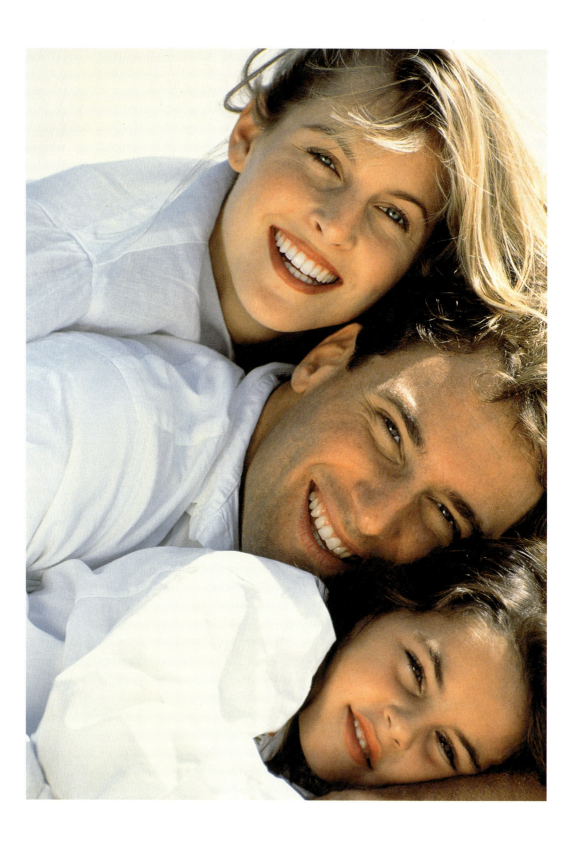

Dr. Anita Schweiger

Praxishandbuch Homöopathie

Der sanfte und wirkungsvolle Weg
bei Krankheiten und Beschwerden

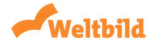 **Weltbild**

Inhalt

Im großen Behandlungsteil finden Sie leichte akute Erkrankungen und Beschwerden, die für die Selbstbehandlung gut geeignet sind.

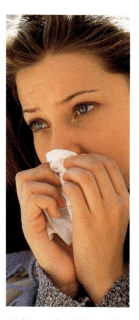

Nicht nur bei Schnupfen und bei den anderen Erkältungskrankheiten sind wir auf das Abwehrsystem angewiesen. Die Homöopathie regt das Immunsystem an und stärkt so unsere natürliche Abwehr.

Frauen, die sich für die Homöopathie entscheiden, finden sicher das Mittel, das ihre Beschwerden sanft reguliert.

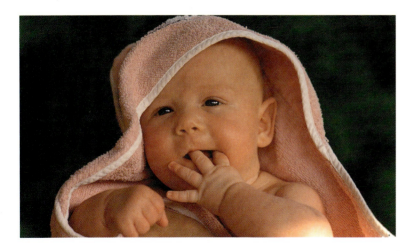

Gerade bei Kindern zeigen Homöopathika hervorragende Wirkung. Mit ihrer Hilfe lässt sich das kindliche Immunsystem sanft stärken.

Bei Verletzungen hält die Homöopathie wichtige Notfallmittel wie Arnica oder Calendula bereit.

Vorwort

Wenn Sie dieses Buch aus dem Regal genommen und aufgeschlagen haben, zählen Sie mit großer Wahrscheinlichkeit zu den Menschen, die bei gesundheitlichen Störungen selbst aktiv werden möchten, und zwar mit sanften, homöopathischen Mitteln. Der vorliegende Ratgeber will Sie vor allem in der Behandlung unkomplizierter Erkrankungen unterstützen und Ihnen Tipps geben, welche homöopathischen Mittel sich zur Begleitung von schulmedizinischen Indikationen eignen.

Wenn Sie sich nun der Homöopathie zuwenden, sollten Sie eine einfache Regel unbedingt beherzigen: Je größer Ihre Erfahrung mit homöopathischen Mitteln ist, desto mehr können Sie behandeln. Je geringer Ihre Erfahrung ist, desto weniger sollten Sie behandeln. Egal, wie groß Ihre Kenntnis ist, wählen Sie einen Arzt Ihres Vertrauens und suchen Sie ihn stets auf, wenn Sie unsicher sind. Betrachten Sie Ihren Arzt als Partner, mit dem Sie die Art und Weise einer Behandlung offen diskutieren können.

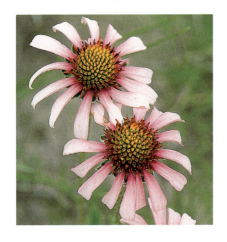

Die Homöopathie hat sich mittlerweile als weithin anerkanntes Heilverfahren etabliert. Sie zeigt bei vielen Beschwerden erstaunliche Wirkungen, doch auch ihr sind – wie allen medizinischen Verfahren – Grenzen gesetzt. Dort wo die Homöopathie nicht weiterhelfen kann, sollte man andere Methoden versuchen, die eine Heilung oder Linderung der Beschwerden in Aussicht stellen. Es ist ein besonderes Anliegen dieses Ratgebers, die Kluft zwischen alternativen Heilverfahren und Schulmedizin zumindest etwas zu verringern.

Die abwehrsteigernde Wirkung von Echinacea, dem Sonnenhut, ist gut bekannt. Man bekommt die Pflanzenkraft heute in Tabletten, Dragees und Tropfen.

Eine wohl durchdachte Auswahl

Aus dem großen Spektrum homöopathischer Mittel wurden in diejenigen ausgewählt, die die häufigste und breiteste Anwendung finden. Die Mittelauswahl in diesem Buch mag Ihnen sehr groß vorkommen. Doch die Palette an heute zur Verfügung stehenden homöopathischen Mitteln ist noch weitaus bunter. Sie alle aufzuführen, hätte den Rahmen eines Homöopathiebuches für die Selbstbehandlung gesprengt.

Neben einer Auswahl an homöopathischen Einzelmitteln finden Sie auch verschiedene Komplexmittel, also Homöopathika, die sich aus mehreren Einzelmitteln zusammensetzen. Bei strengen Homöopathen sind sie nicht unumstritten. Da aber mittlerweile sehr gute Erfahrungen mit Komplexmitteln gemacht wurden und das passende Komplexmittel oft einfacher zu finden ist als manches Einzelmittel, haben sie meiner Meinung nach in einem Homöopathieführer, der für die Selbstbehandlung gedacht ist, einen berechtigten Platz.

Seit der Zeit Hahnemanns ist die Zahl der Homöopathika erheblich gestiegen. Aus den mittlerweile rund 2000 homöopathischen Mitteln das Richtige zu wählen, ist nicht immer einfach.

Altbewährte Gesundheitstipps

Damit Sie Ihren Körper besser verstehen, Zusammenhänge erkennen und mehr über die Hintergründe einer Erkankung erfahren, erhalten Sie beispielsweise auch Antworten auf folgende Fragen: »Was ist los, wenn mir schwindelig wird, sobald ich den Kopf hebe?«, »Schlafe ich schlecht, weil ich nervös bin, oder welche Ursache steckt hinter meinen Schlafproblemen?«.

Sie bekommen darüber hinaus auch viele Tipps, mit welchen weiteren Mitteln Sie Erkrankungen bekämpfen können. So habe ich mir kleine Abstecher in die Kneippsche Wassertherapie erlaubt oder altbewährte Hausmittel eingebracht.

Oft wird betont, dass die Homöopathie frei von Nebenwirkungen ist. Das stimmt, solange Sie das passende Mittel in der richtigen Dosierung anwenden. Wählen Sie aber das falsche Mittel, dann können bei sensiblen Menschen auch Arzneiprüfsymptome auftreten. Diese äußern sich in neuen, zuvor nicht festgestellten Beschwerden. Falls Sie also unsicher sind, ob Sie das richtige Mittel gewählt haben, suchen Sie schnellstmöglich fachkundigen Rat. Wenn Sie zu viel auf gut Glück »herumprobieren«, könnte sich das Beschwerdebild verzerren, so dass schließlich auch ein erfahrener Homöopath überfordert ist. Ich hoffe, dass Sie dieses Buch bei gesundheitlichen Problemen gerne und oft zu Rate ziehen werden. Sollten Sie selbst Erfahrungen mit Homöopathika gemacht haben und über wertvolle Tipps verfügen, greifen Sie zur Feder – ich freue mich über Ihre Zuschrift!

Anita Schweiger

Die Homöopathie

Die Homöopathie ist ein eigenständiges heilkundliches System, dessen Geburtsstunde im Jahr 1796 schlug. Damals veröffentlichte der Arzt Samuel Hahnemann im »Journal der praktischen Arzneikunde« seine Erkenntnisse über einen völlig neuen heilkundlichen Ansatz.

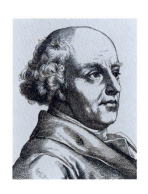

Samuel Hahnemann, 1755 in Meißen geboren, studierte Medizin, lehnte aber die damaligen Behandlungsmethoden ab. Erst als er seine Familie und seine Patienten homöopathisch behandelte, hatte er Erfolg. Er starb 1843 als hoch angesehener Arzt in Paris.

Das Prinzip der Homöopathie

In seinem Artikel »Versuch über ein neues Prinzip zur Auffindung der Heilkräfte der Arzneisubstanzen nebst einigen Blicken auf die bisherigen« stellte er einen neuen Weg in der Medizin vor. Die Grundidee seines Ansatzes beschrieb er mit der lateinischen Formulierung »Similia similibus curentur«. Auf Deutsch heißt das »Ähnliches möge durch Ähnliches geheilt werden«. Dies bedeutete eine völlige Umkehr des medizinischen Denkens: Bis heute »vertreibt« die Schulmedizin Krankheiten, indem sie gezielt gegen Beschwerden vorgeht.

Eine Erfahrungsheilkunde

Hahnemann war mehr oder weniger durch Zufall auf das entgegengesetzte homöopathische Prinzip gestoßen, und zwar durch seinen berühmten Selbstversuch mit dem Medikament Chinarinde, mit dem man damals die Malaria behandelte. Bei seinem Selbstversuch nahm er Chinarinde zu sich, obwohl er gar nicht krank war, und wartete ab. Zu seinem großen Erstaunen fühlte er sich plötzlich krank: Er hatte genau die gleichen Symptome wie bei einer Malaria!

Dieser Chinarindenversuch stellt die erste so genannte »Arzneimittelprüfung« dar, der zahlreiche weitere folgten. Sehr viele Arzneimittelprüfungen, also genaue schriftliche Aufzeichnungen darüber, welche Symptome ein Medikament beim Gesunden hervorruft, führte Hahnemann selbst mit seinen Schülern durch, die eine »Arbeitsgemeinschaft für Arzneimittelprüfungen« bildeten.

Von Samuel Hahnemann stammt das vierbändige Apothekerlexikon, das noch heute Grundlage des Homöopathischen Arzneibuches ist.

Die Rolle der Heilmittel

Schon seit der Begründung der Homöopathie vor über 200 Jahren fragte man sich immer wieder, wie die Homöopathie »funktioniert«. Dies lässt sich bis heute nicht schlüssig beantworten, aber Hahnemann war der Ansicht, dass im Körper eine immaterielle, geistartige Lebenskraft waltet, die bei einer Erkrankung durch die homöopathische Therapie wiederhergestellt wird.

Bis heute kann niemand erklären, wie genau die Homöopathie bei einer Erkrankung den Geist stärkt und heilend ins Körpergeschehen eingreift.

Moderne Ansätze gehen davon aus, dass die Information des homöopathischen Mittels durch die Verreibungen und Verschüttelungen an andere Moleküle, z. B. die des Trägerstoffes, übertragen werden, und dass die Homöopathie auf diese Weise wirkt.

Da die Heilmittel in der Homöopathie einen so wichtigen Platz einnehmen, wollen wir näher auf sie eingehen.

Das Simile

Die Aufforderung »Ähnliches möge durch Ähnliches geheilt werden« bedeutet in der Homöopathie ganz konkret eine Anleitung dafür, wie der Homöopath bei der Behandlung einer Erkrankung vorgehen soll: Ein Kranker erhält ein homöopathisches Mittel, das bei jedem Gesunden Krankheitssymptome hervorrufen würde, die den Symptomen des Kranken ähnlich sind.

Die wasserlöslichen Globuli (Kügelchen aus Milchzucker) sind eine kleine praktische Darreichungsform der homöopatischen Medikamente – besonders gut geeignet für Kinder.

Durch die Gabe dieses Mittels wird die natürliche, vorhandene Krankheit von einer ähnlichen »Arzneikunstkrankheit« überlagert, welche die körpereigenen Regulationsmechanismen in Gang setzt. Die Heilung der ursprünglichen Krankheit wird durch die Mittelgabe eingeleitet oder beschleunigt. Homöopathische Mittel setzen also die körpereigenen Selbstheilungskräfte in Gang. Durch sie kommt eine gestörte Balance, die für die Krankheitssymptome verantwortlich ist, wieder ins Gleichgewicht.

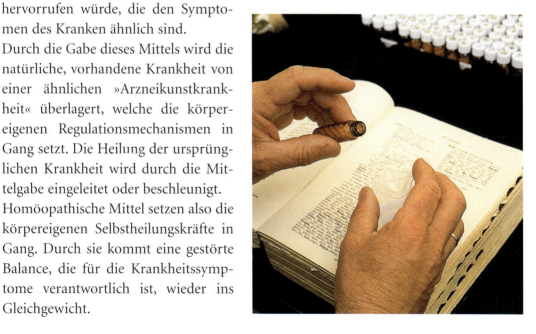

Das Grundprinzip, nach dem Sie sich selbst behandeln: Die Suche nach dem »Simile«.

Das homöopathische Mittel, das eine Kunstkrankheit hervorruft, die der natürlichen Krankheit ähnelt, heißt »Simile«. Dieses Simile findet man durch den Vergleich des Arzneimittelbildes und des Krankheitsbildes. Die Bilder liegen als feste Beschreibungen in Büchern vor. Sie werden seit Hahnemanns Zeiten gesammelt und immer wieder überarbeitet. Der Homöopath macht sich erst ein ganz genaues Bild der Krankheit, dann sucht er das passende Arzneimittelbild.

Das Simile selbst finden

Sie finden im Behandlungsteil dieses Buches bei den verschiedenen Beschwerden jeweils die Bilder der in Frage kommenden Mittel. Gehen Sie bei der Wahl des Mittels so vor, dass Sie das Simile suchen. Das heißt, auch Sie vergleichen die Arzneimittelbeschreibungen im Buch mit den Symptomen oder Beschwerden, die Sie bei sich oder bei Ihrem Patienten sehen. Je mehr die Beschreibung des Mittels den Krankheitszeichen, die Sie beobachten, entspricht, desto wahrscheinlicher ist es, dass Sie das Simile gefunden haben.

So werden die Mittel hergestellt

Homöopathika werden in einem eigenen, sehr aufwendigen Herstellungsverfahren aus reinen Natursubstanzen gewonnen.

Ausgangsstoffe homöopathischer Arzneimittel sind pflanzliche, tierische und mineralische Substanzen. Vor ihrer Verarbeitung – streng nach den Vorschriften des Homöopathischen Arzneibuches – werden sie auf Identität, Gehalt und Reinheit geprüft. Dann werden die Ausgangsmittel, Ursubstanzen genannt, potenziert. Bei seinen Arzneimittelprüfungen stellte Hahnemann fest, dass die Ursubstanzen teilweise heftige Reaktionen bei den Patienten hervorriefen. Deshalb experimentierte er mit Verdünnungen dieser Mittel und kam schließlich durch sorgfältiges Beobachten zu der Überzeugung, dass nur solche Zubereitungsformen wirksam sind, die bei der Verdünnung intensiv verrieben oder verschüttelt werden. So entstand eine weitere Besonderheit der Homöopathie, die »Potenzierung« der homöopathischen Arzneimittel (→ Seite 13). Gemeint ist damit die stufenweise Verdünnung der Ursubstanzen, welche die Arzneimittelwirkung reinigt.

Ausgangsstoffe, Dilutionen und Verreibungen

Um die Mittel verdünnen zu können, stellt man zunächst aus den verschiedenen Ausgangsstoffen Ursubstanzen her, welche dann weiterverarbeitet werden. Dabei gibt es – je nach Ausgangsstoff – unterschiedliche Vorgehensweisen:

Bei einem Mittel auf pflanzlicher Basis werden dabei die Pflanzenteile mit Alkohol übergossen. Dieser Ansatz bleibt dann mindestens fünf Tage stehen, damit der Wirkstoff in den Alkohol übergehen kann. Den Alkoholüberstand bezeichnet man als die Urtinktur, die später weiterverarbeitet wird.

Tierische Substanzen – wie zum Beispiel Apis (die Biene) oder Lachesis (Gift der Buschmeisterschlange) werden ähnlich aufgeschlossen.

Manche mineralische Stoffe wie Silicea oder Pyrit sind nicht in Alkohol oder Wasser löslich. Sie werden mechanisch mit Milchzucker verrieben.

Andere Arzneistoffe muss man bis zu 100 Stunden verreiben, bis die entsprechende Teilchengröße erreicht ist. Durch dieses intensive Verreiben soll die Information des Wirkstoffes auf den Trägerstoff übergehen.

Der nächste Schritt ist das »Potenzieren«.

Zu homöopathischen Mitteln werden Pflanzen, Mineralien und tierische Stoffe verarbeitet.

Das Potenzieren der Mittel

Die Urtinkturen der Heilmittel werden verdünnt und verschüttelt. Zuerst wird aus der Urtinktur eine 1:10 Verdünnung hergestellt, indem man zu einem Teil Urtinktur neun Teile Alkohol gibt und sie verschüttelt. So entsteht eine D1-Potenz. Eine 1:10 Verdünnung dieser D1-Potenz ergibt eine D2-Potenz und so weiter. Nach jedem Verdünnungsschritt wird die Mischung verschüttelt. Das bedeutet: Immer zehnmal kräftig per Hand schütteln. Dadurch soll die Information der ursprünglichen Substanz auf die Trägersubstanz übergehen, was gleichzeitig eine Wirkungsverstärkung der Ursubstanz zur Folge hat. In Deutschland finden heute in erster Linie die D-Potenzen Anwendung. Hahnemann verwendete dagegen nur C-Potenzen (Verdünnung jeweils 1:100) oder LM-Potenzen (1:50 000).

Kein Placebo

Gerade die hohen Potenzen sind der Hauptangriffspunkt der Gegner der Homöopathie, die es schon zu Zeiten Hahnemanns gab. Denn rein rechnerisch befindet sich in den Hochpotenzen (ab D23) kein einziges Molekül des ursprünglichen Wirkstoffs mehr. Die homöopathischen Mittel wirken trotzdem. Es kann sich dabei nicht um eine Placebowirkung handeln. Zwar kann ein Placebo natürlich auch eine Wirkung hervorrufen – manchmal sogar eine erstaunlich hohe Wirkung wie beispielsweise in der Behandlung von Bluthochdruck. Diese Wirkung erschöpft sich allerdings nach kurzer Zeit. Die Wirkung des homöopathischen Mittels ist von längerer Dauer.

Möglichkeiten und Grenzen der Homöopathie

Achtung: In manchen Fällen, etwa bei Tumorerkrankungen, darf die homöopathische Behandlung lediglich unterstützend zur herkömmlichen schulmedizinischen Therapie eingesetzt werden.

Wie jedes andere medizinische Behandlungssystem hat auch die Homöopathie ihre Stärken und ihre Grenzen. Die homöopathischen Mittel können nur Störungen ausgleichen. Die Grenzen der Homöopathie liegen dort, wo der Körper sich selbst nicht mehr helfen kann.

Das ist der Fall bei:

- Mangelzuständen. Eine typische Mangelkrankheit ist Diabetes. Hierbei muss die fehlende Substanz – Insulin – ersetzt werden.
- Chirurgischen Notfällen. Hier ist eine Verzögerung unzumutbar. Solch ein Notfall ist zum Beispiel ein entzündeter Blinddarm, der operiert werden muss.
- Tumorerkrankungen. Hier ist die Entgleisung schon so weit fortgeschritten, dass sich der Körper nicht mehr selbst helfen kann und folglich die Homöopathie allein auch nichts mehr ausrichten kann. In solchen Fällen kann eine unterstützende homöopathische Behandlung erwogen werden. Man sollte aber einen erfahrenen Homöopathen oder Arzt hinzuziehen und keine Alleingänge unternehmen!
- Hoch akuten Erkrankungen, wie bedrohlichen Infekten.
- Eine Grenze ist auch dort zu sehen, wo eine raschere und sicherere Behandlung zur Verfügung steht, die ebenfalls unschädlich ist. Man sollte also auch immer abwägen, wie in jeder anderen Medizinrichtung auch, in welchem Fall eine allopathi-

sche Behandlung und in welchem Fall eine homöopathische Behandlung günstiger ist.

Gebiete, in denen eine homöopathische Behandlung Nutzen bringt, sind

- Allgemeine Befindlichkeitsstörungen, also in der Regel bevor eine Erkrankung ausbricht.
- Akute Erkrankungen (z. B. Infektionskrankheiten).
- Funktionelle Beschwerden. Damit sind Fehlregulationen von Organen oder Organsystemen gemeint. Charakteristisch ist eine enge Beziehung der Persönlichkeit zu den Störungen.
- Psychosomatische Erkrankungen.
- Chronische Erkrankungen, wie z. B. chronische Bronchitis, Migräne, chronische Polyarthritis. Zur Behandlung von chronischen Erkrankungen ist allerdings viel Erfahrung notwendig. Um eine tief greifende Wirkung zu erzielen, ist meist eine Konstitutionstherapie erforderlich, die ein erfahrener Arzt oder Homöopath durchführen sollte.

Als besonders wirksam erweist sich die Homöopathie bei chronischen, also immer wiederkehrenden Erkrankungen. In diesen Fällen sollte man allerdings einen erfahrenen Homöopathen zu Rate ziehen.

Selbstbehandlung

Wenn Sie Zuhause mit homöopathischen Mitteln arbeiten, werden Sie in der Regel versuchen, bei einfachen Befindlichkeitsstörungen zu helfen. Sie finden daher in diesem Buch in erster Linie Mittel, die für die Behandlung akuter Erkrankungen geeignet sind.

Um die Selbstbehandlung noch erfolgreicher zu machen, geben wir Ihnen noch einige Grundregeln an die Hand – mit der Bitte, sie gut zu beachten.

Die eigenen Grenzen berücksichtigen

Natürlich ist die Behandlung einer Erkrankung immer mit einem Risiko verbunden. Sie sollten daher grundsätzlich einen Arzt Ihres Vertrauens in der Nähe wissen, an den Sie sich wenden können. Denn selbst wenn Sie schon Erfahrung mit der Selbstbehandlung haben, kann es passieren, dass sich hinter einfachen Bauchschmerzen eine Blinddarmentzündung »versteckt«, die Sie nicht erkennen.

Wenn Sie sich selbst oder einen vertrauten Menschen homöopathisch behandeln möchten, ist eine gründliche Selbst- bzw. Fremdbeobachtung notwendig. Nur so können Sie die typischen Symptome erkennen und das passende Mittel auswählen.

Muten Sie sich also nie zu viel zu, seien Sie nicht zu forsch – besonders, wenn Sie sich nicht selbst behandeln, sondern Kinder oder alte Menschen.

Ganz klare Grenzen setzt die eigene Erfahrung. Das lässt sich auf einen ganz einfachen Nenner bringen: Je mehr Erfahrung vorhanden ist, umso mehr Krankheiten kann man selbst behandeln. Je weniger Erfahrung man gesammelt hat, desto weniger kann man selbst behandeln. Einsteiger in die Homöopathie sollten sich auf die Behandlung banaler Erkrankungen beschränken und bei Unsicherheit immer einen Homöopathen hinzuziehen.

Das passende Mittel finden

Die symptomorientierte Homöopathie, wie sie in diesem Buch vorgestellt wird, eignet sich für den interessierten Laien, während die klassische Homöopathie dem Fachmann vorbehalten bleiben sollte.

Die Aufgabe der homöopathischen Selbstbehandlung besteht darin, das passende Mittel zu finden. Das ist nicht immer ganz einfach! Die Zahl der homöopathischen Arzneimittel ist seit Hahnemanns Zeiten um ein Vielfaches gestiegen, was die Mittelauswahl auch nicht gerade erleichtert. Inzwischen gibt es etwa 2000 verschiedene Grundstoffe.

Die Homöopathie nach bewährten Indikationen

Um Ihnen die Aufgabe zu erleichtern, stellen wir Ihnen im Behandlungsteil dieses Buches einen Zweig der homöopathischen Behandlung vor, den man die symptomorientierte oder organbezogene Homöopathie nennt. Diese ist für die Selbstbehandlung besser geeignet als die klassische Homöopathie (→ Seite 18), denn Sie können die Mittel nach bewährten Merkmalen (Indikationen) auswählen.

So gehen Sie vor

In der symptomorientierten oder organbezogenen Homöopathie wird ein homöopathisches Mittel in erster Linie nach dem Krankheitssymptom, unter dem der Patient leidet, ausgewählt. Dafür ist eine genaue Beobachtungsgabe notwendig.

Angenommen Sie leiden unter Schnupfen, dann reicht das nicht aus, um ein Mittel zu finden. Sie müssen sich selbst beobachten. Angenommen Sie stellen nun fest, dass Ihr Schnupfen ein richtig scharfes Sekret ist, das Ihre Haut angreift, gleichzeitig tränen Ihre Augen, aber diese Tränen sind mild. Aus dieser Beobachtung setzt sich das Leitsymptom zusammen »scharfer wundmachender Schnupfen, milde Tränen«.

Sie schlagen das Buch auf und finden genau diese Symptome beim Arzneimittelbild von Allium cepa (der Zwiebel) beschrieben. Das Arzneimittelbild von Allium cepa ist entstanden, weil man festgehalten hat, welche Symptome es bei einem Gesunden auslöst: Reichlichen, wässrigen, »reizenden« Schnupfen, Augenbrennen, milde Tränen. Bei einem Schnupfen, wie dem gerade beschriebenen, ist Ihr Simile also Allium cepa.

Man benötigt bei dieser Methode weniger Zeit, um zum richtigen Mittel zu kommen. Nach solchen Symptombildern ist dieser Ratgeber aufgebaut. Sie werden sehen, je eigenartiger, spezifischer und auffälliger die Symptome sind, um so einfacher ist es, das passende Mittel herauszufinden. Sind die Symptome diffus und lassen sich nicht richtig zuordnen, sollte man lieber einen erfahrenen Homöopathen hinzuziehen.

In manchen Fällen ist auch kein Simile zu finden oder das Simile kann nicht wirken, da es durch Umweltgifte oder eine Therapie, die das Immunsystem unterdrückt, blockiert ist.

Die vorgegebenen Beschwerdebilder in diesem Buch sollen Ihnen dabei helfen, möglichst rasch und sicher das für Ihr Krankheitsbild passende Mittel auszuwählen.

Komplexmittel

Sie finden bei jedem Krankheitsbild auch einige Komplexmittel. Komplexmittel sind Kombinationen homöopathischer Einzelmittel, die auf ein bestimmtes Krankheitsbild ausgerichtet sind. Die Komplexmitteltherapie gehört zur Homöopathie nach bewährten Indikationen und stützt sich inzwischen auf eine jahrzehntelange Erfahrung. Samuel Hahnemann schreibt zwar in seinen Standardwerken: »In keinem Fall von Heilung ist es nötig, mehr als eine einzige einfache Arzneisubstanz auf einmal anzuwenden«. Dieser Satz wurde für viele Homöopathen zum Dogma. Doch auch Hahnemann soll in den letzten Jahren nicht mehr starr dieser Ansicht gewesen sein. Er erhielt von anderen Homöopathen viele Berichte, die Heilungen mit homöopathischen Doppelmitteln beschrieben. Deshalb plante er einen entsprechenden Zusatz in seinem Werk, der aber nie veröffentlicht wurde. Tatsächlich addieren sich zwei verschiedene Substanzen, die dasselbe Krankheitssymptom beseitigen, in

Wenn Sie auch nach längerer Beobachtung und Befragung unsicher sind, welches Mittel Sie nehmen sollen, können Sie auf eines der vorgestellten Komplexmittel ausweichen – diese sind homöopathische Arzneien, die aus mehreren Mitteln bestehen.

ihrer Wirkung. Manchmal führt eine Kombination auch dort zu Heilerfolgen, wo die Einzelmittel versagen. Für viele Einsteiger in die Homöopathie ist es einfacher, ein Komplexmittel entsprechend ihrer Symptome auszuwählen. Heute gibt es eine Vielzahl verschiedener Komplexmittel, von denen nur einige – allein schon aus Platzgründen – berücksichtigt werden konnten. Ziel einer Komplexmittelhomöopathie ist eine breite umfassende Wirkung auf den gesamten Organismus.

Hier liegen die Stärken der Komplexmittel:

- In der Behandlung akuter Erkrankungen
- In der Ausleittherapie (Amalgam etc.)
- In der Regeneration gestörter Organe
- In der Behandlung nach Indikationen

Homöopathie ist eine Heilmethode, die einen ganzheitlichen Ansatz verfolgt: Der Mensch wird in seiner Gesamtheit mit all seinen körperlichen und seelischen Eigenheiten behandelt.

Die klassische Homöopathie

In der klassischen Homöopathie wird stark auf die Persönlichkeit und auf die Gesamtheit der Symptome geachtet. Aus der Gesamtheit der von einem Patienten beschriebenen Symptome wählt der Homöopath solche aus, die besonders typisch für den Patienten sind, z. B. unerwartete oder auffällige Symptome, die auf den ersten Blick nichts mit der Erkrankung zu tun haben müssen. Dazu ein Beispiel: Starkes Verlangen nach Eiern oder Unverträglichkeit von Milch weisen auf Calcium carbonicum hin. Die homöopathische Anamnese kann sich oft mehrere Stunden hinziehen. Wenn ca. 5 bis 10 auffällige, höherwertige Symptome vorhanden sind, schlägt der Homöopath diese im Repertorium nach. Ein Repertorium ist eine Art Symptomlexikon. Meist trifft man beim Nachschlagen auf einige Arzneimittel, die für den Patienten zutreffen. Der Homöopath vergleicht die Arzneimittelbilder miteinander und fällt danach die Entscheidung, welches Arzneimittel die Symptomatik des Patienten am besten abdeckt. Als nächstes muss über die Potenzhöhe, die Dosis und die Dauer der Behandlung entschieden werden.

Um auf die besonderen Symptome zu stoßen und davon ausgehend das richtige Arzneimittelbild zu finden, bedarf es großer Erfahrung. Daher sollte man die klassische Homöopathie dem geschulten Arzt oder Homöopathen überlassen.

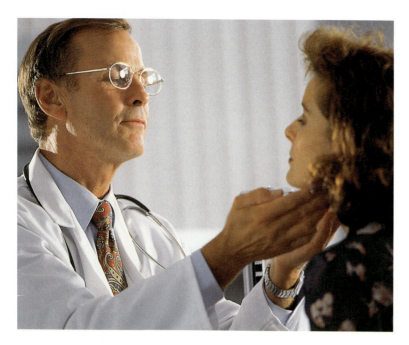

Die richtige Potenz finden

Über die Potenz und die Höhe der Dosierung eines Mittels für die Behandlung sind die Fachleute verschiedener Meinung. Es ist deshalb unmöglich, pauschale Angaben zu machen, zu viele unterschiedliche Faktoren spielen dabei eine Rolle.

Bedeutung der Buchstaben

In erster Linie werden Dezimal- (Buchstabe D) und Centesimalpotenzen (Buchstabe C) verabreicht. Die Tabelle gibt einen Überblick darüber, was die einzelnen Verdünnungen bedeuten (→ Tabelle auf Seite 20). Merke: Je häufiger verdünnt oder verschüttelt wurde, umso höher ist die Potenz. Je höher die Potenz, desto tief greifender ist die Wirkung des homöopathischen Arzneimittels.

Je größer die Zahl (z. B. D50) desto weniger Anteile der ursprünglichen Substanz sind in dem Arzneimittel.

Ab D23, beziehungsweise C12 befindet sich kein Molekül des Stoffes mehr in dem homöopathischen Arzneimittel. Dies erklärt auch, warum in der wissenschaftlichen Medizin gerade die Hochpotenzen, d. h. Verdünnungen ab C15 bzw. D30 so umstritten sind.

Niedrige Potenzen werden häufig bei akuten Erkrankungen eingesetzt, während man mit höheren Potenzen gerne chronische Krankheiten, z. B. der Haut, behandelt.

Potenzen in der Homöopathie

Verdünnung	Enthaltene Bestandteile
DEZIMALPOTENZEN	
D1	1 Teil Urtinktur und 9 Teile Trägerstoff
D2	1 Teil D1 und 9 Teile Trägerstoff
D3	1 Teil D2 und 9 Teile Trägerstoff
D4	1 Teil D3 und 9 Teile Trägerstoff
bis D 30	1 Teil D29 und 9 Teile Trägerstoff
CENTESIMALPOTENZEN	
C1	1 Teil Urtinktur und 99 Teile Trägerstoff
C2	1 Teil C1 und 99 Teile Trägerstoff
C3	1 Teil C2 und 99 Teile Trägerstoff
C4	1 Teil C3 und 99 Teile Trägerstoff
bis C30	1 Teil C29 und 99 Teile Trägerstoff

Noch heute werden die Potenzen nach den Vorschriften Hahnemanns, des Begründers der Homöopathie, hergestellt.

Die richtige Dosierung

Bei der besten Dosierung des Mittels kommt es darauf an, die passende Potenz zu finden und sie dem Patienten in einem guten Rhythmus einzugeben.

Leitfaden für die Anwendung der Potenzen

Die Potenzangaben, die Sie bei jedem Mittel in diesem Buch finden, stellen nur einen Vorschlag dar und bieten einen gewissen Anhaltspunkt. Berücksichtigt wurden die gebräuchlichen Potenzen.

In aller Regel können Sie sich an die im Buch angegebenen Potenzen und Dosierungen der Mittel halten. Sollte eine Besonderheit zur Einnahme des Mittels oder zur Dosierung zu beachten sein, finden Sie diese direkt unter der Mittelbeschreibung im Behandlungsteil.

Niedrige Potenzen (C1 bis C6 und D1 bis D12)
In der Behandlung akuter Erkrankungen sind niedrigere Potenzen gebräuchlich, bei psychosomatischen oder langwierigen chronischen Erkrankungen oft höhere Potenzen.

Anwendung vor allem in folgenden Fällen:

■ In der symptomorientierten Homöopathie nach »bewährten Indikationen«

■ Bei organischer Vorschädigung

■ Bei träger Reaktionsweise des betroffenen Patienten

Die Anwendung ist begrenzt, da niedrige Potenzen keine tief greifende Wirkung besitzen.

Mittlere Potenzen (C6 bis C 15 und D12 bis D30)

Diese mittleren Potenzen nehmen eine Zwischenstellung ein.

■ Sehr giftige Substanzen können manchmal erst in diesen Verdünnungen eingesetzt werden.

Hochpotenzen (Verdünnungen über C15 bzw. D30)

Die Anwendung dieser Potenzen sollte möglichst mit einem Arzt oder Homöopathen abgesprochen werden.

Hochpotenzen werden vor allem eingesetzt bei:

■ Funktionellen und psychischen Störungen

■ Langwierigen, chronischen Erkrankungen

Die in diesem Buch vorgegebenen Potenzen und Dosierungsempfehlungen stellen Anhaltspunkte dar. Sollten Sie alleine nicht weiterkommen, besprechen Sie die passende Dosierung mit einem erfahrenen Homöopathen.

Wenn das Mittel nicht wirkt

Stellt sich innerhalb von ein bis zwei Stunden keine Veränderung ein, so haben Sie das falsche Mittel ausgewählt, die weitere Therapie ist nicht sinnvoll. Sie sollten also mit einem anderen Mittel nach derselben Methode weitermachen.

Der Einnahmerhythmus

Grundsätzlich gilt: Je höher die Potenz, desto seltener müssen die homöopathischen Mittel eingenommen werden. Hochpotenzen, deren Einnahme man immer mit einem Homöopathen absprechen sollte, müssen manchmal nur einmal die Woche oder einmal im Monat eingenommen werden.

Für die Selbstbehandlung zu Hause ist es wichtig zu erkennen, ob es sich um eine akute Erkrankung handelt oder nicht.

Bei fieberhaften Infekten oder Magen-Darmverstimmungen geben Sie die Mittel so:

Man sollte möglichst nicht mehrere Mittel nebeneinander anwenden: Das Gleichgewicht des Körpers würde sonst nachhaltig gestört und eine Behandlung immer schwieriger.

Wer einmal erlebt hat, wie wirksam ein homöopathisches Mittel sein kann, wird sich immer wieder für diese völlig unschädliche Art der Behandlung entscheiden.

Zu Beginn der Erkrankung: Alle halbe Stunde bis Stunde nehmen Sie fünf Kügelchen (Globuli) oder fünf Tropfen oder eine Tablette – bis zur Besserung.

Besserung: Wenn sich eine Besserung eingestellt hat, reduzieren Sie die Dosis niedriger Potenzen auf eine dreimalige Einnahme pro Tag. D12-Potenzen nur noch einmal am Tag einnehmen.

Beschwerdenfrei: Wenn keine Beschwerden mehr bestehen, setzen Sie das homöopathische Mittel ab.

Bei unerwarteten Reaktionen der Patienten: rasch handeln

Wer ein homöopathisches Mittel für die Behandlung ausgewählt hat, kann in erster Linie mit zwei Reaktionen konfrontiert werden, die anders sind als erwartet – Arzneimittelprüfsymptome und Erstverschlimmerung.

Sie haben das falsche Mittel gewählt

Werden homöopathische Arzneimittel falsch ausgewählt und ist der Patient sehr reaktionsfähig, können bei ihm die gleichen Symptome auftreten wie bei einem Gesunden während der Arzneimittelprüfung. Das bedeutet für den Patienten, dass zusätzlich zu seiner bestehenden Krankheit neue Symptome auftreten, die vorher noch nicht da waren. Die Behandlung muss schnellstmöglich abgebrochen werden, damit die so begonnene Arzneimittelprüfung endet.

Erstverschlimmerung

Bis heute lässt sich die Wirkung der homöopathischen Mittel nicht eindeutig wissenschaftlich erklären – ein Argument, das die Gegner dieser Behandlungsform immer wieder anführen.

Ein sehr gut gewähltes homöopathisches Mittel kann zunächst zu einer akuten Verstärkung einzelner oder aller Krankheitssymptome führen. Prinzipiell ist das ein gutes Zeichen dafür, dass das Mittel wirkt. Wählen Sie bei der nächsten Gabe eine niedrigere Potenz, damit die Verstärkung nicht mehr eintritt.

Besonderheiten zur Einnahme homöopathischer Mittel

Wenn Sie sich für ein Mittel entschieden haben, können Sie sich in der Regel an die im Buch angegebenen Potenzen halten. Sofern Sie keine gut bestückte homöopathische Hausapotheke zusammengestellt haben (→ Seite 238), werden Sie das Mittel in Ihrer Apotheke bekommen. Dort werden Sie wahrscheinlich gefragt, in welcher Darreichungsform Sie das Mittel wünschen.

Homöopathika richtig einnehmen

Diese »Gesetze« sollten Sie bei der Einnahme beachten:
- Am besten das Mittel vor dem Essen einnehmen.
- Das Mittel nicht gleich schlucken, sondern im Mund zergehen lassen.
- Eine Viertelstunde vor und nach der Einnahme nichts essen, nicht trinken (außer Wasser), keinen Kaugummi kauen, keine Hustentropfen einnehmen, keine Zähne putzen.
- Verwenden Sie während der Therapie keine kampferhaltigen Produkte. Sie sind häufig in Einreibemitteln, z. B. gegen Erkältung, enthalten. Kampfer gilt als Antidot (Gegenmittel) zu allen homöopathischen Mitteln. Mit Kampfer kann man die Wirkung eines homöopathischen Mittels löschen, wenn diese z. B. im Rahmen einer Erstverschlimmerung zu stark war.
- Trinken Sie keinen Pfefferminztee und wenden Sie keine anderen Zubereitungen an, die Minze und Menthol enthalten (z. B. Zahnpasta, Mundwasser, Hustentropfen).
- Meiden Sie koffeinhaltige Getränke (Kaffee, Schwarztee, Cola).
- Verwenden Sie keine elektrischen Heizdecken.
- Gehen Sie nicht zum Zahnarzt (kein Bohren, keine Zahnreinigung).

Wer die nebenstehenden Tipps zur richtigen Einnahme beachtet, kann eigentlich gar nichts mehr falsch machen – höchstens das falsche Mittel auswählen…

In welcher Form geben Sie das Mittel?

Wie Sie bereits wissen (→ Seite 13), werden homöopathische Mittel auf zwei verschiedene Arten zubereitet, als Dilutionen und Verreibungen. Sie können diese erwerben als:
- Globuli: Milchzuckerkügelchen, die mit einer potenzierten Dilution befeuchtet und dann getrocknet wurden.
- Pulver und Tabletten: Stoffe, die in Alkohol nicht löslich sind, werden mit Milchzucker verrieben und als Pulver verabreicht oder zu Tabletten gepresst.
- Tropfen (Dilutionen): Hergestellt aus den Pflanzenextrakten oder anderen löslichen Stoffen in verschiedenen Potenzen.

Beschwerden von A bis Z

Im Kapitel »Beschwerden von A bis Z« finden Sie eine Auswahl der Erkrankungen, mit denen Sie im Alltag wohl am häufigsten konfrontiert sein werden. Alle Beschwerden und Erkrankungen sind im Allgemeinen sehr gut für die Selbstbehandlung geeignet. Vor allem wenn Sie noch nicht sehr viel Erfahrung in der Behandlung haben, sollten Sie genau auf unsere Warnhinweise achten, die Sie in den Kästchen »Zum Arzt« finden.

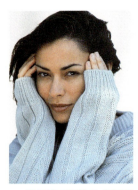

Beschwerden, denen seelische Störungen und Konflikte zu Grunde liegen, lassen sich mit Homöopathika erfolgreich behandeln.

So arbeiten Sie mit diesem Buch

Wir haben dieses Buch so eingeteilt, dass es Ihnen eine gute Unterstützung sein kann, für den Fall, dass Sie sich selbst oder jemanden, für den Sie die Verantwortung übernommen haben, im Krankheitsfall selbst behandeln wollen.

Was finde ich wo?
Das Buch ist in vier große Abschnitte eingeteilt, von denen jeder einem anderen Zweck dient.

Hintergründe im Kapitel »Die Homöopathie«

Medizinisches Hintergrundwissen über die Funktion von Organsystemen und die Entwicklung von Krankheiten steht jedem Beschwerdenbereich voran.

Auf den Seiten 10 bis 22 sind die Geschichte und die Grundprinzipien der Homöopathie skizziert.

■ Sie erfahren außerdem, nach welchen Anzeichen Sie bei einer Krankheit Ausschau halten müssen.

■ Wir zeigen Ihnen, wie Sie aufgrund der von Ihnen gemachten Beobachtungen das passende Mittel im Behandlungsteil suchen und finden.

■ Der Umgang mit der Homöopathik (Potenzierung, Dosierung, Darreichungsform) ist in einem umfassenden Abschnitt beschrieben.

■ Ihrer Sicherheit und der Sicherheit Ihres Patienten dient der Abschnitt über unerwartete Reaktionen und Begleiterscheinungen, die sich einstellen können.

Behandlung im Kapitel »Beschwerden von A bis Z«

Der Hauptteil des Buches, auf den Seiten 24 bis 173, begleitet Sie während der Behandlung von Beschwerden und geringfügigen akuten Erkrankungen, die häufig vorkommen können. Außerdem finden Sie hier nur Erkrankungen, die man »eigentlich« kennt. Das heißt, dass Sie in den meisten Fällen die Diagnose gut selbst stellen können (Durchfall, Husten, Kopfschmerzen, Schlaflosigkeit, Übergewicht …). Bitte orientieren Sie sich im Inhaltsverzeichnis (Seite 4 bis 7).

Eine Übersicht über die Anleitung für Wickel, Kompressen und andere naturheilkundliche Mittel und Methoden finden Sie im Kasten auf Seite 173.

Kapitel »Homöopathie für die Frau«

Den besonderen Bedürfnissen von Frauen, die nach einem sanften Weg zur Behandlung suchen, trägt ein eigenes Kapitel Rechnung. Sie finden hier die häufigsten Gesundheitsstörungen, die Hintergründe Ihrer Entstehung sowie eine Auswahl der passenden homöopathischen Mittel.

Kapitel »Homöopathie für Kinder«

Gerade kleine Patienten sprechen gut auf eine Behandlung mit dem passenden homöopathischen Mittel an. Die kleinen und größeren Krankheiten, Sorgen und Nöte, die Kinder bis zum Beginn der Schulzeit im allgemeinen plagen, haben wir zusammengefasst und stellen Verlauf und Therapie vor.

Notfälle

Erste homöopathische Hilfe bei Verletzungen und leichteren Unfällen von Nasenbluten bis Splitterverletzungen finden Sie auf den Sonderseiten 234 bis 237.

Gesammeltes Wissen zum Nachschlagen

Am Ende des Buches haben wir für alle, die sich intensiver mit der Homöopathie beschäftigen wollen, kurz weiterführende Informationen zusammengestellt.

■ »Die große homöopathische Hausapotheke« nennt 46 der wichtigsten Mittel, die jeder immer im Haus haben sollte, der die homöopathische Selbstbehandlung ernst nimmt.

■ Mithilfe eines umfangreichen Registers können Sie schnell und gezielt nach Stichworten suchen, die im Text auftauchen.

Es gibt Erkrankungen, bei denen viele unterschiedliche Mittel eingesetzt werden können. In diesen Fällen hilft unser Wegweiser, das passende Mittel schneller zu finden.

Allergische Erkrankungen

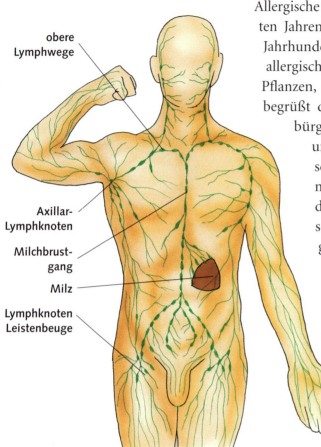

obere
Lymphwege

Axillar-
Lymphknoten

Milchbrust-
gang

Milz

Lymphknoten
Leistenbeuge

Allergische Erkrankungen kommen in den letzten Jahren immer häufiger vor. Noch um die Jahrhundertwende war der Heuschnupfen, eine allergische Reaktion auf die Pollen bestimmter Pflanzen, eine ausgesprochene Rarität. Heute begrüßt dagegen schon jeder fünfte Bundesbürger den Frühling mit laufender Nase und tränenden Augen. Dabei ist Heuschnupfen für die Betroffenen nicht nur lästig, denn ein massives Auftreten der Pollen (Pollenflug) ruft auch Kopfschmerzen und allgemeine Abgeschlagenheit hervor. Außerdem ist Heuschnupfen mitunter der Wegbereiter für allergisches Asthma, wenn es zu einem »Etagenwechsel« von der Nase in die Bronchien kommt.

Ein weiterer Auslöser von starken Allergien sind die Schuppen der Hausstaubmilben, die ganzjährig präsent sind und die vor allem in Matratzen lauern.

Hausstaubmilben können auch zu Asthmaanfällen führen. Achten Sie einmal darauf, ob Ihre Atemnot besonders während der Nacht auftritt.

Beachten Sie bitte auch das Kapitel Haut. Sie finden dort eine Beschreibung des Kontaktekzems und der Neurodermitis, die durch unterschiedliche Allergene wieder frisch ausbrechen können.

Unser Abwehrsystem ist ein hocheffektives Netzwerk, das den ganzen Körper durchzieht. Bei einer Allergie wehrt es sich vehement gegen körperfremde Substanzen wie Pollen, Milben, Lebensmittel oder andere Stoffe, die es als Bedrohung identifiziert.

Allergischer Schnupfen und was Sie tun können

Mittelpunkt jeder Allergiebehandlung ist die Allergieprophylaxe. Das bedeutet: Der körperfremde Stoff, der die Allergie auslöst, das so genannte Allergen, muss so weit wie möglich gemieden werden. Das ist vor allem bei allergischem Schnupfen leichter gesagt als getan, denn die Blütenpollen dringen durch die kleinsten Ritzen! Doch man kann den Pollen zumindest etwas aus dem Weg gehen. Wie, sagen wir Ihnen hier:

■ Beachten Sie die aktuellen Meldungen zum Pollenflug in Ihrer Region aus Zeitungs- und Radiomeldungen.

■ Wenn die Pollen unterwegs sind, verzichten Sie auf sportliche Aktivitäten im Freien.

■ Machen Sie nachts das Schlafzimmerfenster zu. Der stärkste Pollenflug ist frühmorgens.

■ Waschen Sie Ihre Haare abends, damit Sie keine Pollen von draußen mit ins Bett nehmen.

■ Erleichterung bringen auch Nasenduschen oder das Nasenspülen mit Hilfe spezieller Nasenkannen. (Fragen Sie in der Apotheke.)

■ Gönnen Sie sich im Urlaub eine Pause von »Ihren Pollen«. Fahren Sie ins Gebirge oder ans Meer, wo es eine andere Vegetation gibt als die Pflanzen, auf die Sie allergisch reagieren.

Tipp: Birkenpollenallergiker bleiben besser zu Hause, wenn es gerade geregnet hat. Durch die Feuchtigkeit platzen die Birkenpollen und setzen jede Menge Allergene frei.

In der Kindheit vorbeugen

Um schon bei Kindern soweit wie möglich einem Ausbruch der Krankheit vorzubeugen, können gerade Sie als (werdende) Mutter eine Menge tun. Schon in der Schwangerschaft sollten Sie keine Nahrung zu sich nehmen, die Sie nicht gewöhnt sind. Von Kiwi-Früchten ist beispielsweise bekannt, dass sie Allergien hervorrufen. Wußten Sie, dass häufige Infektionen eher vor Allergien schützen? Je mehr Geschwister ein Kind hat, umso geringer ist das Allergierisiko, denn wenn ein Kind mehrere ältere Geschwister hat, bringen diese bekanntermaßen vermehrt Infekte aus der Schule oder aus dem Kindergarten mit nach Hause. Gerade ein Einzelkind sollte also möglichst früh viele Kontakte zu anderen Kindern haben!

Und ein letzter Appell: Verzichten Sie auf das Zigarettenrauchen in Gegenwart Ihrer Kinder. Bereits eine halbe Schachtel, die die Mutter pro Tag raucht, erhöht das Risiko, dass das Kind einmal allergisches Asthma bekommt, um das Fünffache!

Wann und wie Allergien entstehen, ist bis heute nicht vollständig erforscht, aber wahrscheinlich werden die Grundlagen einer Anfälligkeit in der Kindheit geschaffen.

*Mit der Hyposensibili-
sierung versucht man,
den Körper Schritt für
Schritt so umzustellen,
dass er sich an das
Allergen gewöhnt und
lernt, es zu tolerieren.*

Zum Arzt

Wenn das Allergen bekannt ist, kann in manchen Fällen eine so genannte Hyposensibilisierung erwogen werden.
Dabei wird die allergieauslösende Substanz zuerst in sehr niedrigen, dann in ansteigenden Konzentrationen unter die Haut gespritzt.

Mit manchen Allergenen klappt das ganz gut, mit anderen weniger.
Fragen Sie Ihren Arzt um Rat. In einer frühen Phase der Allergieentwicklung durchgeführt, kann die Hyposensibilisierung sogar einer Asthmaentstehung vorbeugen.

Wer gegen Hausstaubmilben allergisch ist, sollte milbenundurchlässige Matratzenbezüge kaufen, auf Bettfedern verzichten und sich Allergiker-Kopfkissen und -Zudecke zulegen. Dort fühlen sich die Milben weit weniger wohl. Es empfiehlt sich außerdem, das Zimmer häufiger zu lüften sowie die Matratzen regelmäßig zu wenden und abzusaugen.

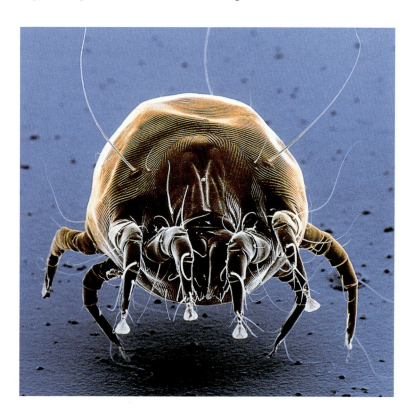

Diese Hausstaubmilben können bei Menschen mit der passenden Disposition allergischen Schnupfen und sogar Asthmaanfälle auslösen.

Wegweiser – Mittel bei Heuschnupfen

Wenn Kälte die Beschwerden verschlimmert	Arsenicum album
	Dulcamara
	Sabadilla
Wenn allergischer Schnupfen sich durch Wärme verschlimmert	Allium cepa
	Arsenum jodatum
	Kalium jodatum
Bei starker Augenbeteiligung	Euphrasia
Starker Juckreiz, der im Vordergrund der Beschwerden steht	Arundo donax
	Sabadilla
Merke: Scharfe Träne, milder Schnupfen	Euphrasia D4 (Gegenteil von Allium cepa!)
Scharfes, wundmachendes Nasensekret, milde Tränen	Allium cepa D6–D12
Gaumen juckt (Leitsymptom)	Sabadilla D12

Da dies in erster Linie ein Buch mit Anleitungen zur Selbstmedikation ist, gehen wir in der Behandlung des allergischen Schnupfens nur auf die Akutbehandlung ein.

Homöopathische Mittel von A bis Z

Merke! Bei Heuschnupfen mit allergischem Asthma: Zum Arzt!

■ ALLIUM CEPA D6–D12 Sie niesen beim Betreten eines warmen Zimmers. Typisch ist ein wässriger Schnupfen mit viel Sekret.

■ ARSENICUM ALBUM D30 Ihre Nase ist verstopft, aber das Nasensekret ist flüssig. Die Tränen sind »scharf«, die Augen brennen. Typisch sind auch großer Durst und eine Verschlimmerung der Beschwerden nach Mitternacht.

■ ARSENUM JODATUM ab D12 Durch den starken, wässrigen, brennenden Schnupfen sind Nasenöffnungen und Oberlippe rot entzündet. Das Niesen schmerzt. Im warmen Zimmer verschlimmern sich die Beschwerden.

■ ARUNDO DONAX D6–D12 Niesen und Jucken begleiten den Schnupfen: Nase, Augen, Gehörgang, Gaumen – alles juckt, und die Nase brennt!

■ CARDIOSPERMUM D3 Das Mittel besitzt eine kortisonähnliche Wirkung. Es wirkt auch bei entzündlichen Haut- und Schleimhautreaktionen.

Ziehen Sie einen erfahrenen Homöopathen zu Rate, wenn Sie nicht unter »einfachem« Heuschnupfen leiden, sondern unter einer schweren oder chronischen Form.

Vergleichen Sie die nebenstehenden Beschreibungen der Heuschnupfenmittel sorgfältig mit Ihren Symptomen.

■ DULCAMARA D12 Wenn Sie in feuchte Kälte geraten, verschlimmern sich die Beschwerden, und die Nase verstopft. Das Nasensekret ist dick und schleimig, die Nasenöffnungen verkrusten, die Lidränder entzünden sich. Frische Luft tut Ihnen nicht gut.

■ EUPHRASIA D4 Sie sind lichtscheu, klagen mehr über Beschwerden der Augen als über Schnupfen. Ihre Tränen brennen und machen die Augen wund. Die Augenlider verkleben.

■ GALPHIMIA GLAUCA D3–D6 Dieses Mittel hat sich bei allergischem Schnupfen (Heuschnupfen, Hausstauballergie und andere Formen) bewährt.

■ KALIUM JODATUM ab D12 Es tritt wässriger, beißender Schnupfen auf und eine starke Bindehautentzündung, die sehr tränt. Kinder mit diesen Beschwerden verlangen nach frischer Luft. Die Lymphknoten können geschwollen sein.
Im warmen Zimmer verschlimmern sich die Beschwerden.

Wer im Sommer an Heuschnupfen leidet und im Winter oft erkältet ist, der sollte Sabadilla D12 nehmen – vor allem, wenn die laufende Nase mit Schluckbeschwerden einhergeht.

■ SABADILLA D12 Im Sommer haben Sie Heuschnupfen mit Brennen in Augen und Nase – im Winter sehr schnell Erkältungsschnupfen. Immer, wenn Sie Schnupfen haben, ist es schmerzhaft zu schlucken. Das Nasensekret ist erst dünn, dann verdickt. Leitsymptom: Der Gaumen juckt.

Weitere Mittel
■ CARDIOSPERMUM und GALPHIMIA GLAUCA sind unspezifische Mittel mit Breitenwirkung.

Komplexmittel
■ SINAPIS NIGRA OLIGOPLEX® Pollenallergie.
Bitte beachten Sie die Hinweise zur Behandlung mit Komplexmitteln (→ Seite 17 bis 18).

Nesselsucht (Urticaria)

Eine Nesselsucht ist eine allergische Reaktion der Haut. Als Ursache kommen in erster Linie allergische Reaktion auf Nahrungsmittel (z. B. Milch, eiweißreiche Nahrung wie Fisch, Eier, Meeresfrüchte) in Frage. Sehr häufig sind Nahrungsmittel die Auslöser, die in unseren Breitengraden eher zu den »Exoten« gerechnet werden, wie zum Beispiel Schalentiere und Kiwi-

Früchte. Auch Lein- und Sesamsamen oder Sellerie kommen als Auslöser in Frage.

Vereinzelt können selbst Duft- und Farbstoffe, Insektenstiche oder einfache Kälte- und Wärmereize wie Sonnenschein zu einer Urticaria führen. Ebenfalls sehr häufige Auslöser einer Nesselsucht sind Medikamente wie zum Beispiel Penizilline, Aspirin und eine lange Liste anderer Medikamente.

Unabhängig von der auslösenden Substanz treten dann heftig juckende Hautquaddeln oder Prickeln auf der Haut auf – bei akuten Formen auch allgemeinere Symptome wie Durchfall, Asthma und Fieber.

Tipp:
Wird die Nesselsucht durch Nahrungsmittel ausgelöst, haben sich Eigenblutbehandlungen bewährt.

Was können Sie tun?

»Glück« haben diejenigen, bei denen die Nesselsucht durch ein bestimmtes Nahrungsmittel ausgelöst wird. Für sie gilt als oberstes Gebot: Das Allergen vermeiden, also auf die Nahrungsmittel, die man nicht verträgt, verzichten!

Schockgefahr!

Vorsicht ist geboten, wenn jemand auf Bienen- oder Wespenstiche eine große gerötete und heiße Quaddel an der Einstichstelle bekommt oder gleich mehrere Quaddeln entwickelt. Das ist ein Hinweis darauf, dass man allergisch reagiert.

Grundsätzlich gilt: Allergisch kann nur jemand reagieren, der schon einmal von einer Biene oder Wespe gestochen wurde. Das ist in der Bundesrepublik bei etwa jedem Zweiten der Fall, und theoretisch könnte jeder Zweite beim nächsten Stich sogar einen allergischen Schock bekommen. Das ist glücklicherweise die seltene Ausnahme. Wer aber den Verdacht hat, auf Bienen- oder Wespenstiche allergisch zu reagieren – z. B. eine große Quaddel an der Einstichstelle bekommen hat – sollte sich an seinen Arzt wenden und mit ihm über eine Hyposensibilisierung sprechen. Sie führt in etwa 95 Prozent der Fälle zum Erfolg. Eine Hyposensibilisierung mit Insektengift ist jedoch nicht ganz ungefährlich und sollte nur von einem erfahrenen Allergologen durchgeführt werden.

Wer einen Schock durch einen Insektenstich erleidet, muss sofort zum Arzt gebracht werden! Anzeichen eines Schocks sind kalte Haut, getrübtes Bewusstsein, kalter Schweiß, unregelmäßiger Puls.

Homöopathische Mittel nach Beschwerden

Man denkt oft nicht daran, dass auch Kinder schon allergisch auf Insektenstiche reagieren können. Bei Anzeichen eines Schocks – sofort ins Krankenhaus.

Insektenstiche

■ APIS MELLIFICA D6 Quaddelbildung nach Bienenstich, die Quaddeln sind stark geschwollen, hellrot; starkes Jucken, stechende Schmerzen. Lindernd wirkt ein kalter Umschlag.

Milchallergie

■ CALCIUM CARBONICUM D12–D30 Das Mittel ist typisch für Nesselsucht aufgrund einer Milchallergie.

Allgemeine Symptome

■ DULCAMARA D6 Nesselsucht wird durch Kälte ausgelöst oder verschlimmert.

■ URTICA URENS ab D2 Starker Juckreiz, Prickeln oder Brennen kennzeichnen das Mittel. Die Beschwerden können periodisch bei Wetterwechsel auftreten – mit oder ohne Fieber.

Komplexmittel

■ URTICA PENTARKAN® Nesselsucht mit Juckreiz.

Augenbeschwerden

Von den zahlreichen Beschwerden, die an den Augen auftreten können, eignen sich vor allem die Bindehautentzündung und das Gerstenkorn zur Selbstbehandlung mit homöopathischen Mitteln.

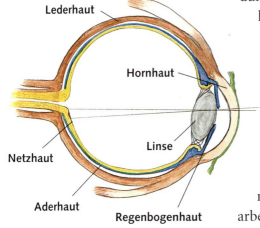

Querschnitt durch das menschliche Auge

Lederhaut

Hornhaut

Linse

Netzhaut

Aderhaut

Regenbogenhaut

Bindehautentzündung

Die Bindehaut ist eine Schleimhautschicht, die den Augapfel und die Innenseite der Lider verbindet. Sie kann sich bedingt durch verschiedene Auslöser entzünden.

Besonders Bildschirmarbeiter, die in Räumen mit trockener Luft lange am Computer arbeiten, werden oft spüren, dass ihre Augen sich trocken anfühlen. Die Augen beginnen zu tränen und zu brennen – typische Anzeichen einer Bindehautentzündung. Bildschirmarbeiter sollten deshalb regelmäßig Augenübungen machen und sich diese Pausen bewusst gönnen.

Eine Bindehautentzündung kann außerdem durch Viren oder Bakterien ausgelöst werden. Doch auch mechanische Reize, wie häufiges Augenreiben oder ein Staubkörnchen, kommen als Übeltäter in Frage.

Zudem werden die meisten Heuschnupfenallergiker jedes Frühjahr von einer Bindehautentzündung geplagt.

Tipp:
Falls eine Bindehautentzündung sehr häufig nach einer Überanstrengung der Augen auftritt, so muss natürlich auch überprüft werden, ob sich die Sehstärke der Augen geändert hat.

Gehen Sie bei einer Bindehautentzündung zum Arzt

- Wenn die Entzündung plötzlich auftritt
- Wenn die Augenlider sich hart anfühlen
- Wenn auf der Bindehaut eine grau-gelbliche Membran zu erkennen ist
- Wenn Sie weniger gut sehen

Homöopathische Mittel von A bis Z

- APIS MELLIFICA D3–D12 Die Augen jucken, brennen und tränen. Die Augenlider reagieren sehr empfindlich auf Berührung. Man hat das Gefühl, einen Fremdkörper im Auge zu haben.

Wertvolles Mittel, wenn die Entzündung von hoher Lichtempfindlichkeit begleitet ist oder durch hellen Sonnenschein oder stark glitzernden Schnee ausgelöst wurde.

- ARGENTUM NITRICUM D12 Dieses Mittel eignet sich speziell zur Behandlung der Bindehautentzündung von Neugeborenen.
- EUPHRASIA D4 Es ist ein Mittel bei Bindehautentzündung, die von einem reichlichen Tränenfluss begleitet wird. Ihre Lidränder sind wund, Sie müssen ständig blinzeln.
- ONOSMODIUM D6–D12 Sie empfinden Ihre Augen als schwer und steif, aber sie sind nicht gerötet. Der Schmerz »sitzt« zwischen Augenhöhle und Augapfel und strahlt meist zur linken Schläfe aus. Es kommt zu verschwommenem Sehen. Oft treten zusätzlich Kopfschmerzen auf, die sich in der Stirn

Vergleichen Sie die nebenstehenden Beschreibungen der Mittel bei Bindehautentzündung sorgfältig mit Ihren Symptomen.

oder im Hinterkopf – ebenfalls besonders auf der linken Seite – zeigen. Der Kopfschmerz, ausgelöst durch eine Überlastung der Augen, verschlimmert sich im Dunkeln.

■ PULSATILLA D6–D12 Es ist ein Mittel bei Bindehautentzündung, die in Verbindung mit einer Erkältung auftritt. Kalte Anwendungen wie Augenkompressen lindern die Beschwerden. Befeuchten Sie ein Leinentuch oder einen Waschlappen mit kaltem Wasser, wringen Sie den Stoff wieder aus und legen Sie die Kompresse locker auf die Augen, bis das Tuch warm ist.

■ RUTA D3–D12 Überanstrengung der Augen durch Lesen sind typisch für Ruta. Die Augen röten sich, schmerzen und brennen. Man hat ständig das Bedürfnis, sich die Augen zu reiben. Feuchtkaltes Wetter verschlimmert die Beschwerden.

So machen Sie kalte Kompressen, die bei Erkältung mit Bindehautentzündung helfen. Manchmal tun sie auch gute Dienste, wenn man die Augen überanstrengt hat.

Komplexmittel

■ EUPHRASIA PENTARKAN® EXTERN AUGENTROPFEN Nicht unverdünnt anwenden.

■ RUTA PENTARKAN®: AUGENTONIKUM.

■ CALCIUM CARBONICUM N OLIGOPLEX® Wenn Bindehautentzündung auf eine Allergie zurückzuführen ist.

Gerstenkorn (Hordeolosis)

Das Gerstenkorn ist eine eitrige Entzündung der Lidranddrüsen. Die betroffene Stelle schmerzt stark und ist gerötet.

Homöopathische Mittel von A bis Z

Vergleichen Sie die nebenstehenden Beschreibungen der Mittel, die bei einem Gerstenkorn helfen, sorgfältig mit Ihren Symptomen.

■ HEPAR SULFURIS D2 Eitrige Prozesse am Auge kennzeichnen dieses Mittel. Die niedrige Potenz von D2 beschleunigt die Eiterbildung. (Höhere Potenzen hemmen sie.)

■ SILICEA D6–D12 Dieses Mittel, das alle Sorten von Abszessen zum Reifen bringt, fördert auch das Abeitern eines Gerstenkorns.

■ STAPHYSAGRIA D3 Gersten- und Hagelkörner betreffen besonders die inneren Augenwinkel und treten wiederholt auf. Typisch ist auch, dass die Lidränder jucken.

Komplexmittel

■ STAPHYSAGRIA OLIGOPLEX®

Blasenprobleme

Nieren und Blase bilden eine Einheit, die für die »Müllabfuhr« in unserem Körper verantwortlich ist. Die Nieren filtern aus unserem Blut all die Stoffe heraus, die unseren Organismus belasten. Dazu gehören giftige Substanzen, die während des Stoffwechsels entstehen, sowie überschüssige Mineralien. Diese Stoffe werden in der Niere in den Harn integriert und an die Blase weitergeleitet, wo er gesammelt wird. Die gesunde Harnblase kann bis zu einem Liter Flüssigkeit speichern – eine Fähigkeit, die mit den Jahren oder durch andere Ursachen verloren gehen kann.

Blasenentzündung

Eine Blasenentzündung kündigt sich an durch den zunehmenden Drang, Wasser zu lassen. Später tritt Brennen beim Wasserlassen auf. Es besteht ein fortwährender Harndrang, wobei jedoch immer nur kleine Mengen, bis hin zu wenigen Tropfen abgesetzt werden können. Bei starken Blasenentzündungen finden sich Blutbeimengungen im Urin. Blasenentzündungen schmerzen sehr, und die Schmerzen können bis in den Rücken ausstrahlen. Bei Frauen treten Blasen- und Harnleiterentzündungen viel häufiger auf als bei Männern, denn bei Frauen ist die Harnröhre kürzer, und Bakterien finden ihren Weg schneller in die Harnblase.

Das können Sie tun

Blasenentzündungen werden sehr häufig von dem im Darm lebenden Bakterium E. coli verursacht. Achten Sie daher beim Gang auf die Toilette darauf, sich niemals erst hinten und dann vorne abzuwischen, denn auch über das Toilettenpapier können die Bakterien aus dem Darm in die Scheide gelangen. Schon unsere Großmütter wussten, dass Unterkühlungen Blasenentzündungen fördern. Achten Sie also gut darauf, sich immer warm zu halten.

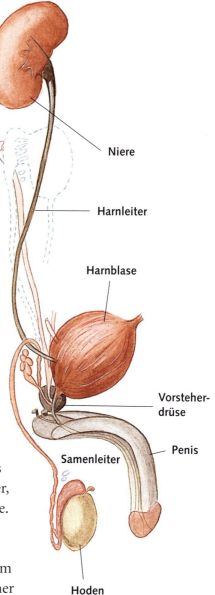

Niere

Harnleiter

Harnblase

Vorsteher-drüse

Penis

Samenleiter

Hoden

Das empfindliche Nieren- und Blasensystem ist sehr anfällig für Erkältungen.

> ### Gehen Sie zum Arzt bei den Anzeichen einer Nierenentzündung
>
> - Brennende Schmerzen im Unterleib
> - Fieber
> - Pulsrasen und Brechreiz
> - Schmerzen, die in die Lenden- und Kreuzbeinregion ausstrahlen
> - Blut im Urin

Mit einer Blasenentzündung ist nicht zu spaßen. Manchmal helfen nur noch Antibiotika. Suchen Sie unbedingt einen Facharzt auf, wenn sich die Entzündungen häufen.

Passen Sie Ihre Kleidung an die Wetterverhältnisse an und tragen Sie warme Unterwäsche – vor allem, wenn die Blasenentzündung schon vorliegt! Falsches Verhalten kann leicht dazu führen, dass sich aus der »nur« unangenehmen Blasenentzündung eine gefährliche Nierenentzündung entwickelt.

Sie sollten bei einer Blasenentzündung viel trinken, da auf diese Weise die Harnorgane durchspült werden. Dadurch können sich die Bakterien weniger leicht ansetzen und werden ausgeschwemmt. Geeignete Tees erhalten Sie als Beuteltee oder als lose Heilpflanzenmischung in der Apotheke.

Sonderfall: Kinder

Manche Kinder sind anfällig für Blasenentzündungen. Da hier in erster Linie Wärme vorbeugt, sollten Sie weniger auf schicke Kleidung als auf warme, am besten wollene Unterwäsche achten.

Bei Kindern treten Blasenentzündungen oft ohne charakteristische Symptome auf und äußern sich dann z. B. lediglich in unklaren Bauchbeschwerden (»Bauchweh«). Schon beim bloßen Verdacht auf eine Blasenentzündung muss ein Kind sofort einem Arzt vorgestellt werden, damit festgestellt werden kann, ob ein Schaden an den Harnwegen vorliegt.

Homöopathische Mittel von A bis Z

- ACONITUM D3–D4 Aconitum ist ein Mittel, das bei den ersten Anzeichen einer Blasenentzündung in Betracht kommt. Typische Symptome sind: Das Wasserlassen brennt und schmerzt, drückender Schmerz in der Blase, spärlich fließender Urin, Angst vor dem Wasserlassen und großer Durst.

Aconitum wirkt rasch. Wiederholen Sie die Gabe häufiger, solange die Erkrankung akut ist – jede Stunde fünf Tropfen D3 bei Erwachsenen, D4 bei Kindern.

■ Cantharis D1 Typische Symptome des Mittels sind häufiger und sehr plötzlicher, unerträglicher Harndrang, schneidende Schmerzen vor, bei und nach dem Wasserlassen. Es kommt jedes Mal nur sehr wenig und tröpfchenweise Urin. Mitunter ist der Urin rötlich gefärbt.

Das homöopathische Mittel Cantharis ist auch hilfreich, wenn die Blasenentzündung »stumm«, also ohne wahrnehmbare Begleitsymptome verläuft.

■ Dulcamara D4 Dulcamara hilft bei Blasenentzündung, die als Folge einer Verkühlung auftritt. Typisch ist fortgesetzter Harndrang mit häufigen Entleerungen. Der Urin riecht übel und ist trübe – mit dickem schleimigem Sediment.

Dulcamara ist in jedem Fall dann angezeigt, wenn sich die Beschwerden durch Nässe oder Kälte verschlimmern, oder wenn sie in jedem Winter wieder auftreten.

■ Juniperus D3 Unwiderstehlicher Harndrang, oder nur spärlich kommender Urin, der blutig ist und einen Veilchengeruch hat, sind typisch.

■ Pulsatilla D6–D12 Typisch sind vermehrter Harndrang und ein Brennen in der Harnröhrenöffnung bei und nach dem Wasserlassen, unwillkürlicher Harnabgang nachts, bei Husten oder wenn Blähungen abgehen. Nach dem Wasserlassen schmerzt die Blase. Wenn Sie sich hinlegen, werden die Beschwerden stärker.

■ Sarsaparilla D6 Das Mittel hilft, wenn der Urin nur spärlich fließt und schleimig, flockig oder blutig ist. Nach dem Wasserlassen treten starke Schmerzen auf. Beim Sitzen tröpfelt der Urin.

Vergleichen Sie die nebenstehenden Beschreibungen der Mittel, die bei einer Blasenentzündung helfen, sorgfältig mit Ihren Symptomen.

Komplexmittel

■ Acidum benzoicum Oligoplex® Akute Blasenentzündung. Nicht in der Schwangerschaft anwenden!

■ Helleborus Pentarkan® Bei Nieren- und Blasenentzündung.

■ Juniperus Oligoplex® Bei Blasen- und Harnwegsentzündungen. Regt die Nierentätigkeit an.

■ Santalum album Oligoplex® Als Zusatzbehandlung bei Urethritis (Harnröhrenentzündung).

Wenn Sie unsicher bei der Mittelwahl sind, können Sie auch eines der nebenstehenden Komplexmittel versuchen.

Blasenschwäche und Inkontinenz bei Frauen

Da die Begriffe »Blasenschwäche« und »Inkontinenz« oft nicht klar getrennt verwendet werden, hier zunächst die medizinische Erklärung: Von einer Blasenschwäche spricht man, wenn der Harndrang plötzlich auftritt, von einer Harninkontinenz, wenn es dabei zusätzlich zu einem unwillkürlichen und unfreiwilligen Harnabgang kommt.

Woran leiden Sie?

Versuchen Sie als erstes festzustellen, an welcher Form der Blasenschwäche oder Inkontinenz Sie leiden. Das hilft Ihnen, die beste Behandlung zu finden.

Die Formen der Inkontinenz sind verschieden:
- Eine überaktive Blase führt zur Dranginkontinenz.
- Eine Schließmuskelschwäche zu Stressinkontinenz.

Was tun bei Blasenschwäche und überaktiver Blase?

Bei der überaktiven Blase zieht sich der Blasenmuskel ständig zusammen und gibt das Signal »volle Blase«, auch wenn die Blase gar nicht voll ist. Bis zu 20-mal am Tag tritt dieser plötzliche Harndrang auf, und die Betroffenen sind deshalb ständig auf der Suche nach einer Toilette. Ursachen können chronische oder ständig wiederkehrende Harnwegsinfektionen sein, aber auch Blasensteine oder Blasentumoren – weshalb man die Ursachen einer Blasenschwäche immer beim Arzt abklären lassen sollte. Bei Frauen kann sich hinter einer überaktiven Blase auch ein Östrogenmangel verbergen.

Was tun bei einer Schließmuskelschwäche?

Wenn Sie unterwegs eine Blasenschwäche überrascht, hilft manchmal der geistige Befehl: »Halten!«. Die beste Langzeitmaßnahme aber ist Beckenbodengymnastik.

Auch eine Stressinkontinenz tritt häufiger bei Frauen als bei Männern auf und trifft besonders oft Frauen, die Kinder geboren haben. Ursache ist eine geschwächte Beckenmuskulatur, bei der die Beckeneingeweide sich so nach unten verlagert haben, dass dabei der Schließmechanismus der Harnröhre in Mitleidenschaft gezogen wurde. In diesen Fällen ist eine Beckenbodengymnastik sehr hilfreich. Es gibt Bücher und Kurse, in denen Sie die hilfreichen Übungen erlernen können.

Homöopathische Mittel von A bis Z

- CAUSTICUM D6 Das Mittel hilft bei unwillkürlichem Urinabgang – z. B. beim Husten und Niesen oder im ersten Nachtschlaf. Besonders ist es angezeigt bei Frauen mit Schließmuskel-schwäche (Stressinkontinenz).

■ EQUISETUM URTINKTUR bis D12 Typisch für dieses Mittel ist der unwillkürlicher Harnabgang, Sie haben ein Völlegefühl in der Blase, das durchs Wasserlassen nicht erleichtert wird. Der Urin fließt nur tropfenweise. Häufiger Harndrang mit Schmerzen nach dem Wasserlassen. Unfreiwilliger Harnabgang bei älteren Frauen.

Das Mittel ist auch bei Kindern angezeigt, die ins Bett nässen, weil sie nachts Alpträume haben.

Vergleichen Sie die nebenstehenden Beschreibungen der Mittel, die bei Blasenproblemen helfen, sorgfältig mit Ihren Symptomen.

■ PETROSELINUM D6 Typisch ist hier ein plötzlicher Harndrang, der so unwiderstehlich ist, dass der Urin nicht einmal kurze Zeit zurückgehalten werden kann. Es kommt zu Brennen, Beißen und Jucken in der Harnröhre.

■ PHYSALIS URTINKTUR bis D12 Typisch ist ein plötzlicher unwillkürlicher Harnabgang bei Frauen, nachts Bettnässen.

■ SULFUR D3–D12 Ein plötzlicher Harndrang, bei dem Sie sich beeilen müssen, um die Toilette noch rechtzeitig zu erreichen, ist ebenso typisch wie auch die große Menge farblosen Urins und ein Brennen beim Wasserlassen, das noch lange danach anhält. Besonders nachts tritt häufiges Wasserlassen auf.

Komplexmittel
■ ALETRIS OLIGOPLEX® Bei Stressinkontinenz der Frau.
■ CAUSTICUM PENTARKAN® Reizblase (Blasenschwäche).
■ UVA URSI OLIGOPLEX® Reizblase (Blasenschwäche).

Überlaufinkontinenz

Bei Männern sind Stress- und auch Dranginkontinenz wesentlich seltener als die so genannte Überlaufinkontinenz oder Überlaufblase. Ursache ist einer Vergrößerung der Prostata. Etwa ab dem 40. Lebensjahr vergrößert sich bei jedem Mann die Prostata. Je größer die Prostata wird, umso mehr Beschwerden können sich bei der Blasenentleerung einstellen. Am Anfang ist der Harnstrahl abgeschwächt, und es kommt zu Nachträufeln. Man muss nachts häufiger aufstehen, um auf die Toilette zu gehen. Schließlich tritt vermehrt eine Abflusshinderung auf, nach jedem Wasserlassen bleibt eine bestimmte Men-

Vor allem ältere Männer leiden häufig unter Überlaufinkontinenz. Auch hier kann die Homöopathie helfen.

ge Restharn in der Blase zurück und es besteht ein stetiger Harndrang. Ist die Restharnmenge groß, kann es passieren, dass die Blase schnell übervoll wird. Es kommt zum unkontrollierten Harnverlust und der Urin tröpfelt ständig.

Im fortgeschrittenen Stadium kommen beim Versuch der Blasenentleerung nur noch einzelne Tropfen, schließlich tritt eine Harnsperre auf.

Auch Frauen können unter einer Überlaufblase leiden. Ursache sind dann zum Beispiel Harnröhrenverengungen, Harnsteine oder angeborene Fehlbildungen.

Zu einer weiteren Gruppe, die häufiger von einer Überlaufinkontinenz betroffen sind, zählen Diabetiker, bei denen Nervenschädigungen für die Inkontinenz verantwortlich sind.

Prostataprobleme verschlimmern sich immer im Lauf der Zeit. Je früher man sich in Behandlung begibt, desto einfacher ist es für den Arzt zu helfen.

Zum Arzt

Wer Beschwerden dieser Art hat, sollte auf alle Fälle den Arzt aufsuchen, bevor er sich selbst behandelt. Hinter einem ständig wiederkehrenden Harndrang kann sich auch ein Blasen- oder Prostatakrebs verbergen.

Homöopathische Mittel

Die homöopathischen Mittel, die hier vorgestellt werden, eignen sich nur bei leichteren Beschwerden, die auf eine Prostatavergrößerung zurückzuführen sind.

Achten Sie beim Vergleich der Mittelbeschreibungen mit Ihren Problemen auf die Beschaffenheit des Urins und auf das Gefühl, das das Wasserlassen begleitet. Beides sind wichtige Hinweise auf das passende Mittel.

■ CHIMAPHILA URTINKTUR bis D6 Der Urin ist trüb und stinkt. Man muss pressen, bevor Harn abgeht. Typisch ist auch ständiger Harndrang.

■ DIGITALIS D2 Typisch für das Mittel sind ständiger Harndrang, häufiges Wasserlassen und Harnverhalten bei Prostatavergrößerung. Es kommt zu pulsierendem Schmerz im Blasenhals. Sie kennen das Gefühl, dass die Blase nach dem Wasserlassen noch immer voll zu sein scheint.

■ FERRUM PICRINICUM D3–D12 Es tritt eine Vergrößerung der Prostata (Prostatahypertrophie) bei älteren Männern auf. Häufiger Harndrang besteht nachts mit Völlegefühl und Druck im Mastdarm (Rektum) und Schmerzen am Blasenhals.

■ SABAL SERRULATA URTINKTUR bis D3 Dauernder Harndrang nachts und schwieriges Wasserlassen sind typisch. Sabal wird auch als der »homöopathische Katheter« bezeichnet.

Komplexmittel
■ PAREIRA BRAVA PENTARKAN® Bei Prostatavergrößerung.
■ PASCOSABAL® N Prostataentzündung, Prostatavergrößerung, Miktionsbeschwerden.
■ PROSTATA-GASTREU® N R25 Vergrößerung der Prostata.
■ SABAL PENTARKAN® Prostataentzündung, Schwierigkeiten beim Wasserlassen.

Erkältungskrankheiten

Manche Menschen erkälten sich nicht – auch wenn die ganze Welt um sie herum hustet und schnieft. Sie sind einfach mit einem robusteren Immunsystem gesegnet oder sind zur Zeit besonders stark und ausgeglichen. Alle anderen aber haben immer wieder mit Erkältungskrankheiten zu kämpfen, die man auch heute noch nicht auf die »leichte Schulter« nehmen sollte. Sicher, es gibt eine Reihe von guten Medikamenten und für viele Mitmenschen »gehört es sich nicht«, sich wegen einer Erkältung ins Bett zu legen. Erkältungskrankheiten können aber sehr rasch gefährlich werden, denn das Atemsystem unseres Körpers ist wie ein Baum. Es hat unterschiedliche Äste, die miteinander verbunden sind: Die oberen Atemwege gehen direkt in die Bronchien über; die Bronchien enden in den Lungenflügeln. Wenn eine Krankheit eingedrungen ist, kann sie sich daher rasch ausbreiten.

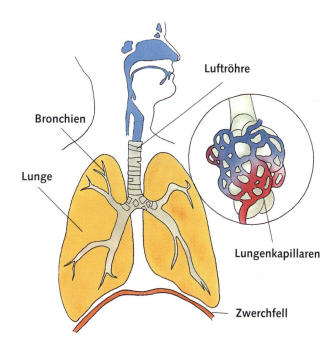

Luftröhre

Bronchien

Lunge

Lungenkapillaren

Zwerchfell

An dieser Grafik kann man gut erkennen, wohin eine einfache Erkältung wandern kann: nach oben in die Nebenhöhlen oder nach unten in Bronchien, Lungen und Rippenfell.

Fieberhafte Infekte

Es gibt ungefähr 200 verschiedene »Erkältungsviren«, die einen fieberhaften Infekt auslösen können. Erwachsene »erwischt« es etwa zweimal im Jahr. Kinder erkranken weitaus häufiger: ein Kindergartenkind pro Jahr etwa siebenmal, ein neunjähriges Kind drei- bis viermal.

Häufige Erkältungskrankheiten können einem Kind sehr zusetzen. Versuchen Sie deshalb alles, um seine Abwehrkräfte zu stabilisieren.

Häufige fieberhafte Infekte der oberen Atemwege sind im Kindesalter völlig normal, da Kinder ein noch unausgereiftes Immunsystem haben. Die Reifephase ist erst im Alter von zirka zehn Jahren abgeschlossen, und erst ab einem Alter von zwölf Jahren erkranken Kinder etwa genauso oft wie Erwachsene an einem fieberhaften Infekt.

Wahrscheinlich sind Säuglinge und Kleinkinder auch deshalb besonders häufig von Erkältungskrankheiten betroffen, weil sie zusätzlich noch einen Mangel an so genanntem sekretorischem IgA haben. Dabei handelt es sich um einen Antikörper, der sich in Schleim oder Tränenflüssigkeit befindet und der die Abwehrfunktion an den Eintrittspforten des Körpers übernimmt.

Kinder reagieren auch heftiger auf jede Infektion als ein Erwachsener, da bei ihnen die Atemwege kürzer und enger sind. So kann bei ihnen schon eine kleine Schwellung zu Atemnot führen.

Echte Virusgrippe

Eine echte Grippe ist für jeden Erwachsenen eine schwere Erkrankung. Für alte Menschen, für Kranke und für Kinder kann sie zu einer lebensbedrohlichen Gefahr werden. Ziehen Sie auch deshalb immer einen Arzt hinzu.

Von der normalen Erkältungskrankheit ist die »echte« Virusgrippe zu unterscheiden. In diesem Fall sind die Influenza-Viren die Auslöser, von denen es mehrere (und immer wieder neu entstehende) Varianten gibt. In Europa herrscht zum Beispiel das so genannte Hongkong-Virus vor. Etwa alle ein bis drei Jahre kommt es zu einem epidemieartigen Auftreten, was dann als Grippewelle bezeichnet wird. Die echte Grippe beginnt immer schlagartig mit Schüttelfrost, hohem Fieber, Kopf-, Glieder- und Muskelschmerzen und verläuft viel schwerer. Falls gerade eine Grippewelle herrscht und Sie den Verdacht haben, an einer echten Grippe erkrankt zu sein, sollten Sie einen Arzt rufen, da es zu Komplikationen wie z. B. einer Lungenentzündung kommen kann.

Die Mehrzahl der Infekte sind durch Viren bedingt, bei denen Antibiotika keine Wirkung haben. Je jünger die Kinder, umso wahrscheinlicher ist eine Virusinfektion.

Meist beginnen die Infekte in Nase und Nebenhöhlen und steigen dann abwärts in den Rachen und die Bronchien. Da eine erworbene Immunität gegen ein Virus nur von kurzer Dauer ist, kommt es in Familien mit kleinen Kindern häufig zu so genannten »kreisenden Infektionen«. Ein Familienmitglied hat eine Erkältung, steckt den Nächsten an und kurz nachdem sich der Erste auskuriert hat, steckt er sich erneut an.

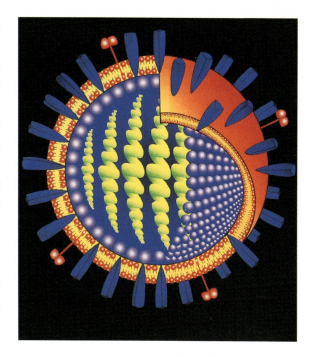

Diese Schemazeichnung eines Grippevirus zeigt die Besonderheit dieser Virenarten: Die stachelartigen Fortsätze auf der Oberfläche können sich so verändern, dass das Immunsystem die Viren nicht mehr als solche erkennt.

Passen Sie gut auf sich auf!

Auch wenn Erkältungskrankheiten ganz »normal« sind – sie müssen eigentlich nicht sein. Achten Sie – besonders wenn Sie ein häufiges Opfer sind – einmal darauf, ob es ein Verhalten gibt oder äußere Umstände, die Ihr Immunsystem schwächen und der Erkältung Vorschub leisten. Das können kalte Füsse sein, der Aufenthalt in feucht-kalter Luft, das Sitzen in Zugluft … Wenn Sie Ihren persönlichen Auslöser gefunden haben, sollten Sie ihn bewusst meiden. Bei der Suche danach kann Ihnen auch das passende homöopathische Mittel den Weg weisen. Oft sind in der Mittelbeschreibung die auslösenden Faktoren angegeben.

Doch es gibt auch Regeln, die für alle gelten:

■ Die Kleidung dem Wetter anpassen! Wenn man friert, sind die lokale Durchblutung und die Immunabwehr herabgesetzt. Die Viren haben dann leichteres Spiel. Bewegen Sie sich regelmäßig an der frischen Luft, auch bei einem »Hundewetter«.

■ Ein Organismus, der »ausgepowert« ist, wird für Infekte anfälliger. Versuchen Sie trotz Stress, Termindruck oder Sorgen, immer wieder abzuschalten oder Urlaub zu machen.

Wenn auch Sie anfällig für Erkältungen sind, können Sie als vorbeugende Maßnahme schon Ende des Sommers eine Kur mit einem Echinacin-Präparat versuchen.

> ### Das Immunsystem stärken
> ■■
>
> Wer häufig unter Erkältungen leidet, sollte etwas für seine körpereigene Immunabwehr tun. Versuchen Sie, ob Sie Sauna oder Wechselduschen gut vertragen.
> Achten Sie gerade in der Übergangszeit darauf, ausreichend Vitamine zu sich zu nehmen. Ziehen Sie natürliche Vitaminquellen, wie zum Beispiel Zitrusfrüchte, grüne Paprika, Sauerkraut, den künstlichen Vitaminen vor. Künstliche Vitamine sind kein Obst- und Gemüseersatz!

Das hilft bei Erkältungen

Wenden Sie sich an einen Arzt, wenn das Fieber über 40,5 °C steigt.

Wenn es Sie trotzdem »erwischt« hat, können Sie die Erkrankung vielleicht noch dadurch abwehren, dass Sie bei den ersten Anzeichen (Frösteln, Kitzeln in der Nase) sofort ein ansteigendes Vollbad (von 36 bis ca. 45 °C) nehmen. Aber Achtung: Baden verboten bei Fieber und für Herz-Kreislauf-Kranke!
Fieber dient der Abwehr. Wer keine Kreislaufprobleme hat, kann Fieber bis 39 °C gut aushalten. Bei Fieber gilt:

- Fieber unter 39 °C möglichst nicht senken.
- Bei Fieber viel trinken!

Wenn das Fieber steigt, senken Wadenwickel (→ Seite 84) die Temperatur. Aber Achtung: Nur bei warmen Füßen anwenden!

Homöopathische Mittel von A bis Z

Zur Behandlung stehen fünf Hauptmittel und ein Ausweichmittel zur Verfügung. Welches das richtige ist, finden Sie heraus, wenn Sie darauf achten, ob die Erkrankung plötzlich beginnt oder ob sie sich allmählich entwickelt.

Plötzlicher Beginn

- ACONITUM D12 Die Beschwerden beginnen oft um Mitternacht, nachdem Sie in scharfem, kaltem Wind draußen waren. Typisch ist eine ängstliche Unruhe. Ihr Gesicht ist trocken, heiß und rot. Wenn Sie sich aufsetzen, werden sie blass. Der Puls ist schnell und voll. Es steht noch nicht fest, wo die Krankheit beginnt – noch haben Sie weder Schnupfen noch Husten oder Halsweh. Eventuell zeigt sich kurzer, trockener Husten.
- BELLADONNA D12 Und plötzlich sind Sie krank: Ihr Gesicht ist hochrot und glänzt. Die Pupillen sind geweitet, der Puls hart und schnell. Sie dampfen vor Schweiß, wollen aber zuge-

deckt bleiben, weil Sie beim Aufdecken frieren. Ihre Hände und Füße sind kalt. Sie haben großen Durst auf Kaltes. Die Schleimhäute sind rot, und Sie haben einen Reizhusten.

Belladonna ist ein Folgemittel von Aconitum, wenn der Schweiß ausgebrochen ist!

Allmählicher Beginn

■ EUPATORIUM PERFOLIATUM D12 Ihr Gesicht ist heiß und rot, schmerzhafter Husten quält Sie. Kinder legen typischerweise beim Husten die Hand auf die Brust. Auffallend sind die untypischen Fieberzeiten: Am höchsten ist das Fieber am Morgen zwischen sieben und neun Uhr. Nachts und morgens frösteln Sie, tagsüber ist Ihnen heiß. Typisch ist der Durst auf kaltes Wasser, bevor Sie zu frösteln beginnen. Danach setzt – meist morgens – oft Erbrechen ein. Sie schwitzen kaum, aber wenn Sie schwitzen, fühlen Sie sich besser.

■ EUPATORIUM PURPUREA D12 Dieses Mittel ist bekannt als »Knochenrenker«, weil es rasche Erleichterung bei Glieder- und Muskelschmerzen bringt. Es passt, wenn Sie unter den gleichen Symptomen leiden wie bei Eupatorium perfoliatum D12 beschrieben – und wenn zusätzlich noch eine Harnwegsentzündung dazukommt.

■ FERRUM PHOSPHORICUM D3–D12 Es ist ein Fiebermittel und ein typisches Mittel für alle, die zu Nasenbluten und Mittelohrentzündung neigen. Das Fieber steigt langsam und ist nicht hoch. Es fehlen Angst und Unruhe, wie sie bei Aconitum auftreten. Ihre Gesichtsfarbe wechselt zwischen blass und rot. Wenn sich, was relativ oft passiert, der Infekt im Mittelohr konzentriert, sind Ohr oder Wange der erkrankten Seite meist gerötet. Ihr Puls ist schnell und weich.

Nachts werden die Beschwerden stärker. Kalte Anwendungen wie kalte Waschungen (→ Seite 34), kalte Halswickel oder Wadenwickel (→ Seite 84) helfen Ihnen.

■ GELSEMIUM D12 Ihr Puls ist etwas beschleunigt und weich, Ihr Gesicht dunkelrot und leicht gedunsen. Sie fühlen sich wie benommen. Die Krankheit setzt oft mit Zittern vor Kälteschauern ein. Auslöser ist häufig eine Abkühlung, der ein bis zwei Tage später die Beschwerden folgen. Wenn der Infekt aus-

Achten Sie beim Vergleich der Mittelbeschreibungen mit Ihren Beschwerden auf die Anzeichen, mit denen die Erkältung bei Ihnen beginnt.

Auch wenn es Ihnen vielleicht nicht ins Programm passt – die beste Kur bei einer Erkältung heißt Ruhe und Wärme. Wenn Sie sich ins Bett legen, können Sie sich richtig auskurieren.

bricht, dann stellt sich häufig ein wässriger, scharfer und brennender Fließschnupfen ein. Typisch sind auch folgende Symptome: Völlegefühl an der Nasenwurzel, Schlund und Rachen sind gerötet, Schluckbeschwerden. Oft entwickelt sich eine Bronchitis mit wenig Schleim.

Mittel mit Breitenwirkung

■ ECHINACEA ANGUSTIFOLIA (oder PURPUREA) URSUBSTANZ bis D3 Falls die Symptome keinem der genannten sechs Mittel zuzuordnen sind, können Sie von der Ursubstanz oder D3 alle ein, zwei oder drei Stunden 5 bis 15 Tropfen einnehmen. Dadurch werden die körpereigenen Abwehrkräfte gestärkt.

Komplexmittel

■ ACONITUM PENTARKAN® Akute fieberhafte Zustände.
■ ARNICA OLIGOPLEX® Fieberhafte Erkältungskrankheiten mit hohem Fieber. Nicht bei Überempfindlichkeit gegen Chinin nehmen.
■ ECHINACEA PENTARKAN® Abwehrsteigernd.
■ EUPATORIUM OLIGOPLEX® Bei fieberhaften Erkältungskrankheiten. Nicht bei Überempfindlichkeit gegen Korbblütler, Autoimmunerkrankungen, HIV-Infektionen, Leukosen, Kollagenosen. Im Einzelfall können Überempfindlichkeitsreaktionen auftreten.
■ EUPATORIUM PENTARKAN® Allgemein empfehlenswert bei grippalen Infekten, ähnlich Arnica Oligoplex®.
■ FERRUM PHOSPHORICUM COMP.® Grippaler Infekt, fieberhafte Erkältungskrankheiten.
■ FERRUM PENTARKAN® Zur Rekonvaleszenz.
■ MEDITONSIN® Bei aufkommenden Erkältungskrankheiten.

Je eher Sie mit der Behandlung von Erkältungskrankheiten beginnen, desto größer ist die Chance, dass Sie die Krankheit noch vor dem eigentlichen Ausbruch abfangen können.

Halsschmerzen

Der Rachen ist für Viren eine der natürlichen Eintrittspforten in unseren Körper. Folglich befinden sich dort einige »Türsteher«, die ihnen das Eindringen schwer machen sollen. Dabei handelt es sich um den Ring aus Rachenmandeln, Gaumenmandeln, Zungenmandeln und einzelnen Lymphknötchen an der hinteren Rachenwand und am weichen Gaumen. Besteht eine Infektion, so schwillt dieses Gewebe an, wird hochrot und schmerzt. Die Schmerzen strahlen mitunter bis ins Ohr aus. (Mandelentzündung bei Kindern → Seite 216).

Das hilft bei Halsschmerzen

Auch wenn das Schlucken schmerzt: Viel trinken, da trockene Schleimhäute die Halsschmerzen verschlimmern. Lindernd sind Dampfinhalationen (z. B. mit Salbei oder Kamille) und warme Halswickel: Sie wringen ein kleines Handtuch in warmem Wasser (ca. 36 °C) aus und legen es um den Hals. Dann wickeln Sie für ca. 20 Minuten ein trockenes Tuch darüber.

Zum Arzt

- Bei fühlbar angeschwollenen Lymphknoten
- Bei Fieber über 39 °C
- Bei Mandelentzündung

Nehmen Sie Halsschmerzen, zu denen hohes Fieber kommt, unbedingt ernst. Dies sind oft die Anzeichen einer eitrigen Angina, die den Körper sehr schwächen und sogar das Herz schädigen kann.

Homöopathische Mittel von A bis Z

- Aconitum D12 Der Rachen ist rot, trocken, prickelt, brennt und sticht. Der Hals fühlt sich an, als sei er eingeschnürt. Die Mandeln sind geschwollen.
- Belladonna D3–D12 Der Hals fühlt sich an, als sei er eingeschnürt. Das Schlucken fällt Ihnen schwer, trotzdem haben Sie ständig das Gefühl, schlucken zu müssen.
- Ferrum phosphoricum D6–D12 Der Mund ist heiß, die Schlundenge gerötet. Auch die Mandeln sind rot und angeschwollen.
- Sulfur D12 Sie haben das Gefühl, einen Kloß im Hals zu haben. Ihr Rachen brennt, ist rot und trocken.

Komplexmittel

- Agnus castus Oligoplex® Mandelentzündung mit Beteiligung des lymphatischen Rachenrings. Nicht bei Überempfindlichkeit gegen Bienengift.
- Belladonna Pentarkan® Akute Mandelentzündung.
- Cinnabaris Pentarkan® Chronische Mandelentzündung.
- Ferrum Pentarkan® Zur Rekonvaleszenz.

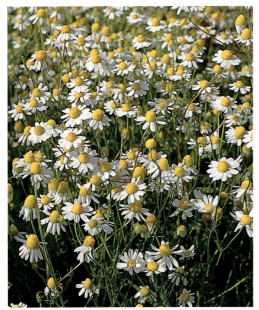

Heiserkeit

Heiserkeit ist eine Folge von Erkältungskrankheiten und tritt auf, wenn die Stimmbänder entzündet sind. Sie ist auch ein Problem bestimmter Berufe. Alle, die viel und lange sprechen müssen, wie Lehrer, Dozenten oder Schauspieler, sind oft heiser.

Das hilft bei Heiserkeit

Wenn Sie heiser geworden sind, helfen folgende Maßnahmen:

■ Heiße Halsumschläge oder ein Dampfbad mit Kamille oder Salbei lindern die Schwellung und Entzündung der Stimmbänder.

■ Schnelle Hilfe bringt oft das Lutschen von Salbeibonbons, Emser Pastillen oder Bayrisch Blockmalz.

■ Trinken Sie viel. Heißer Kräutertee und alle Vitamin-C-haltigen Säfte tun Ihnen jetzt gut.

■ Bestes Mittel gegen Heiserkeit aber ist, eine Weile nicht zu sprechen und nicht zu flüstern; denn das Flüstern strengt die Stimmbänder noch mehr an als das normale Sprechen.

Zum Arzt

Wenn sich Heiserkeit nach mehreren Tagen nicht bessert. Wenn Heiserkeit mit hohem Fieber und einer Entzündung im Hals-Nasen-Rachenraum auftritt (Mandeln, Kehlkopf).

Ein erbsengroßes Stück Borax in den Mund gelegt, vertreibt die Heiserkeit und macht eine klare Stimme.

Homöopathische Mittel von A bis Z

■ Verbascum D1–D3 Charakteristisch für das Mittel ist Heiserkeit nach vielem und lautem Reden oder bei einer Entzündung der oberen Luftwege.

Komplexmittel

■ Arum triphyllum Oligoplex®

■ Kalium chloratum Oligoplex®

Husten

Husten ist ein ganz normaler Reflex, mit dem der Körper versucht, Fremdkörper – auch Viren – aus den Atemwegen zu entfernen, die dort nichts zu suchen haben.

In der Homöopathie wird übrigens zwischen verschiedenen Hustenformen nicht unterschieden. So gehören der Erkältungshusten, das Verlegenheitshüsteln, der nervöse Husten, aber auch der allergische Husten oder der Keuchhusten zum homöopathischen Hustenbegriff.

Nur der bei Kindern auftretende Keuchhusten wird getrennt betrachtet und behandelt (→ Seite 212).

Vor allem bei Husten mit viel Schleimbildung keine Hustenblocker verwenden!

Was hilft bei Husten?

Bei trockenem Reizhusten hilft es sehr, die Atemwege anzufeuchten. Schnell wirkt meist eine Dampfinhalation.

Sie sollten auch viel trinken. Die Flüssigkeit hilft, den Schleim zu verflüssigen, der dann leichter abgehustet werden kann.

Zum Arzt

- Bei Fieber über 39 °C
- Bei gelblich-grünlichem Auswurf (dann haben sich bereits Bakterien breit gemacht)
- Bei Blut im Schleim
- Bei Schmerzen beim Ein- und Ausatmen
- Bei Rasselgeräuschen, die auf eine Schleimansammlung in den tieferen Atemwegen hindeuten

Homöopathische Mittel von A bis Z

Um das richtige Hustenmittel leichter zu finden, sollten Sie sich vorher die Antworten auf die folgenden Fragen notieren.

Sich selbst beobachten

Warum tritt der Husten auf?

Wann husten Sie (Uhrzeit, Tageszeit, Jahreszeit)?

Unter welchen Bedingungen husten Sie mehr oder weniger (warmer Raum oder kalter Raum, drinnen oder draußen, morgens oder abends)?

Je deutlicher man die eigenen Symptome erkennt und benennen kann, um so leichter fällt die Mittelwahl.

Was verschlimmert Ihre Beschwerden?

Was verbessert Ihren Zustand?

Welche Begleitumstände treten auf (z. B. Erbrechen, Nasenbluten)?

Ist Ihr Husten trocken, feucht?

Haben Sie chronischen Husten oder ist er akut?

Die Behandlung von chronischem Husten sollte man dem Homöopathen überlassen. Eine meist aufwendige Diagnose ist notwendig, um das richtige Konstitutionsmittel zu finden.

Trockener Husten

Versuchen Sie, einen Husten in jedem Fall auszuheilen. Ihr Organismus zeigt durch das Husten, dass er bemüht ist, eingedrungene Fremdkörper, Krankheitserreger, aber auch belastende Stoffe zu entfernen.

■ ACONITUM D12 Der Husten beginnt stürmisch – oft ausgelöst durch kalten Wind. Ihr Husten ist kurz und trocken. Beim Einatmen kann ein pfeifendes Geräusch auftreten. Ihre Haut fühlt sich heiß und trocken an. Wenn Sie liegen, ist Ihr Gesicht rot, beim Aufsetzen wird es blass. Zu Beginn des Hustens fröste In Sie. Verschlimmerung der Beschwerden: Zwischen 23 und 24 Uhr wird Ihnen kalt.

■ BELLADONNA D12 Die Erkrankung beginnt plötzlich und rasch. Meist tritt nicht nur Husten auf, sondern er ist Teil einer allgemeinen Erkältungskrankheit. Ihre Haut ist rot und heiß. Sie schwitzen stark und dampfig, wollen aber zugedeckt bleiben. Ihre Pupillen sind groß, das Weiße der Augen ist gerötet. Sie haben Durst auf kaltes Wasser. Der Husten selbst ist trocken, krampfartig. Durch die Erschütterung des Hustens haben Sie Schmerzen in Kopf oder Bauch. Die Beschwerden verschlimmern sich nachts, durch Sprechen oder Kälte.

■ BRYONIA D12 Die Erkrankung verläuft nicht so akut. Dafür fühlen Sie beim Husten ein Stechen in der Brust. Ihre Schleimhäute sind trocken. Sie wollen selten etwas zu Trinken, aber wenn, dann trinken Sie viel auf einmal.

Zur Verschlimmerung Ihrer Beschwerden führen Bewegung, tiefes Atmen, Sprechen, Eintritt in ein warmes Zimmer. Besser geht es Ihnen durch Ruhe und wenn Sie Ihren Brustkorb beim Husten festhalten.

■ STICTA PULMONARIA D12 Ihre Nase ist verstopft. Zuerst war es nur ein trockenes Gefühl in der Nase. Sie wollten öfter schnäuzen. Nun haben Sie trockenen, hackenden Husten. Wenn

Sie einmal angefangen haben, husten Sie in langen Intervallen. Ihre Beschwerden werden abends und nachts schlimmer; auch tiefes Einatmen macht alles schlimmer.

Feuchter Husten

■ CORALLIUM RUBRUM D12 Ununterbrochene kleine Hustenstöße quälen Sie. Sie verkriechen sich unter der Bettdecke oder halten die Hand vor den Mund, da Sie die Luft als kalt empfinden. Nachts oder wenn Sie in kalte Luft kommen, geht es Ihnen schlechter. In warmen Räumen fühlen Sie sich dagegen besser.

■ JUSTICIA D12 Sie haben erstickende Hustenanfälle – verbunden mit einer akuten Entzündung der Atemwege. Der Schleim ist sehr zäh, deshalb können Sie kaum abhusten. Husten mit Schleimrasseln. Selbst Würgen und Erbrechen können auftreten.

■ PULSATILLA D12 Dies ist ein Mittel für akuten Erkältungshusten, der am Morgen lockerer ist und leicht abgehustet werden kann. Abends wird der Husten oft trocken, krampfartiger. In warmen Räumen verschlimmern sich die Beschwerden. Typisch ist, dass Sie zwar frösteln, sich aber in warmen Räumen auch nicht wohl fühlen.

Eher feuchter Husten

Ist der Husten eher feucht, das Abhusten aber schwer, kommen Sticta, Corallium, Rumex und Justicia in Frage.

Nächtlicher Reizhusten

■ HYOSCYAMUS D12 Dieses Mittel wird auch als das »homöopathische Codein« bezeichnet. Angezeigt ist es bei nächtlichem Husten, der meist sofort beim Hinlegen beginnt. Passt gut zu nervösen, sehr sensiblen Menschen, die schlecht schlafen. Die Beschwerden verschlimmern sich nachts, durch Essen und Trinken oder durch Liegen. Besserung: Tags, durch Aufsetzen.

■ RUMEX CRISPUS D12 Trockener Kitzelhusten. Wie bei Bryonia ist ein stechender Schmerz beim Husten typisch. Manchmal kommt es zu unfreiwilligem Harnabgang. Verschlimmerung der Beschwerden: gegen 23 Uhr, zwischen zwei und

Wenn Sie bei der Mittelwahl unsicher sind, kann es Ihnen helfen, nach den Kriterien »trockener, feuchter oder eher feuchter Husten« sowie »nächtlicher Reizhusten« zu unterscheiden.

Zwei Hauptmittel bei Husten, der nachts auftritt oder nachts schlimmer wird, sind Bilsenkraut (Hyoscyamus) und Krauser Ampfer (Rumex Crispus).

fünf Uhr morgens, beim Übergang vom Warmen ins Kalte, beim Berühren des Kehlkopfes. Besserung bringen ein Schal um den Hals und warme Räume.

Weitere Mittel

Weitere Mittel bei Krampf- und/oder Reizhusten sind Drosera und Ipecacuanha. Diese Mittel passen auch zu Keuchhusten (→ Seite 212).

Wenn Sie unter den Einzelmitteln Ihr Simile nicht gefunden haben, ist es ratsam, bei krampfartigem Husten oder bei Reizhusten Drosera oder Ipecacuanha zu nehmen – oder ein passendes Komplexmittel.

Komplexmittel

■ APO-PULM® SPAG. SAFT Dämpft den Hustenreiz, fördert Schleimbildung.

■ APO-TUSS® SPAG. SAFT Bei hartem, trockenem Husten. Besonders angezeigt bei Reizhusten, der auftritt, wenn man sich hinlegt.

■ ARNICA OLIGOPLEX® Akute Bronchitis. Nicht bei Überempfindlichkeit gegen Chinin.

■ IPECACUANHA OLIGOPLEX® Akute Bronchitis. Nicht bei Überempfindlichkeit gegen Terpentin.

■ BRONCHISELEKT® Akute und chronische Entzündungen der Atemwege, z. B. Bronchitis, auch bei Bronchialasthma und Keuchhusten.

■ CORALLIUM RUBRUM OLIGOPLEX® Krampfhusten. Bei Keuchhusten im Wechsel mit DROSERA OLIGOPLEX® nehmen.

■ STICTA PENTARKAN® Akute Bronchitis.

Nasennebenhöhlenentzündung

Nächtliches Schwitzen, Kopfschmerzen, Schwindel, Halsweh und Husten am Morgen können Anzeichen dafür sein, dass sich ein Schnupfen in den Nebenhöhlen festgesetzt hat.

Wenn der Schnupfen die Kiefer- oder Stirnhöhlen befällt, dann schwellen dort die Schleimhäute an, und das Schnupfensekret kann nur schwer oder gar nicht mehr abfließen. In den Höhlen entsteht dadurch ein idealer Nährboden für Bakterien, auf dem sich eitrige Kiefer- oder Stirnhöhlenentzündung entwickeln können. Um es gar nicht so weit kommen zu lassen, muss man dafür sorgen, dass sich das Sekret verflüssigt.

Vor der Behandlung

Um das Sekret zu verflüssigen, ist es günstig, viel zu trinken und mehrmals am Tag heißen Kamillendampf zu inhalieren.

Rotlicht steigert die Schleimhautabwehr (Bitte beachten Sie die Gebrauchsansweisung).

Ein weiteres gutes Mittel, um die Nebenhöhlen wieder frei zu bekommen, sind Nasenspülungen mit einer isotonen Kochsalzlösung. Fragen Sie in der Apotheke nach Nasenkannen oder Nasenduschen. Sie dienen auch allgemein der Abwehr von Erkältungskrankheiten.

Bei einer Entzündung im Nasenraum schwellen die Schleimhäute an, was dazu führt, dass die Nase meist »zu« ist. Die Reinigungsatmung dient dazu, die Nebenhöhlen wieder richtig zu durchlüften.

Reinigungsatmung (Shodhana)

Häufig atmen Menschen, die an Nebenhöhlenentzündungen erkranken, zu flach. Versuchen Sie es einmal mit dieser Reinigungsatmung (Shodhana), die wir für Sie aus dem Yoga entnommen haben.

Setzen Sie sich aufrecht und gerade hin und atmen Sie zunächst einige Male tief und ruhig ein und aus. Legen Sie dabei die linke Hand auf den Bauch.

Dann winkeln Sie Mittel- und Zeigefinger der rechten Hand an und halten sich mit dem Daumen der rechten Hand das rechte Nasenloch zu.

Atmen Sie langsam durch das linke Nasenloch ein und verschließen Sie das linke Nasenloch mit dem Ringfinger, wenn Sie vollständig eingeatmet haben.

Öffnen Sie nun das rechte Nasenloch, lassen Sie die Luft durch das rechte Nasenloch ausströmen und atmen anschließend mit dem rechten Nasenloch tief ein. Dann verschließen Sie es wieder mit dem Daumen, und lassen die Luft aus dem linken Nasenloch entweichen. Wiederholen Sie diese tiefe Reinigungsatmung am Anfang höchstens dreimal auf jeder Seite. Später können Sie die Anzahl steigern.

Homöopathische Mittel von A bis Z

■ CINNABARIS ab D3 Typisches Leitsymptom für dieses Mittel ist Druck an der Nasenwurzel.

■ KALIUM BICHROMICUM ab D3 Feste, mitunter grünliche Schleimfetzen werden ausgeschnäuzt. Kopfschmerzen über der Nasenwurzel, über den Augen und in der Stirnhöhle. Die Sekrete sind zäh, klebrig und ziehen Fäden. An der frischen Luft und im Warmen bessern sich die Beschwerden.

Beide Hauptmittel bei Nebenhöhlenentzündung sind metallischen Ursprungs: Quecksilbersulfid (Cinnabaris) und Kaliumbromid.

Nebenhöhlenentzündungen sind alleine oft schwer zu diagnostizieren. Gehen Sie bitte zum Arzt, wenn eines der nebenstehenden Symptome bei Ihnen auftritt.

Zum Arzt

- Wenn sich der Schmerz beidseitig der Nasenwurzel verstärkt, sobald man darauf drückt oder klopft
- Wenn der Schleim grüngelblich ist
- Wenn ein dumpfer Druck über dem Oberkiefer oder den Augenbrauen lastet
- Bei häufigen Kopfschmerzen, die mit Fieber und unklarem Krankheitsgefühl auftreten

Komplexmittel

- CINNABARIS PENTARKAN® Bei Sinusitis und chronischer Mandelentzündung.
- KALIUM CHLORATUM OLIGOPLEX® Chronisch-eitrige Katarrhe des Nasen-Rachen-Raums und der Nebenhöhlen. Bei gleichzeitiger Halsentzündung im Wechsel mit Agnus castus Oligoplex. Bei bestehenden Schilddrüsenerkrankungen vorher den Arzt fragen.
- LUFFA COMP.-TROPFEN-PASCOE® N Sekretfördernd und antientzündlich bei akuter und chronischer Sinusitis.
- RHINO-GASTREU® N R49 Akute und chronische Nasennebenhöhlenkatarrhe, Stirnhöhlen- und Kieferhöhlenkatarrhe. Es kann vermehrt Speichelfluss auftreten. Bei Hautreaktionen unbedingt absetzen.
- SINUSELECT® Bei allen Formen der Nebenhöhlenentzündung, Kopfschmerzen, Schwindel.

Schnupfen

Vielen Menschen hilft als unterstützende Erstmaßnahme bei Ausbruch eines Schnupfens ein Erkältungsbad oder eine Dampfinhalation. Wer keine Kreislaufprobleme hat, sollte beides einmal versuchen.

Schnupfen ist eine Entzündung der Schleimhäute – in erster Linie in der Nase und in ihren Nebenhöhlen. Er kann das einzige Zeichen einer Erkältung sein und einen kurzen, unproblematischen Verlauf nehmen. Genauso gut kann eine schwere, fieberhafte Erkrankung mit einem Schnupfen beginnen, die sich in den ganzen Atemwegen ausbreitet und zum Schluss auch die Lunge und das Rippenfell erreichen kann.

Wie eine Erkrankung in Ihrem Körper verläuft, ist immer auch vom Gesamtzustand Ihres Immunsystems abhängig. Deshalb sollten Sie gerade während der Erkrankung jede weitere Schwächung des Körpers vermeiden. Gewarnt sei in diesem Zusammenhang deshalb nochmals ausdrücklich auch vor dem Gebrauch abschwellender oder entzündungshemmender Nasensprays. Sie unterdrücken nur die körpereigene Abwehr und führen dazu, dass häufig Rückfälle auftreten.

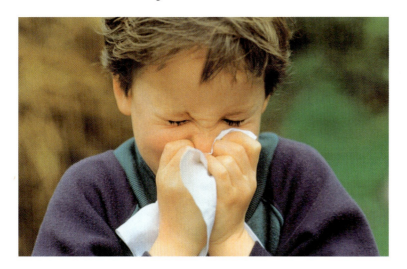

Auch wenn man einen Schnupfen meist nicht richtig ernst nimmt: Es ist Vorsicht geboten. Erkältungskrankheiten schwächen das Immunsystem, und wenn eine Zweitinfektion auftritt, können sich langwierige Krankheiten entwickeln.

Homöopathische Mittel – nach den auffälligsten Krankheitsanzeichen

In der Homöopathie wird der Schnupfen als eine überschießende Reaktion angesehen, deren Ursachen man angeht. Abgehandelt wird in diesem Kapitel wiederum nur der akute Verlauf des Schnupfens.

Unterschieden werden Fließschnupfen, scharfer Schnupfen (gerötete, wunde Naseneingänge) und Schnupfen, bei dem Nase und Augen betroffen sind (Säuglingsschnupfen → Seite 208). Chronische Verläufe gehören in die Hand eines erfahrenen Homöopathen.

Bei der Vielzahl der Erscheinungsformen von Schnupfen ist es hilfreich, seine Symptome zu kennen und benennen zu können, bevor man sein Simile sucht.

Allgemeine Mittel

■ ARUM TRIPHYLLUM ab D6 Dies ist ein Mittel, das bei blutig roten und wunden Naseneingängen, und wenn die Nase läuft, aber trotzdem verstopft ist, hilft. (Sie müssen durch den Mund atmen.) Die Beschwerden verschlimmern sich in der Wärme, sobald Sie sich hinlegen und nachts.

■ LUFFA OPERCULATA D4–D6 Akuter, feuchter Schnupfen, der bei einer Erkältung auftritt und zu Fließ- oder Stockschnupfen neigt, ist typisch. Das Mittel passt auch bei allergischem Schnupfen sowie akuter und chronischer Nebenhöhlenentzündung. Charakteristisch sind Stirnkopfschmerz und trockene Mundschleimhaut.

Diese sechs Mittel sind wichtige Mittel bei Schnupfen: Achten Sie bei der Mittelwahl auch darauf, was Ihre Beschwerden verschlechtert – und was Ihrem Befinden gut tut.

■ GELSEMIUM ab D12 Das Mittel hilft bei Schnupfen, der am Beginn eines fieberhaften Infekts steht, die Temperatur steigt aber nicht hoch. Auffallend ist dagegen das gerötete Gesicht. Das Nasensekret selbst fließt reichlich, ist scharf und wässrig.

■ HEPAR SULFURIS ab D12 Dieses Mittel eignet sich für sehr empfindliche Menschen, die zu Erkältungen neigen. Das Nasensekret ist zuerst flüssig, gelblich bis grünlich, später dick und übel riechend. Es bilden sich schorfige Krusten an der Nasenöffnung, die oft wund ist. Oft entsteht aus dem Schnupfen eine Nasenebenhöhlenentzündung. Ist man an der kalten Luft, verstopft die Nase. Wärme bessert das Befinden.

■ NUX VOMICA ab D6 Das Mittel wirkt bei eher mildem Fließschnupfen. Der Schnupfen ist nicht sehr stark. Typisch ist, dass die Nase tagsüber, in der Kälte und morgens läuft – nachts und in warmen Räumen dagegen ist sie verstopft. Kalte Luft löst einen Niesreiz aus.

■ SABADILLA ab D6 Dies ist »Ihr« Mittel, wenn Sie auf Kälte sofort mit Schnupfen reagieren und im Sommer häufig Heuschnupfen haben. Die Nase läuft – mit zuerst dünnem, später dickem Nasensekret. Wechselseitig ist eine Nasenseite verstopft, die andere frei. Sie niesen häufig und haben Schmerzen beim Schlucken. Die Beschwerden verschlimmern sich durch kalte Luft und im Freien. Besser geht es Ihnen in warmer Luft und wenn Sie etwas Warmes trinken.

Krank nach einer Auskühlung?

Wenn Sie Schnupfen bekommen haben, nachdem Ihnen kalt geworden ist, kommen Nux vomica, Sabadilla und Hepar sulfuris in die engere Auswahl.

Schnupfen mit Augenbeteiligung

Ein besonderes Symptom wie die Beteiligung der Augen bei einem Schnupfen engt die Mittelwahl von vornherein ein und macht sie dadurch meist leichter.

■ ALLIUM CEPA ab D6 Dieser Schnupfen wird oft durch feuchtkaltes Wetter oder nasse Füße ausgelöst. Charakteristisch sind ein scharfes Nasensekret, milde Tränen bei Reizung der

Augenbindehaut. Sie haben wässrigen Fließschnupfen und müssen häufig Niesen. Heiserkeit und trockener Husten können hinzukommen. Schlimmer werden die Beschwerden in warmen Räumen, besser im Freien.

■ EUPHRASIA OFFICINALIS ab D4 Charakteristisch sind scharfe Tränen und milder Schnupfen, der wässrig ist, aber die Nase nicht wund macht. Dagegen sind die Bindehäute stark entzündet. Die Lidränder sind gerötet und oft verklebt. Sie sind lichtscheu. Ein Reizhusten kann hinzukommen, der aber nur am Tag und im Stehen auftritt und sich im Liegen bessert. Die Nase dagegen läuft auch nachts. Schlimmer werden die Beschwerden in warmen Räumen und am Tag.

Komplexmittel
■ EUPHORBIUM COMPOSITUM-NASENTROPFEN® S Bei Schnupfen mit Borkenbildung in der Nase, bei Heuschnupfen, chronischer Sinusitis.

Ein altes, sehr bewährtes Hausmittel ist heißer Lindenblütentee. Da er für reinigende Schweißausbrüche sorgt, sollten Sie ihn aber nur trinken, wenn Sie sich anschließend ins Bett legen können.

Haut, Mundschleimhaut und Zähne

Das Geschehen auf der Haut ist ein Spiegel vieler Erkrankungen, die eigentlich tief im Körperinneren ablaufen. So können sich zum Beispiel Viruserkrankungen oder auch Autoimmunerkrankungen als Erkrankung der Haut äußern. Der erfahrene Arzt kann daher aus dem Zustand der Haut vieles über den allgemeinen Gesundheitszustand und die Lebensführung eines Patienten »herauslesen«.
Für den Laien ist es dagegen oft schwierig, zu unterscheiden, ob es sich bei einer Hautveränderung um eine harmlose Erscheinung oder um das Anzeichen einer ernsten Erkrankung handelt.

Die Haut besteht aus drei Schichten: der relativ unempfindlichen Oberhaut, der funktionsreichen Lederhaut und der aus Fettzellen und Bindegewebe bestehenden Unterhaut.

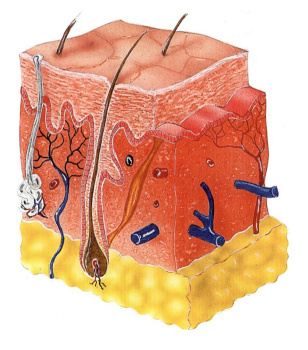

Hautprobleme haben eigentlich immer eine Vorgeschichte in der Familie. Wenn Sie wissen, dass die Haut Ihre Schwachstelle ist, sollten Sie die Hilfe-stützen der Natur-heilkunde in jedem Fall nutzen.

Zum Arzt

Sie sollten keinesfalls ausschließlich auf eine Selbstbehandlung vertrauen, sondern Hautveränderungen, insbesondere, wenn sie zum ersten Mal auftreten oder wenn Muttermale wachsen, immer von einem Arzt begutachten lassen.

Akne

Akne ist eine Bezeichnung für verschiedene Erkrankungen der Talgdrüsenfollikel. Am bekanntesten ist die Acne vulgaris, die meist in der Pubertät und bei jungen Erwachsenen auftritt. Nach den Schweregraden unterscheidet man drei Formen

■ Die Acne comedonica: Es treten geschlossene oder offene »Mitesser« (Komedonen) auf.

■ Die nächste Stufe ist die Acne papulopustulosa mit entzündlichen Pusteln und Papeln.

■ Die schwerste Form ist die Acne conglobata mit großen entzündlichen Knoten, Abszessen, Fisteln im Gesicht aber auch an Armen, Beinen und am Gesäß, die tiefe Narben zurücklassen. Von dieser schweren Form sind Männer häufiger betroffen als Frauen.

Homöopathische Mittel von A bis Z

Bei Akne ist es wich-tig, die Haut gut und gründlich zu reinigen – und der Versuchung, die Pickel selbst zu öffnen, unbedingt zu widerstehen.

■ BERBERIS AQUIFOLIUM URTINKTUR Dies ist ein typisches Hautmittel, das die Gesichtshaut reinigt und lindernd bei Akne, Hautflecken und Pickeln wirkt.

■ KALIUM BICHROMICUM D6 Bei Akne mit Papeln und Pusteln hilft dieses Mittel.

■ HEPAR SULFURIS D12 Bei Abszessen, bei eiternden und sich ausbreitenden Papeln fördern niedrige Potenzen (D2) die Eiterung, höhere Potenzen hemmen diese.

Komplexmittel

■ EUPHORBIA OLIGOPLEX® Bei »Mitessern« (Komedonen).

■ HEPAR SULFURIS OLIGOPLEX® Bei den entzündlichen Formen der Akne. Bei Schilddrüsenerkrankungen nicht ohne ärztlichen Rat anwenden.

- Myrtillus Oligoplex® Bei Akne und Kopfschuppen.
- Sulfur Oligoplex® Bei chronischen Hauterkrankungen, juckenden Ekzemen und Hauteiterungen.

Zur Nachsorge abheilender Hautkrankheiten
- Bellis Oligoplex®

Tinktur und Salben
- Bellis perennis extern
- Natrium chlorat.-Salbe D6
- Graphites-Salbe

Ekzeme/Entzündliche Hautauschläge

Hautausschläge haben verschiedene Auslöser. Man unterscheidet zwischen solchen, die eine Reaktion auf Vorgänge im Körper sind (endogene Ekzeme) und solchen, die Reaktionen auf Einflüsse aus der Umwelt sind (exogene Ekzeme).

Ekzeme und was Sie tun können

Exogen bedingte Ekzeme sind z. B. Kontaktekzeme. Ein Beispiel für ein Kontaktekzem ist die allergische Reaktion der Haut auf nickelhaltigen Schmuck. Kontaktekzeme entstehen auch durch Waschmittel oder durch organische Lösungsmittel, die zu einer lang anhaltenden Schädigung der Haut führen.

Suchen Sie bei den exogenen Ekzemen unbedingt den Auslöser und meiden Sie ihn! Wir haben deshalb für Sie die wichtigsten Kontaktekzeme und ihre Auslöser zusammengestellt.

Kontaktekzeme und ihre Auslöser

Kopfhaut, Haare	Haarwasser, Haarfärbemittel, Haarsprays
Gesicht, Stirn	Kosmetika, Brillengestelle, Hüte, Stirnbänder
Mund, Lippen	Kosmetika, Zahnpasta, Zigaretten, Bonbons
Ohren	Hörgerät, Brillengestell, Schmuck
Hals	Kosmetika, Parfüm, Metallschmuck, Kleidung
Achselhöhlen	Deodorants, Kleidung, Parfüm
Körper	Kleidung, Seife, Duschbad, Creme, Knöpfe
Hände	Handschuhe, Schreibgeräte, Schmuck sowie alle Stoffe, mit denen man in Berührung kommt (Garten, Haushalt)

Wichtig bei nässenden mikrobiellen Ekzemen: Möglichst keine synthetischen Stoffe tragen, sondern reine Baumwolle, die eine bessere Hautbelüftung zulässt.

Neurodermitis sowie das seborrhoische oder das mikrobielle Ekzem sind Ausdruck körperinnerer Vorgänge. Sie erkennen die verschiedenen Ekzeme durch ihre unterschiedliche Erscheinungsform.

■ Ein mikrobielles Ekzem ist meist nässend und kommt vor allem in Hautarealen vor, die schlecht belüftet sind wie in den Armbeugen.

■ Von den meist nässenden mikrobiellen Ekzemen werden die so genannten seborrhoischen Ekzeme, die öligen, fettigen Ekzeme, unterschieden, die am häufigsten dort auftreten, wo es viele Talgdrüsen gibt: auf dem Kopf, im Gesicht und im Genitalbereich.

Die Neurodermitis, eine immer häufiger werdende Hautkrankheit, ist ein so umfangreiches Thema, dass wir ihr einen eigenen Abschnitt gewidmet haben (→ Seite 61).

Homöopathische Mittel von A bis Z

Ekzeme, allgemein
■ CARDIOSPERMUM D3 Bei allen entzündlichen Haut- und Schleimhauterkrankungen hilft Cardiospermum.

Seborrhoisches Ekzem
■ NATRIUM MURIATICUM D12 Bei fettiger, öliger Haut – vor allem an den behaarten Körperteilen wirkt dieses Mittel.

Mischformen
■ GRAPHITES D3–D12 Bei teils trockenem, teils seborrhoischem (öligem, fettigem) Ekzem schlägt Graphites an.

Da bei jeder Erkrankung die Psyche eine Rolle spielt, sollten auch »Hauttypen« an ihrer inneren Stabilität arbeiten. Hingewiesen sei auf alle Sportarten, bei denen Sie sich lockern und Frust abbauen können.

Komplexmittel und Salbe
■ BELLIS OLIGOPLEX® Bei trockenem Ekzem.
■ CISTUS CANADENSIS OLIGOPLEX® Bei starkem Juckreiz.
■ GRAPHITES PENTARKAN® Bei trockenen Ekzemen.
■ PETROLEUM PENTARKAN® Bei nässenden Ekzemen.
■ SCABIOSA OLIGOPLEX® Bei nässenden, superinfizierten Ekzemen.
■ NATRIUM MURIATICUM SALBE D6

Herpes labialis

Typisch für diese Erkrankung sind Bläschen, die an den Lippen auftreten, sobald Ihr Organismus eine andere Erkrankung bekämpfen muss. Deshalb merken Sie den Herpes immer nach einem fieberhaften Infekt, während der Menstruation oder bei Magen-Darm-Störungen.

Auslöser der Bläschen ist eine Virusinfektion. Meist steckt man sich schon im Kleinkindesalter an und wird den Herpes sein ganzes Leben lang nicht mehr los.

Homöopathische Mittel von A bis Z

■ CAPSICUM URTINKTUR Geben Sie einen Tropfen der Urtinktur auf das Bläschen.

■ NATRIUM MURIATICUM ab D12 Das Mittel hilft, wenn die Fieberbläschen und Blasen wie Perlen auf den Lippen sitzen, und die Mundwinkel trocken und rissig sind.

■ RHUS TOXICODENDRON D3–D12 Das Mittel wirkt, wenn die Fieberbläschen an Mund und Kinn auftreten.

Komplexmittel

■ RHUS TOXICODENDRON OLIGOPLEX® Bläschen, die im Verlauf eines fieberhaften Infekts auftreten.

■ SULFUR OLIGOPLEX® Bläschen jucken und brennen stark.

Vorbeugendes Komplexmittel

■ ECHINACEA OLIGOPLEX® Stärkt die Abwehr.

Salben

■ NATRIUM MURIATICUM SALBE D6

Beobachten Sie den Herpes, und gehen Sie zum Arzt, wenn Komplikationen auftreten (Befall der Augen, Anschwellen der Lymphknoten), wenn es zu häufigen Rückfällen kommt oder wenn Sie zu Ekzemen neigen!

Neurodermitis

Eine Neurodermitis gibt sich häufig schon bei Säuglingen am Milchschorf zu erkennen (→ Seite 203). Bevorzugt sind dann die seitlichen Gesichtspartien und die Kopfhaut betroffen. Im Klein- und Schulkindalter entwickelt sich das typische Beugeekzem an Ellenbogen, Handgelenken, Kniekehlen und Fußgelenken. Die Haut ist spröde, trocken und schuppt. Wegen des starken Juckreizes sind die betroffenen Hautstellen oft zerkratzt.

Neurodermitis beginnt oft schon in der Kindheit und ist gerade für Babys und Kleinkinder eine Qual.

Das können Sie tun

Neurodermitis kann durch die verschiedensten Allergene »aktiviert« werden.

Lassen Sie einen Allergie-Test machen – eventuell findet man den Stoff, auf den Ihre Haut allergisch reagiert durch die Laboranalyse. In einigen Fällen haben auch kinesiologische Tests das Allergen ermittelt.

■ Die wichtigsten Nahrungsmittelallergene sind: Kuhmilch, Hühnereier, Fisch, Nüsse, Soja, Getreideprodukte, Hülsenfrüchte, Sellerie, Gewürze.

Ebenso können Käse, Tomaten und Champignons akute Schübe auslösen und die Haut regelrecht zum Blühen bringen. Wenn Sie Ihr Allergen oder das Ihres Kindes festgestellt haben, müssen Sie es unbedingt meiden!

■ Baden, starkes Schwitzen oder starke Sonnenbestrahlung verschlechtern den Zustand. Seien Sie also vorsichtig im Sommer mit dem Schwimmen im Freien, und versuchen Sie einmal, ob nicht ein Urlaub in den Bergen für Ihr Befinden besser ist, als das Baden am Meer.

■ Empfindlich reagiert Ihre Haut auch auf psychischen Stress, auch Freude und große Aufregung können die Haut zum »Blühen« bringen. Entspannungstechniken wie Autogenes Training oder das Ausüben einer der östlichen Körpertherapien wie Yoga oder Tai Chi können unter Umständen zu mehr Gelassenheit führen.

■ Auch auf Wetterumschwünge reagiert Ihre Haut. Deshalb ist mit einer natürlichen Verschlechterung der Beschwerden immer im Frühjahr und im Winter zu rechnen.

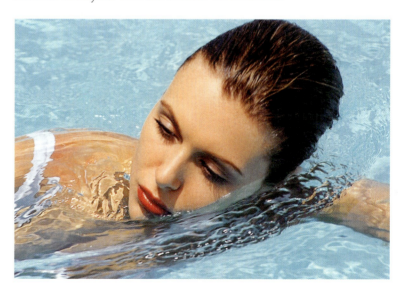

So schön das Baden im Meer auch ist – für viele, die an Neurodermitis erkrankt sind, ist Meerwasser schädlich. Es reizt die Haut und führt zu neuen akuten Schüben.

Homöopathische Mittel von A bis Z

Eine Neurodermitis erfordert in der Regel eine Konstitutionsbehandlung, die nur ein Homöopath durchführen kann. Zur Selbstbehandlung bei akuter Verschlechterung und starkem Juckreiz eignen sich Graphites oder Cardiospermum.

■ GRAPHITES D12–D30 Dieses Mittel hilft, wenn die Haut rau, derb und krustig ist. Besonders angezeigt ist Graphites bei der trockenen Neurodermitis oder wenn honigartige, übel riechende Absonderungen auf der Kopfhaut, im Gesicht, hinter den Ohren oder im Genitalbereich auftreten. Wer vom Typ her eher dick ist und gedunsen, wer blass ist und Sommersprossen hat, wird das Mittel oft mit gutem Erfolg versuchen.

Ebenso hilft das Mittel allen, die unmäßige Esslust, innere Schwerfälligkeit, Traurigkeit oder Ängstlichkeit kennen. Ein weiteres Zeichen, dass Graphites gut anschlagen wird, ist die Verschlimmerung der Neurodermitis durch Kälte.

■ CARDIOSPERMUM D3 Bei allen entzündlichen Haut- und Schleimhauterkrankungen.

Tipp:
Bei allen entzündlichen Haut- und Schleimhauterkrankungen lohnt sich ein Versuch mit Cardiospermum (D 3), das auch als das homöopathische Kortison bezeichnet wird.

Komplexmittel
■ AURUM OLIGOPLEX®
■ CALCIUM CARBONICUM N OLIGOPLEX®

Schuppenflechte (Psoriasis)

Die Psoriasis gehört zu den gutartigen entzündlichen Erkrankungen der Haut und kommt bei hellhäutigen Menschen häufig vor. Die Veränderungen sind in ihrer Größe sehr unterschiedlich und treten in Schüben auf. Sie reichen von kleinen punktförmigen Herden bis zum Befall der gesamten Haut. Die Anlage dafür wird vererbt.

Wenn Sie Psoriasis haben, sollten Sie zuerst die Frage klären, zu welchem Typ Sie gehören.

Psoriasis und was Sie tun können

Die Psoriasis tritt in Form von zwei Typen auf.

■ Etwa zwei Drittel der Betroffenen gehören zum Typ I. Bei ihnen beginnt die Erkrankung meist im zweiten Lebensjahrzehnt, und es kommt immer wieder zu akuten Schüben.

■ Beim Typ II zeigt sich die Psoriasis meist erst im fünften Lebensjahrzehnt.

Die Schuppenflechte wird bei vielen Betroffenen im Herbst und Winter schlimmer. In diesem Fall sollten Sie ausprobieren, ob nicht ein Urlaub im Süden positiv auf die Erkrankung einwirkt.

Die Schuppenflechte kann durch verschiedene äußere Reize ausgelöst werden. Ein starker Auslösefaktor ist Alkohol. Beobachten Sie einmal, ob nicht Wein, Bier oder schon der Kognak in Süssigkeiten zu einer Verschlechterung führt!

Infektionen wie etwa eine Mandelentzündung, Stoffwechselschwankungen oder Hormonschwankungen (z. B. während der Schwangerschaft) können für akute Schübe verantwortlich sein oder zur Auslösung einer Psoriasis führen. Selbst bestimmte Medikamente wie zum Beispiel Betablocker oder Lithium können eine Psoriasis provozieren.

Wenn Sie wissen oder ahnen, dass einer dieser Stoffe die Psoriasis bei Ihnen verstärkt, hilft es Ihrer Gesundheit und Ihrem Allgemeinbefinden, den Stoff konsequent zu meiden.

Zusätzlich sollten Sie einmal eine kritische Bestandsaufnahme Ihres Lebens und Ihres Charakters machen. Wer leicht reizbar ist oder generell mit seinem Dasein hadert, sollte versuchen, innerlich ausgeglichener zu werden, denn beim Auftreten von akuten Schüben spielt die Seele immer eine entscheidende Rolle. Sprechen Sie über geeignete Therapien und Entspannungsmethoden auch mit dem Arzt Ihres Vertrauens.

Homöopathische Mittel von A bis Z

Wer an Psoriasis leidet, sollte auf alle Fälle in Behandlung bei einem Hautarzt sein. Die unten genannten homöopathischen Mittel können die Symptome nur lindern und eignen sich als unterstützende Therapie.

Seien Sie bei einer Psoriasis, die auch die Kopfhaut befallen hat, besonders vorsichtig mit Kopfbedeckungen aus Kunststoff, mit Haarsprays und Kopfwaschmitteln.

■ ARSENICUM ALBUM ab D12 Das Mittel hilft bei trockener rauer und schuppiger Haut, die juckt und brennt und wenn die Entzündungen durch Kälte und Kratzen sich verschlimmern. Falls sich mit D12 kein Erfolg einstellt, in Absprache mit Homöopathen eine höhere Potenz wählen.

■ BERBERIS AQUIFOLIUM URTINKTUR Dieses typische Hautmittel reinigt die Gesichtshaut und wirkt bei Akne, Hautflecken und Pickeln. Bei Psoriasis von der Urtinktur dreimal täglich fünf bis zehn Tropfen über längere Zeit einnehmen.

■ GRAPHITES D3–D12 Die Haut ist trocken, rissig und schuppig, Neigung zu Gerstenkörnern und Lidrandentzündung. Das Mittel wird im Wechsel mit Sulfur genommen.

■ HYDROCOTYLE D2–D6 Sie haben Psoriasisherde mit sehr stark verdickter Epidermisschicht, von der Schuppen abblättern. Die Herde treten kreisförmig an Rumpf, Armen, Beinen, Handflächen und Sohlen auf. Sie jucken unerträglich.

■ SULFUR D12 Sie leiden unter trockener, schuppiger und ungesunder Haut, die bei jeder kleinen Verletzung eitert und unter starkem Jucken und Brennen. Waschen und Kratzen verschlimmern die Beschwerden. Es besteht eine starke Empfindlichkeit gegen Wasser.

Schwefel (Sulfur) ist eines der stärksten ausleitenden, reinigenden Mittel. Oft hilft es auch bei Neurodermitis.

Komplexmittel
■ EUPHORBIA OLIGOPLEX® in Kombination mit ECHINACEA OLIGOPLEX®.
■ GRAPHITES PENTARKAN®

Mund- und Zahnbereich

Alle Entzündungen im Mundbereich sind sehr lästig. Aber da die Ursache sehr häufig einfach nur eine mangelnde Mundhygiene ist, kann man den Entzündungen leicht entgegenwirken.

Entzündungen und was Sie tun können

Wer zu Entzündungen im Mundbereich neigt, sollte zwei Dinge tun:
■ Aufs richtige Zähneputzen achten (→ Kasten, Seite 66)
■ Regelmäßig den Mund spülen. Hierzu eignen sich beispielsweise Mundspülungen mit Echinacea oder Calendula (Ringelblume).

Eine Mundspülung mit Salbeiextrakt wirkt entzündungshemmend und macht obendrein den Atem angenehm frisch. Die »Rezepte« finden Sie anschließend im Text.

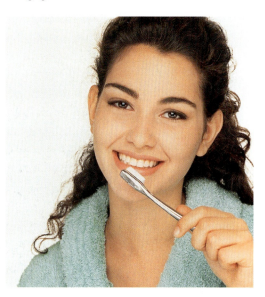

Zähneputzen mindert auch die Gefahr, dass sich Krankheitserreger im Mundraum festsetzen.

Aphthen oder andere Schleimhautentzündungen treten auch gehäuft auf, wenn das Immunsystem geschwächt ist. Sie sind also ein Zeichen dafür, dass man auf seinen Körper etwas besser achten sollte.

Es ist eine alte Weisheit, aber sie gilt nach wie vor: kariöse Zähne oder Zähne, die auf Eiter sitzen, können zu schweren Störungen des Allgemeinbefindens führen.

Homöopathische Mittel können das Bohren keineswegs ersetzen. Es gibt aber einige homöopathische Wundheilungsmittel und homöopathische Mittel gegen Nervenschmerzen, die das Leben auch nach dem Zahnarztbesuch etwas leichter machen.

Homöopathische Mittel von A bis Z

■ ACIDUM NITRICUM D6 Bei schmerzhaften, leicht blutenden Einrissen im Mundwinkel, an den Lippen und überall dort, wo die Haut in die Schleimhaut übergeht, hat das Mittel sich bewährt. Typisch für das Mittel ist Splitterschmerz.

Zähneputzen

Eigentlich macht es Spass, Zähne zu putzen, und es dauert nicht lange. Schon drei Minuten morgens und abends reichen aus, um jeden Zahn so sauber zu schrubben, dass Karies und Parodontose keine Chance haben. Wenn Sie zudem noch die kleinen Hinweise beherzigen, die wir Ihnen im Folgenden geben, werden Sie merken, dass Ihre Zähne wirklich in einem besseren Zustand sind, dass sie gesünder wirken. Und dass kommt dem Strahlen Ihres Lächelns zu Gute!

■ Ziel ist es, jeden Zahn einzeln zu putzen, bis er an an allen Flächen sauber ist.

■ Auch die Zahnzwischenräume säubern. Sie werden sich wundern, was Zahnseide oder Interdentalbürstchen hier noch ausrichten.

■ Die Zähne nicht sofort nach dem Genuss von saurem Obst putzen. Eine Viertelstunde verstreichen lassen, weil die Obstsäure den Schmelz »aufweicht«.

■ Die Zahnbürste mindestens alle drei Monate wechseln.

■ Am besten ist es, mit der Bürste langsam in kleinen Kreisen über den Zahn zu reiben. Nur die Kauflächen der Backenzähne kann man waagerecht bürsten.

■ KALIUM CHLORATUM D6 Bei Schleimhautentzündung mit weißen Belägen, und wenn der gesamte Mundbereich rot und geschwollen ist, dann passt dieses Mittel.

■ BORAX (NATRIUMTETRABORAT) D6 Aphthen im Mund, die sich als weißliche runde Bläschen zeigen, und schmerzhafte Zahngeschwüre behandelt dieses Mittel.

Komplexmittel
■ BORAX PENTARKAN®
■ ECHINACEA OLIGOPLEX® Zur Umstimmungstherapie.
■ ECHINACEA MUNDSPÜLUNG Verdünnen Sie Echinacea Urtinktur im Verhältnis 1:10 mit Wasser.

Zahnfleischschwund und Zahnfleischbluten

Beide Veränderungen des Zahnfleisches können Sie nur im leichten Stadium selbst zu Hause behandeln.

Zum Arzt

■ Wenn das Zahnfleisch regelmäßig und/oder stark blutet
■ Wenn das Zahnfleisch deutlich schwindet

Homöopathische Mittel von A bis Z

■ ARNICA MONTANA D3–D6 Arnica ist das beste Wundheilungsmittel, das nach Zahnbehandlungen blutstillend wirkt, den Heilungsprozess fördert und den Schmerz lindert.

■ HYPERICUM PERFORATUM D3–D6 Dies ist ein großartiges Mittel bei Nervenverletzungen, das sich besonders zur Stabilisierung nach Zahnwurzelbehandlungen eignet.

■ PHOSPHORUS D6–D12 Dies Mittel wirkt, wenn Ihr Zahnfleisch geschwollen ist und leicht blutet. Ebenso gut ist es für die Behandlung von anhaltendem Bluten, das auftritt, nachdem Ihnen ein Zahn gezogen wurde. Charakteristisch für das Mittel ist, dass sämtliche kleine Wunden stark bluten.

■ SILICEA D6–D12 Dies Mittel unterstützt die Behandlung bei Zahnfleischschwund, bei empfindlichem Zahnfleisch, oder wenn Zähne locker werden.

Wer zu Problemen mit der Mundschleimhaut neigt, muss auf gute Hygiene achten: Wechseln Sie die Zahnbürste häufig, und spülen Sie nach dem Zähneputzen noch mit einem natürlichen Desinfektionsmittel.

Das passende Heilmittel hilft, die ersten Stunden nach einem schwierigen Zahnarzttermin (Zahnziehen/ Extraktion, Wurzelbehandlung,) besser zu überstehen.

Charakteristisch für das Mittel ist, dass das Zahnfleisch sehr empfindlich auf kalte Luft reagiert.

Machen Sie nach einer Zahnextraktion leichte Spülungen mit Calendula Urtinktur, die Sie mit nicht zu kaltem Wasser verdünnen.

■ CALENDULA MUNDSPÜLUNG Verdünnen Sie Calendula Urtinktur im Verhältnis 1:10 mit Wasser.

Das Mittel wirkt äußerlich angewandt heilungsfördernd bei allen Wunden und auch blutstillend nach Zahnextraktion.

Komplexmittel

■ SILICEA OLIGOPLEX® in Kombination mit ASA OLIGOPLEX® Bei Parodontose.

■ ARANEA OLIGOPLEX® in Kombination mit GELSEMIUM OLIGOPLEX® Bei Zahnschmerzen.

Herzerkrankungen

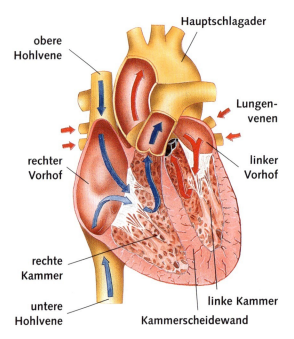

obere Hohlvene

Hauptschlagader

Lungenvenen

rechter Vorhof

linker Vorhof

rechte Kammer

untere Hohlvene

linke Kammer

Kammerscheidewand

Dieser Querschnitt durch das Herz zeigt, wie das frische Blut (rot) und das »verbrauchte« Blut (blau) durchs Herz transportiert werden.

Um die verschiedenen Organe unseres Körpers und ihre Funktionen aufrechtzuerhalten, hat die Evolution einen natürlichen Hochleistungsapparat geschaffen, der zuverlässig und leistungsfähig ist – das Herz-Kreislaufsystem. Unermüdlich pumpt der Motor des Systems, unser Herz, das Blut durch unseren Körper. Das fein verästelte Gefäßsystem der Adern sorgt dafür, dass das Blut auch die entferntesten Teile des Organismus mit Nährstoffen und Sauerstoff versorgt und die Abfall- und Giftstoffe zu den Entgiftungsorganen Leber, Niere, Lunge und Haut transportiert.

Da das Herz-Kreislauf-System des Menschen so bewunderungswürdige Arbeit für unsere Gesundheit leistet, wäre es nur zu verständlich, wenn wir alle gut auf dieses lebenserhaltende Organsystem Rücksicht nehmen würden. Leider ist genau das Gegenteil der Fall. Herzkrankheiten, ausgelöst durch eine selbstzerstörerische Lebensweise mit zu hohem Stress, zu wenig Bewegung, falscher Ernährung und hohen Dosen von Giftstoffen wie Alkohol, Nikotin oder Koffein sind in den westlichen Ländern immer noch die Todesursache Nummer eins.

Deshalb sollten Sie – auch wenn Sie nicht krank sind – dieses Kapitel interessiert lesen. Sie finden darin auch Anregungen für eine gesündere Lebensweise.

Herzbeschwerden und was Sie tun können

Bedenken Sie, dass Herzbeschwerden die verschiedensten Ursachen haben können. Einmal können Herzkrankheiten dahinter stecken wie zum Beispiel eine koronare Herzkrankheit, Herzschwäche, Herzmuskelerkrankungen oder ein Herzklappenfehler. Die verschiedenen Herzkrankheiten und ihre Symptome sind kurz beschrieben.

Vermeintliche Herzbeschwerden können aber auch von anderen Organen herrühren. Genauso gut können nämlich Störungen im Magen-Darm-Bereich oder Verschleißerscheinungen der Wirbelsäule als Schmerzen in die Herzgegend ausstrahlen.

Das Herz, in vielen Liedern und Gedichten der Sitz der Seele, ist ein besonderes Organ. Leider wird es nur selten von seinen »Besitzern« so gut gepflegt, dass es auch im Alter noch kraftvoll seinen Dienst tun kann.

Zum Arzt

- Bei allen Erkrankungen des Herzens: Immer regelmäßig zur ärztlichen Kontrolle

- Keine zusätzlichen Medikamente ohne Rücksprache mit dem behandelnden Arzt

---

Herzprobleme machen den Betroffenen sehr zu schaffen. Man fühlt sich schwach, weiß um die verminderte Leistungsfähigkeit – und oft treten begleitend zur Erkrankung Ängste auf.

Koronare Herzkrankheit

Bei der koronaren Herzkrankheit handelt es sich um eine Erkrankung der so genannten Herzkranzgefäße.

Aufgrund einer Verengung (Arteriosklerose) sind die kleinen Adern, die den Herzmuskel mit Blut versorgen (Herzkranzgefäße) nicht mehr so durchlässig wie beim Gesunden. Dadurch kann der Blutbedarf des Herzmuskels nicht mehr ausreichend gedeckt werden und unter körperlicher Anstrengung aber auch bei Aufregung – Kummer oder großer Freude – wird der

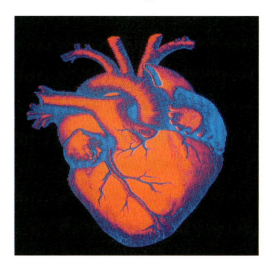

Die Kombination aus Bluthochdruck, Übergewicht, Rauchen, erhöhten Cholesterinwerten und chronischen Krankheiten wie Diabetes schaffen über die Jahre die Voraussetzungen für eine Angina pectoris.

Herzmuskel vorübergehend nicht ausreichend durchblutet, was zu einem Engegefühl in der Brust führt. Bekannt sind diese Beschwerden als Angina pectoris. Betroffene haben das Gefühl »als liege eine zentnerschwere Last auf der Brust« oder »als drücke jemand den Brustkorb zusammen«. Der Schmerz strahlt oft in den linken Arm aus. Er kann aber auch im rechten Arm sowie im Hals, zwischen den Schulterblättern und sogar im Unterkiefer gespürt werden.

Ältere Patienten mit Angina pectoris klagen oft nur über Beschwerden im Oberbauch und Übelkeit. Nach dem Anfall fühlt sich der Patient wieder wohl.

Allgemeine Maßnahmen

Um einen Anfall möglichst zu vermeiden und um Ihr Befinden zu bessern, haben sich folgende Maßnahmen bewährt:

- Falls Sie Raucher sind – gewöhnen Sie sich dieses Laster so schnell wie möglich ab!
- Langsame, aber konsequente Reduktion von vorhandenem Übergewicht
- Ernährungsumstellung auf leichte Mahlzeiten, die nicht belasten
- Zurückhaltung bei Alkohol und Kaffee
- Ausreichender Schlaf
- Maßvolle, aber regelmäßige Bewegung

Lassen Sie Bluthochdruck, erhöhte Blutfette und erhöhten Blutzucker vom Arzt behandeln.

Wer weiß, dass das Herz seine körperliche Schwachstelle ist, kann mit einer natürlicheren, gesünderen – vor allem entspannteren – Lebensweise bewusst einer Erkrankung des Herzens entgegenwirken.

Bedenken Sie, dass auch Kältereiz einen Anfall auslösen kann. Also Vorsicht, wenn Sie zum Beispiel im Winter aus dem warmen Zimmer nach draußen gehen!

Eines der wichtigsten Mittel in der Homöopathie bei Angina pectoris ist Cactus. Zur unterstützenden Behandlung wird in der Homöopathie Crataegus eingesetzt (→ Mittelbeschreibung auf Seite 75).

Herzinsuffizienz (Herzschwäche)

Alle Herzkrankheiten können im Laufe der Zeit zu einer Herzschwäche führen. Oft ist die Entwicklung sehr langsam und wird von den Betroffenen lange nicht bemerkt.

Erste Zeichen sind:

- Atemnot beim Treppensteigen
- Abendliches Anschwellen der Beine, besonders der Unterschenkel
- Nachts muss man öfter Wasser lassen.

Allgemeine Maßnahmen

Schon wenn Sie diese ersten Anzeichen von Herzbeschwerden spüren, vor allem aber wenn sich die Herzprobleme bereits gefestigt haben, kann Ihnen nur noch eine konsequent gesündere Lebensweise Hilfe und Erleichterung bringen!
Wir raten Ihnen zu folgenden Veränderungen Ihres Verhaltens

- Schonen Sie sich, auch körperlich.
- Essen Sie pro Tag fünf leicht verdauliche kleine Mahlzeiten.
- Meiden Sie unbedingt blähende Speisen wie Bohnen oder Kraut.
- Trinken Sie nicht mehr als eineinhalb Liter Flüssigkeit pro Tag.
- Versuchen Sie, ganz ohne Alkohol auszukommen und seien Sie bei Tee und Kaffee zurückhaltend.
- Reduzieren Sie Ihr Übergewicht.
- Geben Sie das Rauchen auf.

Als ein wichtiges homöopathisches Mittel bei Herzschwäche ist Convallaria zu nennen sowie Crataegus und Digitalis (→ Mittelbeschreibung Seite 74 bis 75).

Bei einer bestehenden Herzinsuffizienz ist das oberste Gebot, »leichter« zu leben: Schonen Sie sich, essen Sie leicht, und prüfen Sie, ob Sie das Leben schwerer nehmen, als es ist?

Herzmuskelerkrankungen (Kardiomyopathien)

Hierbei handelt es sich um eine nicht entzündliche Erkrankung des Herzmuskels. Hauptsächlich kommen zwei Formen vor:

- Eine übermäßige Verdickung des Herzmuskels (hypertrophe Kardiomyopathie)
- Eine Schwächung des Herzmuskels, bei der das Herz immer größer wird (dilatative Kardiomyopathie)

Ein verdickter Herzmuskel braucht mehr Blut als ein gesunder, folglich kommt es bei körperlicher Anstrengung zu einer Minderdurchblutung und in schweren Fällen treten die gleichen Symptome wie bei Angina pectoris auf. Auch neigen Patienten mit Herzmuskelverdickung vermehrt zu Herzrhythmusstörungen. Wichtig: Bei Herzmuskelverdickung keine Behandlung mit Digitalis und anderen Mitteln, die die Herzleistung verstärken. Bei der Schwächung des Herzmuskels, bei der das Herz vergrößert ist, sind typische Beschwerden Luftnot bei körperlicher Belastung, häufig auch ziehende Schmerzen im Brustkorb, Herzrhythmusstörungen und geschwollene Beine. Bei dieser Erkrankung dürfen jetzt Mittel gegeben werden, welche die Herzarbeit verstärken. An diesem Beispiel sehen Sie, wie wichtig eine genaue Diagnose der Herzkrankheit ist.

Herzrhythmusstörungen und was Sie tun können

Fragen Sie Ihren Arzt nach Mitteln und Medikamenten, die dem Herz die Arbeit erleichtern und es kräftigen.

Als Herzrhythmusstörung werden Unregelmäßigkeiten des Herzschlags oder Abweichungen vom normalen Herzschlag bezeichnet. Es gibt verschiedene Arten:

■ Zu langsamen Herzschlag (Bradykardie). Der Puls schlägt weniger als 60 mal in der Minute. Achtung: Bei Sportlern kann ein Puls von 40 Schlägen in der Minute normal sein.

■ Zu schneller Herzschlag (Tachykardie). Der Puls schlägt über längere Zeit öfter als 100 Mal in der Minute.

■ Unregelmäßiger Herzschlag, verursacht durch Extraschläge (Extrasystolen)

■ Vollkommen unregelmäßiger Rhythmus (absolute Arrhythmie)

Der Herzschlag besteht aus zwei Sequenzen, für die es medizinische Fachausdrücke gibt: Zunächst zieht das Herz sich zusammen (»Systole«), dann entspannt es sich wieder (»Diastole«).

Ursachen können Erkrankungen der Herzkranzgefäße oder des Herzmuskels oder Herzklappenfehler sein. Auch Erregungsleitungsstörungen kommen in Frage. Extrasystolen sind sehr häufig. Sie werden als »Herzstolpern« empfunden, manchmal begleitet von Herzstichen und Hustenreiz und treten auch bei vollkommen Herzgesunden auf. Die Häufigkeit von Extrasystolen kann durch verschiedene äußere Einflüsse erhöht werden, sodass sie schließlich für den Betroffenen sehr lästig sind und auch als ängstigend empfunden werden.

Zu diesen äußeren Einflüssen zählen: Kaffee, Tee, Nikotin, Alkohol, körperlicher und seelischer Stress. Des Weiteren kommen Kaliummangel, starke Blutarmut und eine Schilddrüsenüberfunktion als Auslöser in Frage. Auch sind mitunter Medikamente die Schuldigen – vor allem solche, die bei Lungenerkrankungen eingesetzt werden.

Zum Arzt

Grundsätzlich können sich hinter Herzrhythmusstörungen ernste Erkrankungen verbergen. Man sollte die Ursachen daher von einem Kardiologen abklären lassen.

Die Fachrichtung der Medizin, die sich mit dem Herzen und der Behandlung seiner Erkrankungen beschäftigt, ist die Kardiologie.

Herzfehler

Hierbei handelt es sich entweder um Missbildungen des Herzens oder um Störungen der Klappenfunktion. Bei den angeborenen Missbildungen handelt es sich meist um Löcher in der Scheidewand zwischen Herzvorhöfen und Herzkammern oder um Missbildungen der Herzklappen. Missbildungen der Herzklappen können auch erworben sein. Die meisten Herzklappenfehler, die man heute findet, sind altersbedingt. Etwa jeder Fünfte unter den 70-Jährigen hat eine etwas steifere Herzklappe, die in ihrer Funktion eingeschränkt ist. Für die Mehrzahl hat das aber keine Konsequenzen, das heißt, sie entwickeln keine Beschwerden. Es kann die Funktion einer oder mehrerer Klappen gestört sein. Bemerkbar machen sich Herzfehler durch eine verminderte Leistungsfähigkeit wie bei der Herzschwäche, eine Blaufärbung der Lippen und Schleimhäute sowie Herzgeräusche, die der Arzt bei der Untersuchung feststellt.

Nicht alle »Herzschmerzen« kommen immer vom Herzen! Auch benachbarte Organe können in die Herzgegend ausstrahlen. Sehr häufig kommen die Schmerzen vom Schulter-Arm-Bereich und vom Hals-Brustwirbel-Bereich und sind auf Fehlhaltungen oder Verschleißerscheinungen (Arthrose) zurückzuführen.

Der Eisenhut (Aconitum) ist ein bewährtes Mittel für Patienten, die keine wirkliche organische Erkrankung am Herzen haben, sondern ein psychisches Problem, das sie aufs Herz verlagern.

»Nervöses Herz«

Manche Menschen neigen auch dazu, ihr Herz zu stark zu beobachten. Sie entwickeln eine so genannte Herzneurose, machen sich ständig Sorgen um ihr Herz und haben Angst vor einem Herzinfarkt, obwohl sie eigentlich herzgesund sind. Am hilfreichsten ist in diesem Fall das Gespräch mit einem verständnisvollen Arzt. Zur Unterstützung eignet sich Aconitum.

Nicht alle Schmerzen im Brustraum werden vom Herzen ausgelöst – im nebenstehenden Text finden Sie die wichtigsten Ursachen.

Wenn Sie den Punkt beschreiben können, wo es wehtut, und die Beschwerden nicht in Zusammenhang mit körperlicher Belastung stehen, sind Sie vermutlich eher ein Fall für den Orthopäden als für den Kardiologen. Und auch die homöopathischen Mittel, die zur unterstützenden Behandlung angezeigt sind, werden Ihnen nicht helfen.

Treten Brustschmerzen vorwiegend im Liegen, beim oder nach dem Essen auf, so ist die Ursache eher eine Erkrankung der Speiseröhre oder eine Magen-Darm-Erkrankung. Nicht zu vergessen ist, dass Blähungen starke Schmerzen im Brustbereich verursachen können. Diese Beschwerden kommen oft nachts und die Betroffenen können nicht auf der linken Seite liegen.

Grundsätzlich gilt: Patienten mit Herzerkrankungen müssen immer ärztlich betreut werden.

Wegweiser – Mittel bei Herzbeschwerden

Angina pectoris-Beschwerden, Beklemmungsgefühl	Aconitum
	Cactus
	Convallaria
	Crataegus Urtinktur
Nächtliche Herzanfälle, Verschlimmerung der Beschwerden nachts	Aconitum
	Coffea
Herzklopfen, Herzrhythmusstörungen mit ängstlicher Erregung	Aconitum
	Spigelia
Nervöses Herzklopfen	Adonis vernalis Urtinktur
	Cactus
	Coffea
Herzklopfen bei geringster Bewegung	Digitalis
Herzklopfen mit stechenden, bis in den linken Arm ausstrahlenden Schmerzen	Spigelia
Herzflattern, Herzklopfen mit Atemnot	Glonoinum
Gefühl, als ob das Herz zu schlagen aufhört und dann plötzlich wieder einsetzt	Aurum metallicum
	Convallaria
	Gelsemium
Gefühl, als ob das Herz stehen bleibt	Digitalis
Atemnot im Liegen	Aconitum
	Convallaria

Atemnot bei (geringer) Anstrengung	Adonis vernalis Urtinktur
	Crataegus Urtinktur
	Strophanthus Urtinktur
Ödeme (geschwollene Beine)	Adonis vernalis Urtinktur
	Convallaria
	Crataegus Urtinktur
	Strophanthus Urtinktur
Herzschwäche	Crataegus Urtinktur
	Convallaria
	Digitalis
	Strophanthus Urtinktur
Unregelmäßiger Herzschlag/Puls	Adonis vernalis Urtinktur
	Aurum metallicum
	Crataegus Urtinktur
	Convallaria
	Gelsemium
	Spigelia
	Strophanthus Urtinktur
Puls ist beschleunigt/rasch	Aurum metallicum
	Strophanthus Urtinktur
Puls ist langsam	Digitalis
Pulsieren im ganzen Körper	Glonoinum
Wenn Sie nachts nicht schlafen können	Coffea
	Convallaria
	Crataegus Urtinktur
Plötzliches Aufwachen nach Mitternacht mit Erstickungsgefühl, Herzschmerzen	Spongia
Bei Wetterumschwung	Gelsemium
Beschwerden oft in Zusammenhang mit Schilddrüsenerkrankungen	Adonis vernalis Urtinktur
	Spongia
Herz-Kreislaufbeschwerden nach Krankheit	Gelsemium
Verschlimmerung der Beschwerden durch Kälte, auch Lärm und Gerüche	Coffea
	Gelsemium
Verschlimmerung durch Anstrengung und Aufregung	Crataegus Urtinktur

So arbeiten Sie mit dem Wegweiser:
1. Suchen Sie links in der Tabelle nach Stichworten, die zu Ihren Beschwerden passen.
2. Sie finden dann jeweils einen oder mehrere Mittelnamen rechts in der Tabelle.
3. Vergleichen Sie anschließend die ausführliche Beschreibung der Mittel auf den Seiten 76 bis 79 mit Ihren Symptomen, um sicher zu gehen, dass Sie »Ihr« Herzmittel gefunden haben.

Die Hömopatischen Mittel von A bis Z

Eisenhut (Aconitum) und die Königin der Nacht (Cactus) sind zwei der wichtigsten homöopathischen Herzmittel auf pflanzlicher Basis.

■ ACONITUM D12 Das Mittel wirkt, wenn Sie unter nächtlichen Herzanfällen, verbunden mit großer Angst und Beklemmungsgefühl in der Herzgegend leiden. Sie müssen sich im Bett aufsetzen, um wieder Luft zu bekommen.

Das Mittel ist auch angezeigt bei einem allgemein schwachen Herz-Kreislauf-System und vegetativer Dystonie, bei Herzklopfen und bei Herzrhythmusstörungen mit ängstlicher Erregung. Typisch ist, dass Ihre Finger zittern. Je mehr Sie an Ihr Herz denken, umso schlimmer werden die Beschwerden. Alle Beschwerden treten vorzugsweise nachts auf oder verschlimmern sich nachts.

Aconitum hilft auch bei Herzstörungen, die durch einen Schreck ausgelöst wurden.

■ ADONIS VERNALIS URTINKTUR bis D2 Typisch für dieses Mittel sind schnelles Herzklopfen, das auf Schilddrüsenüberfunktion zurückzuführen ist (nervöses Herzklopfen) und Atemnot.

Es ist ein wichtiges Mittel bei Stauungszeichen (Ödem der Füße oder der Lunge) und auch bei unregelmäßigem Herzschlag und Herzschwäche.

Metallisches Goldpulver (Aurum metallicum) ist ein Mittel, das bei bestimmten depressiven Verstimmungen, Herz- und Kreislaufbeschwerden angezeigt ist.

■ AURUM METALLICUM D6 Dies ist das passende Mittel, wenn Sie das Gefühl haben, als ob Ihr Herz für zwei bis drei Sekunden aufhören würde zu schlagen – dann plötzlich wieder einsetzt, mit dem Gefühl, als würde das Herz nach unten absacken. Sie haben Herzklopfen, der Puls ist rasch, schwach, unregelmäßig. Bei hohem Blutdruck brauchen Sie höhere Potenzen.

■ CACTUS D6 Sie haben das Gefühl, als wäre die Brust zusammengeschnürt. Sie neigen grundsätzlich eher zur Melancholie und sind schweigsam. Oft fühlen Sie sich traurig, haben schlechte Laune und sind ängstlich. Auch nervöses Herzklopfen kennen Sie. Bei Angina pectoris ist Cactus eines der wichtigsten Mittel in der Homöopathie.

■ COFFEA D6 Sie finden nachts keinen Schlaf, weil Sie lebhaft erregt und hellwach im Bett liegen. Sogar nervöses Herzklopfen kann sich einstellen. Ganz allgemein sind Sie überempfindlich gegen Schmerzen und Sinneseindrücke. Lärm, üble Gerüche und Kälte verschlimmern Ihre Beschwerden noch. Nachts erscheint Ihnen alles schlimmer, als es den Tag über ist.

■ CONVALLARIA D6 Sie sind tagsüber erschöpft und schläfrig, nachts sind Sie dafür unruhig und können nicht schlafen. Sie haben öfter das Gefühl, als ob das Herz zu schlagen aufhört und dann plötzlich wieder einsetzt. Sie verspüren einen Druck auf der Brust und haben Atemnot. Die Füße sind geschwollen, was auf eine Herzschwäche zurückzuführen ist. Wenn Sie sich hinlegen, bekommen Sie schlecht Luft. Sie machen sich allgemein leicht Sorgen.

Convallaria ist ein wichtiges Herzmittel, das die Herzarbeit verstärkt und regelmäßiger macht.

■ CRATAEGUS URTINKTUR bis D6 Das Mittel wirkt auf den Herzmuskel und hilft bei Herzschwäche und unregelmäßiger Herztätigkeit. Es verstärkt die Wirkung von Digitalis. Wegen der Herzschwäche sind Sie bei der leichtesten Anstrengung kurzatmig, und Sie haben Ödeme. Alle Beschwerden verschlimmern sich, wenn Sie sich anstrengen oder aufregen.

Crataegus hat auch bei leichten Formen von Angina pectoris gute Erfolge. Es steigert die Herzdurchblutung, verringert die Anfallbereitschaft bei Angina pectoris und hilft bei Schlaflosigkeit, die aufgrund einer koronaren Herzkrankheit besteht.

Maiglöckchen (Convallaria) und Weißdorn (Crataegus) haben sich auch in der Heilpflanzenkunde als Herzmittel bewährt.

Die homöopathischen Herzmittel kräftigen das Herz auf natürliche Weise, steigern Leistungsfähigkeit und Durchblutung.

*Der Fingerhut
(Digitalis) ist eben-
falls eines der großen
Herzmittel.*

■ DIGITALIS D6 Das Mittel ist angezeigt bei Herzschwäche:
Die geringste Bewegung verursacht heftiges Herzklopfen. In
Ruhe ist der Puls langsam, schwach, setzt immer wieder aus.
Oft haben Sie das Gefühl, als würde Ihr Herz stehen bleiben,
während Sie sich bewegen (Gegensatz zu Gelsemium). Sie sind
niedergeschlagen und schauen ängstlich in die Zukunft.

■ GELSEMIUM D6 Nervöse Herz-Kreislauf-Störungen nach
überstandener Krankheit kennzeichnen dieses Mittel. Typisch
sind nervöse Herzbeschwerden – nächtliches Aufwachen mit
dem Gefühl, das Herz bliebe stehen. Sie haben den Eindruck,
Sie müssten in Bewegung bleiben, da sonst das Herz stehen
bleibt. Ihr Herz schlägt tatsächlich unregelmäßig, der Puls ist
weich, schwach und in Ruhe langsam, beschleunigt aber stark
bei Bewegung. Sie haben den starken Wunsch, in Ruhe gelassen
zu werden. Sie wollen am liebsten allein sein. Außerdem können Sie empfindlich auf Wetterverschlechterungen reagieren.
(Achtung bei fallendem Barometer!) Der Kreislauf ist schwach,
und Ihnen wird leicht schwindelig. Kälte und Feuchtigkeit verschlimmern Ihre Beschwerden.

■ GLONOINUM D12 Wenn Sie das Gefühl haben, als ob Ihr
Herz flattert, passt dieses Mittel. Typisch sind auch Herzklopfen
mit Atemnot und das Pulsieren im ganzen Körper bis in die
Fingerspitzen. Das Treppensteigen fällt Ihnen sehr schwer, und
bei Anstrengungen können Sie sogar ohnmächtig werden.

*Ein wichtiges Mittel
bei Herzbeutelentzün-
dung ist das Wurm-
kraut (Spigelia).*

■ SPIGELIA D6 Bei heftigen Anfällen von Herzklopfen mit stechenden Schmerzen, die bis in den linken Arm ausstrahlen,
sowie bei großer Angst und Erregung wirkt Spigelia. Normalerweise ist Ihr Puls schwach, unregelmäßig und zittrig. Es hilft
auch gut bei Perikarditis (Herzbeutelentzündung).

■ SPONGIA D6 Wenn Sie nach Mitternacht plötzlich mit dem
Gefühl, ersticken zu müssen, mit Herzschmerzen und stürmi-
schem Herzklopfen aufwachen, ist dies das passende Mittel.
Die Beschwerden treten oft in Verbindung mit einer Schild-
drüsenerkrankung auf.

■ STROPHANTHUS URTINKTUR bis D6 Herzmuskelschwäche
und Herzinsuffizienz werden hiermit behandelt. Der Puls ist
beschleunigt, das Herz schlägt schwach, schnell, unregelmäßig.
Besonders beim Treppensteigen können Sie in Atemnot gera-

ten. Auch Ödeme und vermehrtes Wasserlassen können bei Ihnen vorkommen. Das Mittel verlangsamt den Puls. Es wirkt harntreibend und passt vor allem bei korpulenten Menschen.

Komplexmittel
- CRATAEGUS OLIGOPLEX® Angina-pectoris-Beschwerden nach Aufregung und Ärger.
- CRATAEGUS PENTARKAN® Herz- und Kreislaufstimulans fürs Altersherz.
- IGNATIA PENTARKAN® Herzneurose.
- SPARTIUM PENTARKAN® Herzrhythmusstörungen.

Kreislauferkrankungen

Die häufigsten Erkrankungen in diesem Teilbereich des Organismus sind starke Veränderungen des Blutdrucks. Ob der Blutdruck normal und gesund ist, können Sie nur mit einem Blutdruckmessgerät messen (lassen). Beim gesunden Erwachsenen liegt er bei etwa 120/80 mmHg (Millimeter/Quecksilbersäule). Bei auffallenden Abweichungen nach oben oder nach unten müssen Sie behandelt werden.

So wird der Blutdruck gemessen

Beim Blutdruckmessen legt der Arzt Ihnen eine Manschette, die mit einem Manometer (Druckmessgerät) verbunden ist, um den Arm und pumpt sie auf. Dadurch wird aus den Adern Ihres Armes das Blut herausgepresst. Öffnet der Arzt die Manschette, fließt wieder Blut in die Adern. Das kann der Arzt über sein Stethoskop als einen Ton hören und den dazugehörigen Wert (systolischer Wert) auf dem Manometer ablesen.

Lässt der Arzt die Luft weiter aus der Manschette, wird die Blutdrucksituation in den Adern wieder normal, und der Ton hört auf. In diesem Moment sieht der Arzt wieder auf das Manometer und liest den zweiten, den diastolischen Wert ab. Die Blutdruckmessgeräte für den Heimgebrauch arbeiten ähnlich.

Lassen Sie besonders in fortgeschrittenem Alter Ihren Blutdruck regelmäßig kontrollieren – oder kaufen Sie sich selbst ein Blutdruckmessgerät.

Niedriger Blutdruck (Hypotonie)

Von einem niedrigen Blutdruck spricht man, wenn in Ruhe folgende Werte ermittelt werden:

■ Bei Männern ein systolischer Blutdruck unter 110 mmHg und ein diastolischer Blutdruck unter 60 mmHg

■ Bei Frauen ein systolischer Blutdruck unter 100 mmHg sowie ein diastolischer Blutdruck unter 60 mmHg

Schon Kinder können unter niedrigem Blutdruck leiden. Lassen Sie bei Ihrem kleinen »Morgenmuffel« einmal den Blutdruck kontrollieren. Es gibt leichte Mittel, die Ihrem Kind helfen.

Die Anlage zu niedrigem Blutdruck haben vorwiegend schlanke, hoch gewachsene Menschen, die unter kalten und feuchten Händen und Füßen leiden. Dabei ist ein niedriger Blutdruck an sich eigentlich keine Krankheit. Es heißt sogar, dass Menschen mit niedrigem Blutdruck länger leben als Menschen mit hohem Blutdruck – nur hätten sie weniger Spaß am Leben. Das ist nur zu verständlich, denn ein niedriger Blutdruck ist nicht nur schuld daran, dass man morgens nur schwer »in die Gänge« kommt. Er ist Auslöser von plötzlichen Kreislaufschwächen mit Schweißausbrüchen, die von Angstgefühlen begleitet werden.

Außer der Anlage zu einem niedrigen Blutdruck gibt es allerdings noch eine ganze Reihe von anderen Ursachen für eine Kreislaufschwäche: Erkältungskrankheiten, Darmgrippe, Herz- und Gefäßerkrankungen oder Blutmangel.

Zum Arzt

Wer immer wieder unter einer Kreislaufschwäche leidet, sollte sich auf jeden Fall gründlich von seinem Arzt untersuchen lassen, um sicher zu gehen, dass wirklich nur ein niedriger Blutdruck der Auslöser für Schwindelanfälle, Schwächezustände oder kalte Hände und Füße ist.

Besser als alle Mittel helfen auf lange Sicht einfache Anwendungen aus dem Kneipp-Programm: Kalte Waschungen und Trockenbürsten.

Das können Sie tun

Um den Kreislauf in Schwung zu bringen, eignen sich sehr gut die folgenden Kneipp-Anwendungen.

■ Waschungen: Sie brauchen nur einen Waschlappen. Lassen Sie etwa 25 °C kaltes Wasser ins Waschbecken ein und geben Sie einen Schuss Obstessig dazu. Befeuchten Sie Ihre Haut gleichmäßig mit dem Waschlappen. Beginnen Sie am rechten Arm außen, gehen Sie nach innen, dann den linken Arm und schließlich Hals, Brust, Bauch und Rücken. Die Beine sind zum Schluss dran. Machen Sie diese Anwendung jeden Abend und gehen Sie gleich anschließend, ohne sich abzutrocknen, ins Bett. Das hilft übrigens auch bei Nervosität und Schlafstörungen sehr gut!

Kalte Waschungen führen Sie mit Wasser unter 20 °C aus.

■ Trockenbürsten: Eignet sich besonders zur Kreislaufanregung am Morgen. Sie brauchen dazu einen Sisalhandschuh oder eine Bürste aus Naturfasern, die nicht zu hart sein sollte. Trockenbürsten erhöht leicht erniedrigten Blutdruck, senkt aber auch leicht erhöhten Blutdruck. Führen Sie den Handschuh oder die Bürste mit sanften, leichten Bewegungen!

Beginnen Sie am rechten Fuß, bürsten Sie in Kreisbewegungen bis zur Hüfte. Dann das rechte Bein bürsten, anschließend das Gesäß. Nun beginnen Sie mit dem rechten Arm, machen mit dem linken weiter, bürsten dann die Brust zum Brustbein, den Bauch im Uhrzeigersinn, den Nacken zur Schulter. Beschließen Sie das Trockenbürsten mit dem oberen und dem unteren Rücken.

Bitte beachten: Entzündete Haut und Krampfadern nicht bürsten!

■ Kleiner Tipp: Kaffee macht zwar munter und erhöht erst einmal den Blutdruck. Aber Kaffee entwässert, und etwa eine Stunde nach dem Kaffeegenuss ist der Blutdruck wieder im Keller. Darum empfiehlt es sich, immer ein Glas Wasser zum Kaffee zu trinken.

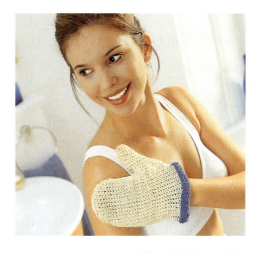

Sisalhandschuhe sind hervorragend zum Trockenbürsten geeignet. Nicht zu fest aufdrücken!

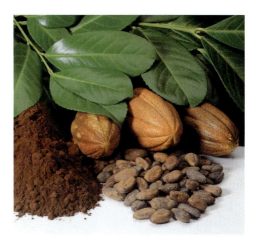

Auf der Basis der Kaffeepflanzen entsteht das homöopathische Mittel Coffea.

Homöopathische Mittel von A bis Z

Haben Sie einen Kreislauf, dessen Schwäche eindeutig auf einen niedrigen Blutdruck zurückzuführen ist, und treten Anfälle von Kreislaufschwäche nur gelegentlich auf, können homöopathische Mittel hilfreich sein.

Noch Anfang unseres Jahrhunderts hielt man Damen, die aufgrund ihrer (zu) stark geschnürten Korsagen ohnmächtig geworden waren, Kampferfläschchen unter die Nase, um sie wieder zu sich zu bringen.

■ CAMPHORA D4 Wenn Sie sich plötzlich schwach und eine eisige Kälte im ganzen Körper fühlen, passt dieses Mittel. Die Haut wird blass oder bläulich.

Das Mittel eignet sich, wenn der Kreislauf nach einer Operation oder aufgrund von Untertemperatur absinkt. Charakteristisch ist, dass man trotz eisiger Kälte nicht bedeckt sein will.

■ GELSEMIUM D6 Schwacher, matter Kreislauf, der sich bemerkbar macht als Müdigkeit oder Schwindel, als Benommenheit; Zittern oder als Gefühl von Betäubung, ist typisch. Wetterfühligkeit ist ein Zeichen, dass dieses Mittel hilft.

■ TABACUM D6 Sie fühlen sich elend, Ihnen ist schwindelig. Sie sind sehr blass, und Ihnen kann so übel sein, dass Sie erbrechen müssen. Kalter Schweiß bricht aus, und Ihnen ist sehr kalt. Tabacum hilft auch bei Seekrankheit.

In akuten Fällen

■ VERATRUM ALBUM D4 Bei akuter Kreislaufschwäche, blassem Gesicht und kaltem Schweiß jede Minute drei Tropfen dieses Akutmittels in den Mund geben.

Komplexmittel

■ CAMPHORA OLIGOPLEX® Kreislaufschwäche. Bei akuten Zuständen alle halbe bis ganze Stunde je fünf bis zehn Tropfen einnehmen (jedoch maximal 12-mal täglich). Bei chronischer Kreislaufschwäche ein- bis zweimal täglich fünf bis zehn Tropfen.

■ KALIUM CARBONICUM PENTARKAN®

Bluthochdruck (Hypertonie)

Eine Hypertonie liegt vor, wenn der Blutdruck in Ruhe dauerhaft auf Werte von über 140 mmHg systolisch und über 90 mmHg diastolisch erhöht ist.

Natürlich steigt der Blutdruck bei jedem, der sich aufregt oder anstrengt (Sportler). Ein krankhaft erhöhter Blutdruck ist aber ohne erkennbare Ursache dauerhaft erhöht.

Obwohl nachweislich etwa 20 Prozent der Bevölkerung in der BRD an hohem Blutdruck leiden, sind die Ursachen der Erkrankung noch nicht »dingfest« gemacht: In 90 Prozent der Fälle ist die Ursache unbekannt.

Bluthochdruck führt zu sehr unspezifischen Beschwerden. So können Schwindel, Kopfschmerz, ja selbst Sehstörungen Anzeichen für einen erhöhten Druck in den Adern sein. Das Tückische am Bluthochdruck ist aber, dass häufig keine Beschwerden auftreten, dass aber die ganze Zeit über die Organe geschädigt werden. So kann sich eine Arteriosklerose entwickeln. Bluthochdruck trägt auch zur Entwicklung zerebraler Durchblutungsstörungen, einer koronaren Herzkrankheit oder der peripheren arteriellen Verschlusskrankheit (pAVK) bei.

Nehmen Sie einen zu hohen Blutdruck unbedingt ernst. Bleibt er bestehen und kommen andere Faktoren wie eine chronische Krankheit oder Übergewicht dazu, können Herz- und Gefäßkrankheiten entstehen.

Schaufensterkrankheit

Die pAVK ist auch bekannt unter dem Namen Schaufensterkrankheit, da die Durchblutungsstörung in den Beinen beim Gehen Schmerzen macht, so dass die Betroffenen häufiger stehen bleiben müssen. Das kaschieren sie häufig, indem sie so tun, als würden sie ein Schaufenster betrachten. Ältere Menschen, bei denen die Gefäße schon nicht mehr elastisch sind, bekommen häufig Kreislaufstörungen, wenn sie nach längerem Liegen oder Sitzen plötzlich aufstehen. Das liegt daran, dass die Gefäße nicht mehr angemessen auf die veränderte Lage reagieren können. Das Blut wird nicht mehr schnell genug in den Kopf gepumpt und das Gehirn bekommt dann nicht ausreichend Sauerstoff zugeführt, was zu Ohnmachtsanfällen führen kann.

Das können Sie tun

Da nur bei etwa zehn Prozent der Patienten mit erhöhtem Blutdruck eine organische Ursache feststellbar ist, sind in erster Linie Sie selbst aufgerufen, etwas mehr für Ihre Gesundheit zu tun. Die besten Mittel gegen Bluthochdruck (und Herzerkrankungen) sind:

- Gewichtsreduktion
- Angemessene und regelmäßige körperliche Bewegung
- Fettarme und kohlehydratreiche Ernährung
- Kein Alkohol und kein Nikotin!
- Ausreichend Schlaf und Entspannungsübungen

Abschließend möchten wir Sie wieder auf zwei Kneipp-Anwendungen hinweisen.

Kalte Wadenwickel helfen, leicht erhöhten Blutdruck zu senken. Bevor Sie die Wickel anlegen, sollten die Beine gut durchge-

Verlassen Sie sich nicht auf die Wirkung der Medikamente. Sie selbst sind in diesem Fall gefordert. Ohne Ihre aktive Mithilfe wird der Blutdruck sich nicht anhaltend senken lassen.

Lernen Sie, wie man einen Wadenwickel medizinisch richtig anlegt. Wadenwickel sind gute Helfer: Sie können Fieber senken, Venenleiden kühlen und helfen u. a. auch bei Krampfadern.

wärmt sein. Die Wickel werden im Liegen anlegt. Nehmen Sie dazu für jedes Bein zwei Tücher, ein Leinentuch und ein Wolltuch, das ein wenig größer ist als das Leinentuch. Feuchten Sie das Leinentuch in kaltem Wasser durch, wringen Sie es aus und legen Sie es möglichst rasch und glatt um die Wade. Darüber wickeln Sie das Wolltuch. Immer an beiden Beinen gleichzeitig anwenden, mindestens eine halbe Stunde wirken lassen, dann die Wickel abnehmen und eine Stunde Bettruhe einhalten. Hilft auch bei Krampfadern und Einschlafstörungen!

Auch morgendliches Trockenbürsten senkt leicht erhöhten Blutdruck (→ Seite 81). Temperaturansteigende Armbäder senken zwar sofort, aber nur kurzfristig den Blutdruck.

Zum Arzt

■■

Wenn Sie den Verdacht haben, dass mit Ihrem Blutdruck etwas nicht stimmt, lesen Sie die nebenstehende Liste aufmerksam durch und gehen Sie zum Arzt.

Ernste Erkrankungen, die Kreislaufstörungen auslösen, sind zwar glücklicherweise selten, aber gehen Sie bei folgenden Symptomen unbedingt zum Arzt:

■ Sehr plötzliche Veränderung des Befindens
■ Ohnmacht
■ Atemnot
■ Plötzliche Schwäche
■ Enge, Druck, Brennen in der Brust
■ Unregelmäßiger Puls
■ Geschwollene Beine
■ Lähmungen oder Gefühlsstörungen im Gesicht, in den Armen oder Beinen
■ Starker Drehschwindel
■ Plötzlich auftretende starke Kopfschmerzen, wie sie noch nie da gewesen sind

---

Homöopathische Mittel von A bis Z

■ Apocynum D3 Bei Bluthochdruck mit Ödemen in den Beinen wirkt dies Mittel mit einer guten harntreibenden Wirkung.

■ Arnica D12 Arnica kräftigt Muskeln und Gefäße und eignet sich bei leichtem, so genanntem grenzwertigen Bluthochdruck, wenn der diastolische Blutdruck zwischen 90 und 94 mmHg liegt.

■ Aurum metallicum D12 Bei erhöhtem Blutdruck und Arteriosklerose hilft dies Mittel, das besonders für Menschen mit gedrungener Figur, weichem und breitem Gesicht, kurzem Hals und gewölbtem Brustkorb passt. Vom Gemüt her neigen diese Patienten zu einem Gefühl tiefer Niedergeschlagenheit. Sie haben Kopfschmerzen, die nachts schlimmer werden und sind überempfindlich gegen Geräusche.

■ BARIUM CHLORATUM D6 Barium ist ein Mittel bei Bluthochdruck in Verbindung mit Arteriosklerose. Häufig ist nur der systolische Druck erhöht. Das Mittel hilft auch bei Schwindel und Ohrgeräuschen, die von Durchblutungsstörungen im Kopf verursacht werden.

■ VISCUM ALBUM D6 Das Mittel hilft bei Bluthochdruck und gleichzeitig auftretenden ersten Zeichen von Arteriosklerose, spürbar durch einen Blutandrang zum Kopf. Typisch für dieses Mittel sind auch Kopfschmerzen oder Summen und ein »verstopftes Gefühl« im Ohr.

Wenn Sie unter den Einzelmitteln Ihr Simile nicht gefunden haben, ist es ratsam, ein zu Ihnen passendes Komplexmittel zu versuchen, denn die Kombination von Mitteln erhöht das Wirkungsspektrum.

Komplexmittel

■ HOMOVIOTENSIN® Die Blutdrucksenkung ist schonend, da sie allmählich einsetzt und kontinuierlich ist. Außerdem werden Herzklopfen, Herzstechen, Kurzatmigkeit, Kopfschmerz, Schlafstörungen und Unruhe günstig beeinflusst.

■ VISCUM PENTARKAN® Bluthochdruck und erste Zeichen von Arteriosklerose.

Kopfschmerzen und Nervenschmerzen im Gesicht

Es gibt wohl kaum jemanden, der noch nie in seinem Leben Kopfschmerzen gehabt hat. Im Gegenteil: Bei 54 Millionen Bundesbürgern tritt Kopfschmerz so häufig oder so stark auf, dass sie ihn als eine erhebliche Gesundheitsstörung empfinden. Schon unsere Schulkinder geben an, dass Kopfschmerzen zu ihren häufigsten Beschwerden gehören.

Hätten Sie's gewusst: Nach Schwindel gehören Kopfschmerzen zu den häufigsten Ursachen für einen Arztbesuch.

Spannungskopfschmerzen

In den meisten Fällen handelt es sich um reine Spannungskopfschmerzen. Ursachen sind Verspannungen im Nacken und im

Rückenbereich. Bevor Sie sich jetzt gleich auf den Weg in die Apotheke begeben, um sich mit einem der vielen frei verkäuflichen Kopfschmerzmittel einzudecken, kann es sich lohnen, erst einmal auf Ursachensuche zu gehen.

Wenn Kopfschmerzen auf Überanstrengung, Stress oder auf einen ergonomisch schlecht ausgerichteten Arbeitsplatz zurückzuführen sind, helfen Homöopathika, bewusste Entspannung und ein »Umbau« am Schreibtisch.

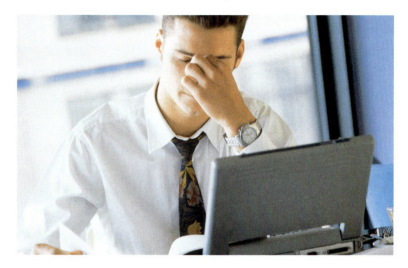

■ Viele, die häufig unter Kopfschmerzen leiden, üben einen Beruf aus, in dem sie den ganzen Tag am Schreibtisch sitzen. Werfen Sie also einmal einen etwas genaueren Blick auf Ihren Arbeitsplatz: Ist die Höhe des Schreibtischstuhls richtig eingestellt? Wenn Sie etwas »abtippen«, müssen Sie dabei ständig den Kopf hin und her bewegen? Wie sind die Lichtverhältnisse am Arbeitsplatz? – Mit einem entsprechenden Ratgeber zur Hand können Sie sich sicher noch einiges leichter machen!

Auch Kopfschmerzen werden von den unterschiedlichsten Faktoren verursacht oder verstärkt. Wer die Ursachen kennt, kann ihnen meist gezielt entgegenwirken.

■ Auch eine Sehschwäche, die noch nicht erkannt wurde, verursacht Kopfschmerzen, da man sich beim Lesen zu sehr anstrengen muss und folglich verkrampft. Lassen Sie Ihre Sehstärke prüfen (Augenarzt, Optiker). Vielleicht brauchen Sie nur eine Brille.

■ Vergessen Sie auch nicht, dass viele Reizstoffe, wie etwa Alkohol, Kaffee oder Nikotin, Auslöser sein können.

■ Auch seelische Probleme oder Stress im Alltag und Berufsleben führen zu Verspannungen und folglich zu Spannungskopfschmerzen. Wahrscheinlich ist die Doppelbelastung vieler Frauen durch Familie und Beruf schuld daran, dass sie noch häufiger über Kopfschmerzen klagen als Männer.

Das können Sie tun

Wenn Sie die Ursachen Ihrer Spannungskopfschmerzen kennen, können Sie also in vielen Fällen die auslösenden Faktoren »in den Griff« bekommen. Natürlich können Sie Ihren Beschwerden dann selbst am besten begegnen, wenn Sie merken, dass Sie auf Stress mit Kopfschmerzen reagieren.

Leider lassen sich die meisten belastenden Probleme oder Stresssituationen nicht einfach von heute auf morgen vom Tisch fegen. Sie können jedoch lernen, mit Stresssituationen besser umzugehen. Ganz hilfreich sind dabei einige entspannende Verfahren wie z. B. Autogenes Training, Yoga, Tai Chi, progressive Muskeltiefenentspannung nach Jacobsen, Qi Gong, Feldenkrais oder Meditation. Es hängt von Ihrer Persönlichkeit und Ihren Neigungen ab, auf welches Entspannungsverfahren Sie am besten ansprechen. Doch nur Mut, für jeden ist etwas dabei, und Ausprobieren ist angesagt.

Allerdings ist es mit dem Ausprobieren allein noch nicht getan. Wer sich für eine der Entspannungsmethoden entschieden hat, muss sie täglich üben. Man muss sie lernen wie das tägliche Zähneputzen, sonst haben sie keine Wirkung, und alles endet wieder einmal mit dem Satz: »Es hilft ja doch nichts!«

Als begleitende Behandlung ist sicher alles, was uns hilft, den Kopf »klar zu bekommen«, richtig, gut und nützlich. Tiefe Entspannung tut dann ein Übriges.

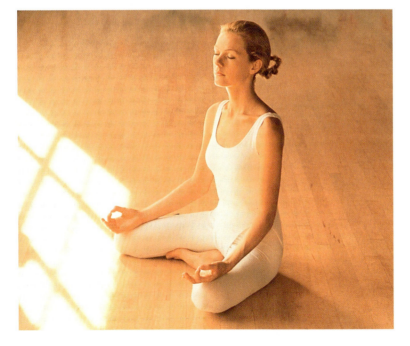

Vor Belastungsproben hat sich die folgende »Minientspannung« bewährt:
- Entspannungshaltung einnehmen
- Tief ein- und ausatmen
- Gleichmäßige Atmung beibehalten
- Spüren, wie sich die Muskeln entspannen
- Sich bewusst auf etwas Schönes konzentrieren

Migräne

Wenn Sie häufig unter Kopfschmerzen leiden oder wenn Ihre Kopfschmerzen mit allgemeinem Unwohlsein oder sogar mit Übelkeit und Symptomen eines Zusammenbruchs einhergehen, dann geben Sie sich nicht einfach mit einem Rezept vom Hausarzt zufrieden, sondern bestehen Sie auf einer Untersuchung durch den Neurologen.

Man sollte bei Kopfschmerzen nicht vorschnell von einer Migräne sprechen. Die echte Migräne ist nur vom Facharzt feststellbar – gehen Sie bitte zum Arzt, wenn Sie glauben, unter Migräne zu leiden.

Der Neurologe als Facharzt kann feststellen, ob es sich bei Ihren Beschwerden tatsächlich um eine Migräne handelt oder ob sich Spannungskopfschmerzen oder eine andere Grunderkrankung dahinter verbirgt. Bestehen Sie auf der Untersuchung, damit Sie die richtige Therapie erhalten. Wenn nämlich ein »normaler« Spannungskopfschmerz, der einer Migräne tatsächlich sehr ähnlich sein kann, wie eine Migräne mit ergotaminhaltigen Präparaten behandelt wird, stellen sich irgendwann Entzugskopfschmerzen ein. Dann beginnt ein Teufelskreis, aus dem man nur schwer wieder heraus kommt.

Lassen Sie sich auch vom Arzt keine Schmerzmittel verschreiben, die Codein enthalten. Codein ist ein Morphinabkömmling und ein abhängig machender Suchtstoff. Der schnelle Konzentrationsanstieg von Codein im Gehirn löst ein intensives Glücksgefühl aus, den viele als »Kick« beschreiben. Anders verhält es sich mit Dihydrocodein, einer hydrierten Variante des Codeins. Es wird verzögert frei gesetzt, der »Kick im Kopf« bleibt aus und somit ist die Suchtgefahr gering.

Das können Sie tun

Gerade bei Migräne können die Naturheilverfahren und Körpertherapien, die zu einer wesentlichen Entkrampfung von Körper, Geist und Seele beitragen, einen wichtigen Heilimpuls geben.

Da Migränepatienten oft gleichzeitig unter Spannungskopfschmerzen leiden, profitieren auch sie von Entspannungsübungen, die wir auf Seite 85 beschrieben haben.

Auch für sie gilt allerdings wieder: Jeder muss selbst das Richtige für sich finden und dann regelmäßig üben. Wenn Sie betroffen sind, dann kann es Ihnen eine neue Lebenseinstellung eröffnen, wenn Sie die Suche nach »Ihrer« Entspannung nicht als zusätzlichen Stress betrachten. Es kann durchaus zu Ihrer Lebensaufgabe gehören, die Wege zu finden und zu gehen, die für Sie persönlich zu Sinnhaftigkeit und zu größerem inneren Gleichgewicht führen.

In diesem Zusammenhang ist es ein Hinweis, dass Stress ein Migräneauslöser ersten Ranges ist. Stress ist aber bei Weitem nicht der einzige Schuldige.

Mit auf die Liste der Auslöser gehören erwiesenermaßen Schlafdefizit und unregelmäßige Schlafenszeit. Selbst bestimmte Nahrungsmittel wie etwa Käse, Schokolade, Zitrusfrüchte, Rotwein und glutamathaltige Nahrung (Vorsicht in chinesischen und mexikanischen Restaurants; Achtung bei Chips!) lösen Migräneanfälle aus.

Testen Sie, wie Sie auf Zucker reagieren. Unser liebster Süßmacher ist für Migränepatienten ein besonders hoher Belastungsfaktor.

Migräne

Besteht eine nachgewiesene familiäre Veranlagung für Migräne, so tritt sie zwei- bis dreimal häufiger auf als im Bevölkerungsdurchschnitt. Vererbt wird allerdings nicht die Migräne an sich, sondern nur die Bereitschaft, auf bestimmte Situationen mit Migräne zu reagieren. Im Grunde handelt es sich um eine Entzündung der Hirnhaut.

In Gang gesetzt wird sie von einem so genannten »Migräne-Motor«. Dabei handelt es sich um einen Bereich im zentralen Hirnstamm, der Substanzen freisetzt, die Entzündungen an der Hirnhaut auslösen. In der Folge kommt es zur Rötung und Schwellung der Hirnhaut und allein schon das Pulsieren der Blutgefäße bereitet große Schmerzen.

Die Nahrungsmittelunverträglichkeit scheint übrigens gerade bei Kindern ein wichtiger Migräneauslöser zu sein. Verboten sind: Weizen in ausgemahlener Form, Eier, Konserven, Limonade, Quark, Milch, Zucker und Schweinefleisch.

Zu den erlaubten Nahrungsmitteln zählen dagegen: Vollkornbrot, Jogurt, Obst, Gemüse, Hartweizengries, Lamm-, Puten- und Rindfleisch, Kartoffeln. Wer seinen Kindern wirklich eine gute Basis mitgeben will, kocht selbst.

Ein Übeltäter ganz anderer Art ist der Fernseher. Abgesehen davon, dass Fernsehen an sich schon zur Bewegungsarmut verleitet und deshalb bereits bei Kindern für Übergewicht und Bluthochdruck verantwortlich ist, kann allein die Reizüberflutung durch das Fernsehen Migräne auslösen.

Ähnlich wie bei einer Allergie muss man sich bei einer Migräne mit geradezu detektivischem Spürsinn auf die Suche nach möglichen Auslösern machen.

Zum Arzt

- Wenn Sie häufig oder über einen längeren Zeitraum immer wieder an Kopfschmerzen leiden
- Wenn Schmerzen mehrere Stunden eventuell sogar auch Tage nach einer Kopfverletzung auftreten
- Wenn Kopfschmerzen plötzlich und sehr heftig beginnen
- Wenn sich zu Kopfschmerzen hohes Fieber und Erbrechen gesellen
- Wenn Kopfschmerzen trotz Selbstbehandlung nach drei Tagen immer noch andauern

Migräne ist eines der Forschungsgebiete, auf denen es immer wieder neue Erkenntnisse und neue Medikamente gibt. Gehen Sie regelmäßig zum Arzt, und lassen Sie sich auch von ihm beraten.

Homöopathische Selbstbehandlung

Viele Mittel, die bei Kopfschmerzen helfen, haben gleichzeitig einen positiven Effekt bei Nervenschmerzen im Gesicht, weshalb diese beiden Schmerzzustände in einem Kapitel behandelt wurden. Bedenken Sie, dass eine homöopathische Selbstbehandlung nur bei leichteren akuten Schmerzen durchgeführt werden sollte. Chronische Schmerzen müssen durch einen Arzt, am besten einen Neurologen, abgeklärt werden.

Sich selbst beobachten

Die Auswahl homöopathischer Mittel richtet sich nach der Art Ihrer Kopfschmerzen. Um sich mit Hilfe unseres Wegweisers besser orientieren zu können, sollten Sie zunächst die Antworten auf die folgenden Fragen notieren:

Wie können Sie den Schmerz beschreiben: Ist er zum Beispiel dumpf, drückend oder stechend?

Wo beginnen die Schmerzen?

Wo sitzen Ihre Schmerzen vornehmlich?

Ein gutes Unterscheidungkriterium ist auch, unter welchen äußeren Umständen der Kopfschmerz auftritt: bei Wetterwechsel, nach geistiger Überarbeitung?

Was verbessert oder verschlimmert Ihre Beschwerden?

Wir stellen Ihnen auf den folgenden Seiten 31 der wichtigsten Kopfschmerzmittel vor. Um Ihnen die Mittelwahl zu erleichtern, bitten wir Sie, zunächst diese kleine Selbstbefragung durchzuführen.

Falls mehrere der beschriebenen Einzelsubstanzen passen und Sie sich nicht sicher sind, können Sie auch eines der Komplexmittel wählen, die Sie in der Apotheke erhalten. Diese enthalten eine Kombination von homöopathischen Mitteln, die bei Kopfschmerzen angezeigt sind.

Wegweiser – Mittel bei Kopfschmerzen

Besserung durch Kälte oder frische Luft	Acidum picrinicum
	Argentum nitricum
	Glonoinum
	Melilotus
	Secale cornutum
	Sepia
Verschlimmerung durch Kälte, kalte Luft oder Nässe	Atropinum sulfuricum
	China
	Cimicifuga
	Coffea
	Hepar sulfuris
	Rhus toxicodendron
	Secale cornutum
	Verbascum thapsiforme
Besserung durch Wärme	Bryonia
	China
	Colocynthis
	Cyclamen
Verschlimmerung durch Wärme, Sonne	Acidum picrinicum
	Chamomilla
	Gelsemium
	Glonoinum
	Pulsatilla
	Secale cornutum
	Sepia
Besserung bei Ruhe	Atropinum sulfuricum
	Bryonia
	Colocynthis
	Nux vomica
Verschlimmerung bei Ruhe	Ferrum metallicum
	Pulsatilla
	Rhus toxicodendron
	Valeriana

So arbeiten Sie mit dem Wegweiser:
1. Suchen Sie links in der Tabelle nach Stichworten, die zu Ihren Beschwerden passen.
2. Sie finden dann jeweils einen oder mehrere Mittelnamen rechts in der Tabelle.
3. Vergleichen Sie anschließend die ausführliche Beschreibung der Mittel auf den Seiten 94 bis 104 mit Ihren Symptomen, um sicher zu gehen, dass Sie »Ihr« Kopfschmerzmittel gefunden haben.

Die Beschwerden sind nicht alphabetisch geordnet, sondern nach der Häufigkeit, mit der sie auftreten. Innerhalb der einzelnen Felder der Liste sind die Mittelnamen dann wieder alphabetisch aufgeführt, um Ihnen die Suche auf den Seiten 94 bis 104 zu erleichtern.

Wegweiser – Fortsetzung

Kopfschmerz tritt in der Ruhe auf, oft nach körperlicher oder geistiger Anstrengung; Sonntagsmigräne.	Iris versicolor
	Melilotus
	Valeriana
Kopfschmerz kommt plötzlich und verschwindet plötzlich	Atropinum sulfuricum
Besserung durch Bewegung	Cyclamen
	Melilotus
	Rhus toxicodendron
	Sepia
	Valeriana
Verschlimmerung durch Bewegung und Geräusche	Bryonia
	Colocynthis
	Gelsemium
	Glonoinum
	Secale cornutum
	Spigelia
Kopfschmerz bei Wetterwechsel, bei schwülem Wetter oder bei Föhn	Melilotus
	Spigelia
Verschlimmerung durch Erregung, Angst und Schreck	Colocynthis
	Gelsemium
	Ignatia
Verschlimmerung abends und nachts	Chamomilla
	Coffea
	Pulsatilla
	Valeriana
Verschlimmerung frühmorgens	Nux vomica
	Sepia
	Spigelia
Verschlimmerung durch Essen oder nach dem Essen mit oder ohne Fettunverträglichkeit	China
	Cyclamen
	Nux vomica
	Pulsatilla

Kopfschmerz nach geistiger Anstrengung	Argentum nitricum
	Gelsemium
	Ignatia
	Pulsatilla
Kopfschmerz nach Überanstrengung der Augen	Ruta
Gesicht rot, heiß	Atropinum sulfuricum
	Chamomilla
	Gelsemium
	Melilotus
	Sepia
Gesicht wechselt zwischen rot, heiß und blass	Ferrum metallicum
	Glonoinum
Gesichtsfeldausfall, Flimmern, Blitzen, Flackern vor den Augen	Cyclamen
Schmerz, als würde ein Nagel durch den Kopf getrieben (»Nagelkopfschmerz«)	Coffea
	Hepar sulfuris
	Ignatia
Heftige, einschießende Nervenschmerzen im Kopfbereich	Colocynthis
Dumpfer Kopfschmerz	Gelsemium
Beginn im Nacken, Schmerz zieht nach vorne, zieht ins Auge	Cimicifuga
	Gelsemium
	Sanguinaria
Schmerz beginnt am Auge	Spigelia
Stechender, pochender oder klopfender Kopfschmerz	Chamomilla
	Spigelia
Stirnkopfschmerz	Melilotus
Kopfschmerz im Zusammenhang mit Menstruation	China
	Cimicifuga
	Melilotus
	Pulsatilla
Kopfschmerz im Zusammenhang mit Wechseljahren, Hormonumstellung	Cimicifuga
	Sanguinaria
	Sepia

Die Gesichtsfarbe spielt bei der Wahl des richtigen Mittels eine nicht unerhebliche Rolle.

Faktoren, die Ihre Beschwerden verschlimmern können, finden Sie auf den Seiten 87 bis 88.

Begleitumstände, die mit den Kopfschmerzen auftreten können, finden Sie nebenstehend beschrieben.

Wegweiser – Fortsetzung

Schmerzen im Bereich der Gesichtsnerven	Aconitum napellus
	Chamomilla
	Valeriana
	Verbascum thapsiforme
Kopfschmerz mit Schwindel	Argentum nitricum
	Atropinum sulfuricum
	Cocculus
	Valeriana
Kopfschmerz verbunden mit Schlaflosigkeit	Acidum phosphoricum
	Acidum picrinicum
	Coffea
	Digitalis
	Valeriana
Kopfschmerz verbunden mit Erbrechen, Übelkeit	Argentum nitricum
	Cocculus
	Iris versicolor
	Secale cornutum
Kopfschmerz verbunden mit Nasenbluten	Melilotus

Homöopathische Mittel von A bis Z

Phosphorsäure (Acidum phosphoricum) und Pikrinsäure (Acidum picrinicum) sind zwei typische Kopfschmerzmittel.

■ ACIDUM PHOSPHORICUM D6 Sie haben Kopfschmerzen und spüren, wie das Blut zum Kopf drängt. Oft beginnt der Schmerz im Hinterkopf und zieht dann nach vorne. Sie kennen das Gefühl, als würde ein Gewicht auf Ihren Kopf drücken. Sie sind teilnahmslos geworden, können sich tagsüber schlecht konzentrieren und sind schläfrig, dafür will sich der Schlaf nachts nicht einstellen.

Ursache der Beschwerden können geistige Überanstrengung oder ein nervöser Erschöpfungszustand sein.

■ ACIDUM PICRINICUM D6 Sie haben Halbseitenkopfschmerz und das Gefühl, als würde Ihr Kopf bersten. Oft sind Sie depressiv und haben Schlafstörungen. Häufig betreffen diese Beschwerden typische »Kopfarbeiter«, die geistig erschöpft sind. Schon die leichtesten geistigen Anstrengungen führen dann zu den beschriebenen Kopfschmerzen. Alles wird durch Wärme oder Sonne schlimmer. Kühle Luft dagegen verspricht Besserung.

■ ACONITUM NAPELLUS D6 Dieses Mittel hat einen positiven Einfluss auf die Gefäßnerven und wird deshalb besonders bei Trigeminusneuralgie (Nervenschmerzen im Gesicht) eingesetzt. Ebenso hat sich das Mittel in der ersten stürmischen, fieberhaften Phase bei vielen Infektionskrankheiten bewährt.

Eisenhut (Aconitum) ist eines der wenigen Mittel, das bei echter Trigeminusneuralgie eingesetzt wird.

■ ARGENTUM NITRICUM D12 Der Kopfschmerz tritt nach geistiger Anstrengung auf, aber auch bei nervöser Erregung. Wenn z. B. wichtige Termine anstehen oder ein Examen, tritt bohrender Kopfschmerz auf, begleitet von einem Klopfen in den Schläfen. Häufig konzentrieren sich die Beschwerden auf einer Seite – hin und wieder werden sie begleitet von Übelkeit und Erbrechen oder Schwindelgefühlen. Besserung bringen kalte Umschläge und Druck, der auf den Kopf ausgeübt wird. Das Mittel passt besonders gut zu Ihnen, wenn Sie vom Körperbau her eher mager sind und einen nervösen Magen haben. Typisch für Sie ist auch Ihre innere Unruhe. Sie fangen viele Dinge an, bringen aber nur wenige zu Ende. Wenn Sie Grund zu Sorge oder Furcht haben, kann Ihre Nervosität für Sie selbst unerträglich werden.

■ ATROPINUM SULFURICUM ab D6 Sie leiden unter Migräne, die periodisch auftritt und die besonders abends und nachts beginnt. Die Beschwerden überfallen Sie ganz plötzlich, und genauso unvermutet verschwinden sie wieder. Begleitende Beschwerden sind manchmal Schwindel und Ohrensausen. Während der Migräneanfälle sind Ihre Pupillen geweitet, die Augenbindehaut ist gerötet, Ihr Gesicht wird rot und heiß. Sie können den Schmerz etwas lindern, indem Sie sich nach hinten beugen. Typisch ist, dass alle Ihre Sinne sehr angespannt sind. Sie riechen jetzt besser, Ihr Sehvermögen ist schärfer, Sie können sogar Sinnestäuschungen haben. Aus diesem Grund verschlimmern alle Sinneseindrücke Ihre Beschwerden. Vermeiden Sie deshalb jegliche Reizüberflutung (Fernsehen). Meiden Sie Kälte, Zugluft und Aufregung, die alles nur schlimmer machen. Atropinum ist stärker krampflösend als Belladonna, dem es sonst in seiner Gesamtwirkung gleicht.

Ein weiteres Mittel auf metallischer Basis ist Atropinsulfat (Atropinum sulfuricum), das wie Silbernitrat (Argentum nitricum) eine ausgeprägte Mittelbeschreibung hat.

■ BRYONIA ab D3 Oft schon beim Erwachen haben Sie heftige Kopfschmerzen. Sie sind dann gereizt, schlecht gelaunt und mürrisch. Durch Ruhe und Wärme werden die Schmerzen besser, jegliche Bewegung verschlimmert Ihren Zustand.

■ CHAMOMILLA D3 Sie haben klopfende Kopfschmerzen. Das Gefühl, als würde der Kopf zerspringen oder Blutandrang zum Kopf sind ebenso typische Begleiterscheinungen wie das heiße Schwitzen. Es können bei Ihnen auch Nervenschmerzen im Gesicht auftreten.

Sie sind jetzt besonders schmerzüberempfindlich, misslaunig, ärgerlich gereizt, ungeduldig, mitunter auch unruhig, und Ihre Mitmenschen haben es deshalb mit Ihnen sehr schwer. Bei Ihnen verstärken sich die Kopfschmerzen abends und nachts. Auch Wärme und Ärger machen alles noch schlimmer.

Auch das aus dem Chinarindenbaum gewonnene Mittel China kommt vor allem für Frauen in Betracht.

■ CHINA D6 Dieses Mittel passt gut zu Ihnen, wenn Sie zum eher blassen Frauentyp gehören. Ihre Kopfschmerzen werden durch die Periodenblutung ausgelöst, und Sie fühlen sich schwach, erschöpft und schläfrig, Sie haben Ringe unter den Augen. Viele Faktoren verschlimmern Ihre Beschwerden: Kälte, Luftzug, Nässe, Essen, Berührungen und die Nacht. Wärme dagegen tut Ihnen gut und bessert die Beschwerden.

■ CIMICIFUGA D6 Ihre Kopfschmerzen sind Ausdruck hormoneller Schwankungen und treten daher häufig während der Menstruation oder in den Wechseljahren auf. Typisch für Sie sind krampfartige Schmerzen im Unterleib, die während der Menstruation auftreten. Wenn Sie Beschwerden haben, werden Sie reizbar und überempfindlich vor allem gegen Kälte und Lärm. Bei Ihnen beginnt der Kopfschmerz krampfartig im Nacken, zieht dann als scharfer und bohrender Schmerz nach vorne bis in die Augen oder zum Kiefer. Schmerzen, die regelrecht in die Schädeldecke »einschießen«, sind Ihnen ebenso gut bekannt wie das Gefühl, als würde der Kopf zerspringen oder als würde von hinten ein Keil in den Kopf hineingetrieben. Stimmungsmäßig können Sie leicht »abstürzen«, weil Sie vom Typ her zu Depressionen neigen.

Bei Kopfschmerzen, die auf Hormonschwankungen beruhen, kommt ein Mittel pflanzlicher Herkunft, Cimicifuga (Wanzenkraut), in die engere Wahl.

■ COCCULUS ab D6 Sie leiden unter drückenden und klopfenden Kopfschmerzen, die häufig von Übelkeit und Erbrechen begleitet werden. Wenn Sie den Kopf heben, wird Ihnen schwindelig. Der Nacken und die gesamte Wirbelsäule schmerzen und fühlen sich schwach an – ebenso auch Arme und Beine. Nicht nur den Kopf zu heben, bereitet Ihnen Schwierigkeiten – er fühlt sich auch »irgendwie leer« an. Typisch ist der Seitenwechsel der Beschwerden. Ihre Glieder zittern. Die Kopfschmerzen werden schlimmer, wenn Sie Verkehrsmittel wie Auto, Schiff oder Bahn benutzen.

■ COFFEA D3–D6 Dieses Mittel wird vor allem bei Migräne mit »Nagelkopfschmerz« eingesetzt, also wenn Sie das Gefühl haben, als würde Ihnen ein Nagel durch den Kopf getrieben. Vom Typ her zählen Sie zu den Menschen, deren Nerven sehr schnell gereizt sind. Geist und Körper sind lebhaft erregt, als ob Sie ein paar Tassen Kaffe zu viel getrunken hätten. Manchmal sind Sie euphorisch und aufgedreht und dabei so hellwach, dass Sie auch nachts keine Ruhe finden und schlaflos im Bett liegen. Ihre Gedanken jagen von einer Sache zur anderen. Sie sind überempfindlich gegen Schmerzen und Sinneseindrücke. Ihre Beschwerden verschlimmern sich nachts. Weitere Faktoren, die Ihren Zustand verschlechtern, sind Lärm, Gerüche und Kälte.

Coffea ist eines der Mittel mit einer umfangreichen Mittelbeschreibung. Es ist besonders angeraten bei überreizten Kopfschmerzpatienten.

■ COLOCYNTHIS D6 Heftige, schnell einschießende Kopfnervenschmerzen charakterisieren dieses Mittel, das auch überall dort eingesetzt wird, wo krampfartige Schmerzen vorherrschen – also auch bei Kolikschmerzen oder bei krampfartigem Harndrang. Besserung bringen Ruhe und Wärme. Ärger und Schreck, aber auch Bewegung verschlechtern Ihr Befinden.

■ CYCLAMEN D3, D4 Wenn Sie unter einer Migräne mit dem so genannten Flimmerskotom (Gesichtsfeldausfall, vor den Augen flimmert, flackert und blitzt es) leiden, die teilweise mit Übelkeit und Erbrechen einhergeht, kommen als Mittel Cyclamen oder Pulsatilla in Frage (→ Seite 101).

Sie sollten sich für Cyclamen entscheiden, wenn bei Ihnen die für Pulsatilla typische Durstlosigkeit fehlt, obwohl Sie einen trockenen Mund haben. Aber auch wenn Ihre Beschwerden an der frischen Luft nicht besser werden, ist eher Cyclamen angezeigt als Pulsatilla.

Charakteristisch für Cyclamen sind des Weiteren: Fettunverträglichkeit, Schwächegefühl, erhöhte Reizbarkeit und Schwierigkeiten, sich etwas zu merken. Bei Frauen, zu denen das Mittel

Achtung: Die Beschreibungen von Cyclamen und Pulsatilla sind recht ähnlich. Suchen Sie nach den spezifischen Besonderheiten, die genau zu Ihren Beschwerden passen.

passt, kommt die Periode meist zu früh, ist zu stark und bringt Spannungsschmerzen in der Brust. Sie haben ein deutliches Verlangen nach Wärme, und es geht Ihnen besser, wenn Sie sich bewegen.

■ DIGITALIS D6 Digitalis verstärkt die Schlagkraft des Herzens und wird in der Schulmedizin vor allem bei Herzschwäche eingesetzt. In der Homöopathie ist Digitalis aber auch ein Migränemittel. Darüber hinaus hilft Digitalis bei Depressionen und Schlaflosigkeit sowie bei Prostatavergrößerung (Prostatahypertrophie).

Der Fingerhut (Digitalis) ist eines der mächtigen Herzmittel – er hilft aber auch bei Migräne.

■ FERRUM METALLICUM D3–D6 Dieses Mittel findet Anwendung bei migräneartigen Zuständen mit Blutandrang zum Kopf. Im Kopf fühlen Sie ein Pulsieren und Klopfen. Wenn Sie blond sind und vom Typ her eher eine blasse Haut mit blauer Venenzeichnung haben, passt das Mittel gut zu Ihnen. Wahrscheinlich haben Sie auch eine Gefäßschwäche, die sich dadurch äußert, dass Ihre Gesichtsfarbe zwischen blass und rot wechselt. (Ist Ihr Gesicht rot, wird es auch heiß.) Im Gesicht können sich auch rote Flecken ausbreiten. Sie frösteln jetzt leicht, haben kalte Füße, neigen zur Schwäche und sind überempfindlich. Jedes Geräusch stört Sie, und Sie wollen nur noch ihre Ruhe haben. Die Beschwerden treten periodisch auf und verschlimmern sich charakteristischerweise durch die Ruhe, die Sie sich so ersehnt haben. Besser geht es Ihnen dagegen, wenn Sie sich ein wenig bewegen.

■ GELSEMIUM D3–D12 Dumpfer drückender Kopfschmerz, Benommenheit und Harndrang kennzeichnen dieses Mittel ebenso wie Schmerzen, die im Nacken beginnen und dann über den ganzen Kopf bis zu den Augen ziehen. Typisch ist das Auftreten der Schmerzen nach Anstrengung, Aufregung oder Ärger sowie Spannungskopfschmerz bei Erwartungsangst. Auch ein heißer Kopf, ein fleckig gerötetes Gesicht und ein allgemeines Gefühl von Zerschlagenheit, bei dem man sich wie betäubt fühlt, sind deutliche Zeichen für Gelsemium.

Eisen (Ferrum metallicum) und Gelsemium (Wilder Jasmin) sind zwei Mittel, die wiederum eine starke psychische Komponente berücksichtigen.

Schlimmer werden die Beschwerden, sobald man sich flach hinlegt. Hilfreich ist es, wenn Sie den Kopf hoch lagern.

Sie werden feststellen, dass es Ihnen nach Harnabgang, der wasserhell ist, besser geht. Verschlimmerung der Beschwerden wird hervorgerufen durch Wärme, Sonne, Bewegung, Furcht, Schreck, Angst, Erregung.

■ GLONOINUM D6 Sie haben pulsierende, oft sehr heftige Schmerzen in Nacken, Kopf und Augapfel. Zu Beginn der Beschwerden wird Ihr Gesicht rot, später wird es blass. Flimmerskotome (Gesichtsfeldausfall mit visuellen Sensationen wie etwa Flimmern, Funken, Blitzen) können ebenso auftreten, wie Sehstörungen, die bei Migräne typisch sind. Sie können sogar Angstzustände bekommen.

Die Schmerzen werden schlimmer durch Wärme, Alkohol, Bewegung und Zurückbeugen des Kopfes. Frische Luft und das Hochlagern des Kopfes lindern Ihre Beschwerden.

Die Symptome sind den Symptomen, die bei Sonnenstich auftreten, sehr ähnlich, weshalb Glonoinum auch bei Sonnenstich eingesetzt wird.

Bei Gesichtsfeldausfällen (Flimmerskotomen) kommen vor allem die Mittel Glonoinum (Nitroglycerin), Cyclamen und Pulsatilla in Frage.

■ HEPAR SULFURIS D3–D12 Ihre Kopfschmerzen treten vorwiegend in der rechten Kopfseite auf, und Sie haben das Gefühl, als ob man Ihnen einen Nagel durch den Kopf treiben würde. Sie sind ein wenig aus der Balance, fühlen sich niedergeschlagen und haben ein deutliches Verlangen nach sauren und scharf gewürzten Speisen. Typisch für Sie ist die Empfindlichkeit Ihrer Haut; auch eitern alle Verletzungen leicht. Das Nervensystem ist ebenfalls sehr sensibel, und Sie reagieren äußerst heftig auf Schmerzen, Berührung und Kälte.

■ IGNATIA ab D3 Sie haben das Gefühl, als würde man Ihnen einen Nagel durch die Schläfe schlagen. Ganz typisch ist, dass die Schmerzen beim Bücken nachlassen. Typisch ist auch, dass bei Ignatia-Typen Magenbeschwerden und Brechreiz durch Essen besser werden. Man spricht hier von einem Paradoxon. Das Mittel ist gut für dunkelhaarige Frauen und Kinder geeignet, die vom Wesen her zart besaitet sind. Sie wirken ein wenig weinerlich, sind leicht erregbar und empfindlich, ja launenhaft. Dazu gehört auch, dass sie sich selbst immer Vorwürfe machen. Auslöser der Beschwerden sind oft einfach Kummer, Furcht vor etwas oder ein Schrecken, den sie erlitten haben. Eine Verschlechterung des Befindens tritt folgerichtig ein nach körperlicher oder geistiger Anstrengung und Aufregung (Schreck), bei Kummer und Furcht.

Zu dem Personenkreis, der eine konstitutionelle Neigung zu Kopfschmerzen hat, gehören auch die Menschen des Ignatia-Typs.

Bei Sonntagsmigräne wird Iris versicolor empfohlen.

■ IRIS VERSICOLOR D2, D3 Dieses Mittel wird bei Migräne, Neuralgien und Trigeminusschmerzen eingesetzt. Typischerweise tritt die Migräne immer dann auf, wenn die Patienten zur Ruhe kommen (Sonntagsmigräne). Die Leber ist häufig mitbetroffen. Es kann zu kolikartigen Schmerzen im Oberbauch und in der Lebergegend kommen. Auf der Höhe des Anfalls sind Erbrechen, Magenbrennen und Sodbrennen mit viel Speichelfluss nichts Ungewöhnliches. Vom Wesen her sind Patienten, zu denen Iris versicolor passt, oft depressiv.

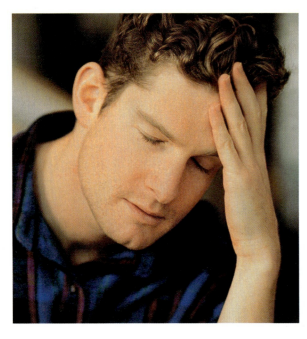

Eine echte Migräne ist eine schwere Krankheit, die unbedingt in ärztliche Behandlung gehört.

■ MELILOTUS D3 Dieser Schmerz sitzt vor allem in der Stirn, ist klopfend oder hat einen wogenden Charakter. Das Gesicht glüht. Wenn es zu Nasenbluten kommt, lässt der Schmerz nach. Ihre Kopfschmerzen machen sich häufig nach schwerer körperlicher Arbeit bemerkbar und zwar gerade dann, wenn Sie mit der Aufgabe fertig sind und sich ausruhen wollen. Die Beschwerden verschlimmern sich bei heißem und schwülem Wetter, Wetterumschwung und Regen. Besserung bringen Bewegung in frischer Luft, das Einsetzen von Nasenbluten oder der Monatsblutung.

■ NUX VOMICA ab D4 Hier handelt es sich um ein wichtiges Mittel, das besonders passend ist für reizbare und überarbeitete Menschen, die vegetativ labil sind und auf Belastungssituationen häufig mit Kopfschmerzen reagieren. Darüber hinaus neigen sie in solchen Situationen zu Magen- und Herzbeschwerden, Herzstolpern, Schwindel, Kreuz- und Rückenschmerzen. Die ganzen Beschwerden sind meist Ausdruck einer beginnenden Depression, die sich zuerst körperlich äußert.
Nux vomica hilft Menschen mit sitzender Lebensweise, die ein typisches Großstadtleben mit all seiner Hast und Hetze führen. Ohne dass man es recht bemerkt, hat sich durch die unnatürliche Lebensweise alles in einem verkrampft. Man schläft

schlecht, wacht frühmorgens auf – meist mit Kopfschmerzen und Müdigkeit. Häufig betreibt man Genussmittelmissbrauch, ohne darüber nachzudenken. Das heißt, man raucht, trinkt zu viel Kaffee oder Alkohol. Diese Reizmittel machen alles noch viel schlimmer.

Wahrscheinlich wird Nux vomica deshalb auch manchmal als das »homöopathische Katermittel« angepriesen. Ruhe unterstützt den Heilungsprozess und bringt Besserung. Alle Beschwerden verschlimmern sich frühmorgens, wenn man Alkohol oder Kaffee trinkt – und durch das Essen.

■ PULSATILLA D6–D12 Sie haben Kopfschmerzen, die in erster Linie durch schlechte Essgewohnheiten ausgelöst werden. Wenn Sie zu fett oder zu schwer essen, wenn Sie zu viel durcheinander oder zu spät am Abend essen, reagiert Ihr Körper mit Schmerzen in der Stirn oder über den Augen.

Große geistige Anstrengung, aber auch Ruhe und Wärme, obwohl Sie frösteln, machen die Beschwerden schlimmer. Auch nachts geht es Ihnen schlechter. Bewegung und der Aufenthalt im Freien tun Ihnen dagegen gut und bessern Ihr Befinden.

Pulsatilla eignet sich besonders für Frauen, die von eher launischem Wesen sind, die mimosenhaft reagieren und zu Depression und Weinerlichkeit neigen. Besonders gut auf Pulsatilla reagieren aber alle blonden Menschen, die eine helle Haut und blaue Augen besitzen. Auch Frauen, die viel frieren, deren Menstruation zu spät einsetzt, die dann zu schwach ist oder gelegentlich sogar aussetzt, hilft das Mittel meist gut.

Der Pulsatilla-Typ mag kein Fett und lehnt fettes Fleisch ab. Er neigt zu Gastritis und, obwohl er oft einen pappigen Geschmack im Mund hat, will er nichts trinken. Es besteht längere Zeit nach dem Essen ein Völlegefühl im Oberbauch und die Neigung, sich zu übergeben. Die Zunge ist trocken und belegt.

■ RHUS TOXICODENDRON D12 Sie sind anfällig für alle Arten von Nervenschmerzen, für Entzündungen der Hirnnerven oder peripherer Nerven (besonders Ischias) und auch für Schmerzen um Nervengebiete herum, z. B. im Gesicht. Sie leiden außergewöhnlich häufig an einem steifen Nacken und an starken Rückenschmerzen. Alle Beschwerden gehen einher mit einer ungeheuren Bewegungsunruhe: Sie können nicht mehr stillsitzen.

Die Brechnuss (Nux vomica) ist ein Mittel für den gereizten und überreizten Großstädter, der manchmal unter Kopfschmerzen leidet.

Eines der wichtigsten großen Mittel – nicht nur für Frauen – ist das homöopathische Mittel Pulsatilla, die Wiesenküchenschelle. Bitte vergleichen Sie es mit dem ähnlichen Mittel Sepia.

Ruhe, Nässe und Kälte sind Faktoren, die Ihre Beschwerden verschlimmern. Dagegen bessert Bewegung Ihr Befinden tatsächlich.

Wie Arnica wirkt auch Ruta wundheilend.

■ RUTA D3–D12 Sie haben Ihre Augen überanstrengt, und nun treten Kopfschmerzen und Augenschwäche auf. Die Schwäche ergreift den ganzen Körper, sodass Sie sich am ganzen Körper wie zerschlagen fühlen. Ihre Beine sind schwach und zittern.

Ruta wirkt auch, ähnlich wie Arnica, heilend, wenn die Schmerzen Folge einer Verwundung sind. Charakteristisch für Ruta ist die Verschlimmerung der Beschwerden durch Nässe, Kälte und Ruhe und in der Nacht.

■ SANGUINARIA ab D3 Dieses Mittel ist angezeigt bei Gefäßnervenschmerzen. Damit passt es gut zu Migräne, vor allem, wenn die Migräneattacken im Zusammenhang mit den hormonellen Umstellungen in den Wechseljahren in Verbindung stehen. Typisch sind der Blutandrang in den Kopf und das »Wandern« der Kopfschmerzen: Sie beginnen im Nacken und enden über dem rechten Auge.

■ SECALE CORNUTUM D3–D12 Sie leiden unter Migräne mit häufigem Erbrechen und haben das Gefühl, innerlich zu brennen. Alle Beschwerden werden schlimmer durch Bewegung, durch Berührungen und in der Bettwärme. Sie halten es nicht aus, zugedeckt zu liegen. Abkühlung, kalte Umschläge und frische Luft bessern Ihre Beschwerden.

Ein Alkaloid des Mutterkorns, das Ergotamin, wird auch in der Schulmedizin zur Behandlung der Migräne eingesetzt.

Ein großes (Frauen-) Mittel ist Sepia. Bitte vergleichen Sie es mit dem ähnlichen Mittel Pulsatilla.

■ SEPIA ab D12 Sie reagieren auf warme stickige Luft und auf Räume voller Menschen mit Kopfschmerzen, weil Sie vom Wesen her launisch und reizbar sind. Das Mittel passt besonders gut für Frauen in den Wechseljahren, die unter häufigen Hitzewallungen und Blutandrang zum Kopf leiden.

Sepia-Typen haben auch oft viele Pigmente und daher eine dunklere Haut. Sie neigen zu kalten Füßen, haben aber warme Hände und einen heißen Kopf. Morgens kommen Sie nur sehr schlecht in Gang, dafür sind Sie abends munter. Die Beschwerden werden durch Bewegung an der frischen Luft besser.

Das Mittel nicht zu häufig einnehmen!

Vergleichen Sie die Beschreibung von Sepia bitte noch einmal mit der von Pulsatilla (→ Seite 101), einem ähnlichen Mittel, das aber besser für jüngere Frauen geeignet ist.

■ SPIGELIA ab D12 Dieses Mittel wirkt vorwiegend bei linksseitigen Beschwerden und wird eingesetzt bei der so genannten Nasoziliarneuralgie. Bei dieser Erkrankung beginnt der Schmerz anfallartig, meist einseitig am inneren Augenlid. Das betroffene Auge tränt. Manchmal ist das Gesicht gerötet. Kopfschmerzen treten bei Ihnen periodisch auf und sind von »einschießendem«, stechendem Charakter.

Nervenschmerzen treten dagegen vorwiegend links, gelegentlich auch rechts, im Bereich der Schläfe, der Augen und der Stirnhöcker in Erscheinung. Diese Schmerzen sind morgens stärker als abends und verschlimmern sich durch unterschiedliche Faktoren, zu denen Bewegung, aber auch Geräusche, eine Berührung, Sturm und Wetterwechsel zählen.

Klare Symptome beschreibt Spigelia: Augenbeteiligung, anfallartiges Auftreten der Beschwerden, Linksseitigkeit.

■ VALERIANA D3 Sie haben Kopfschmerzen in der Stirn, die plötzlich und ruckweise zusammen mit Schwindel kommen. Es können auch periodische Gesichtsschmerzen auftreten.

Sie sind von sehr unruhigem Wesen, das Sie überempfindlich macht, können sich nicht ruhig halten und haben Schwierigkeiten einzuschlafen. Typisch ist, dass Sie sich gleichzeitig matt und schwach fühlen, und dass Ihre Glieder ziehen und zucken. Die Beschwerden bessern sich, wenn Sie sich bewegen, wenn Sie Ihre Arme und Beine bewegen und reiben. Aber auch, wenn Sie sich intensiv mit einer Aufgabe beschäftigen, »vergessen« Sie gesundheitliche Probleme. Eine Verschlechterung tritt meist abends oder nachts ein. Auch wenn Sie sich angestrengt haben oder einfach nur ausruhen möchten, werden die Beschwerden schlimmer.

Valeriana, der Baldrian, beruhigt, entkrampft und hilft allen, die nicht ausruhen können.

■ VERBASCUM THAPSIFORME D1–D2 Dieses Mittel wird vor allem bei Trigeminusneuralgie eingesetzt. Diese Nervenerkrankung äußert sich durch Schmerzen in den Kiefergelenken (wie Zangen), durch heftige Nervenschmerzen in der Schläfen- und Stirnregion und durch stechende und drückende Schmerzen im ganzen Trigeminusbereich. Auch der Gehörgang schmerzt. Verschlimmerung durch kalte Luft (vor allem durch kalte Zugluft). Das Mittel wird auch eingesetzt, wenn man nach vielem und lautem Reden oder Schreien (Fußball, Rockkonzert) heiser geworden ist. Auch rheumatische Schmerzen in den Extremitäten werden mit Verbascum thapsiforme behandelt.

Komplexmittel

■ ACONITUM TRUW® Anwendung: Migräne, Trigeminusneuralgie. Akute Schmerzen: Halbstündlich bis stündlich fünf Tropfen. Bei länger andauernden Schmerzen: ein- bis dreimal täglich fünf Tropfen.

■ CEPHALO-PLANTINA® Anwendung: Migräne, Stirn- und Hinterhauptkopfschmerzen, föhnbedingte Kopfschmerzen. Zur Prophylaxe morgens und abends jeweils 15 Tropfen nüchtern in etwas Wasser einnehmen. Bei anfallartigen Schmerzen 10 bis 15 Tropfen jede halbe Stunde.

■ HEVERT®-MIGRÄNE Anwendung: Migräne, Neuralgien und Koliken.

■ MIGRÄNE-GASTREU® R16 Anwendung: Migräne, stechender Kopfschmerz.

■ PRESSELIN® 20F Anwendung: Unruhe und Schmerzen in Verbindung mit Migräne, hervorgerufen durch Hormonstörungen. Insbesondere für Frauen in Wechseljahren geeignet.

■ PRESSELIN® 20M Anwendung: Unruhe und Schmerzen bei Migräne, die sehr häufig und plötzlich auftritt. Drei- bis viermal täglich 10 bis 15 Tropfen in Wasser.

■ REPHALGIN ® Migräne, vasomotorischer Kopfschmerz, Trigeminusneuralgie, Hinterhauptsneuralgie.

Gerade bei den schwer zu behandelnden Kopfschmerzen kann es für den Laien sinnvoll sein, ein Komplexmittel zu nehmen.

Leber- und Galleerkrankungen

Der Stoffwechsel, also die Umwandlung unserer Nahrung in Nährstoffe und Energie sowie der anschließende Abtransport der entstandenen Schlacke und Giftstoffe, ist eine der faszinierendsten Leistungen unseres Körpers.

Dabei spielen Leber, Gallenblase und Bauchspeicheldrüse entscheidende Rollen – drei innere Organe, deren Existenz wir nur fühlen, wenn sie (schwer) erkrankt sind. Vor allem die etwa drei Pfund schwere Leber, eines unserer wichtigsten Organe – und

In der Leber finden lebenswichtige Stoffwechselvorgänge statt: Kohlehydrat- und Vitaminstoffwechsel sowie Fett- und Eiweißstoffwechsel.

unsere größte Drüse –, arbeitet so still im Verborgenen, dass erst irreparable Schäden überhaupt auffallen. Selbst wenn nur noch etwa 15 Prozent der Leber funktionstüchtig sind, arbeitet sie noch für uns. Die Leberzellen sind in der Lage, die in den Speisen enthaltenen Nährstoffe aufzuspalten und daraus die Elemente herzustellen, die unser Organismus braucht: Eiweiß, Zucker, Fettsäuren und Blutgerinnungsstoffe.

Gleichzeitig speichert die Leber die Energiestoffe, die sie aus der Nahrung hergestellt hat und gibt sie im Bedarfsfall an die anderen Organe ab.

Außerdem reguliert die Leber den gesamten Vitamin-, Mineral- und Hormonhaushalt unseres Körpers!

Neben der Funktion als Speicherorgan ist die Leber das wichtigste Entgiftungsorgan des Körpers. Sie wirkt wie ein Filter zwischen dem Darm und Blutkreislauf und sorgt dafür, dass keine Giftstoffe oder Krankheitserreger in das Blut gelangen.

Neben all diesen Aufgaben muss die Leber auch noch dafür Sorge tragen, dass die Verdauung klappt. Dazu produziert sie täglich etwa einen Liter Gallenflüssigkeit (→ Kasten, Seite 106).

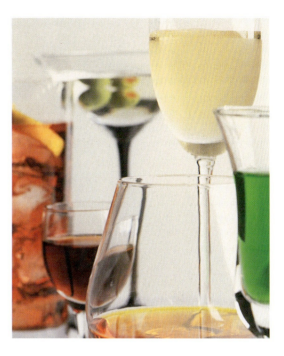

Ein Gläschen in Ehren macht auch der Leber nichts aus. Aber wer regelmäßig oder immer wieder viel Alkohol trinkt, fügt seiner Leber, einem Zentralorgan des Organismus, unheilbare Schäden zu.

Leberbeschwerden

Wenn man sich die vielfältigen Aufgaben der Leber und der von der Leber gebildeten Gallenflüssigkeit ansieht, leuchtet ein, dass eine Störung dieses Organs den ganzen Stoffwechsel durcheinander bringen kann – und für vielfältige Beschwerden sorgt. Leberschäden sind ernste Erkrankungen, aber wir haben es durchaus selbst in der Hand, dieses an sich robuste Organ lange gesund zu erhalten.

■ Der größte Feind der Leber ist immer noch der Alkohol. Der regelmäßige Konsum führt beim Mann ab einer Menge von 60 Gramm (drei Bier oder ein halber Liter Wein pro Tag) und bei der Frau ab einer Menge von etwa 30 Gramm zu Leberschäden.

Wer regelmäßig oder sogar täglich Alkohol trinkt, schadet seiner Leber. Lassen Sie Ihre Leberwerte immer wieder einmal vom Arzt kontrollieren, auch wenn Sie keine Beschwerden haben.

Essen Sie morgens nüchtern einen geriebenen Apfel, das bindet Giftstoffe und erleichtert der Leber ihre Aufgabe.

Wer dies nicht nur weiß, sondern tatsächlich auf Alkohol verzichtet, hat schon viel zur »Leberpflege« beigetragen.

Lassen Sie außerdem konsequent alle Nahrungsmittel weg, die Sie nicht vertragen.

Schlecht verträglich sind in der Regel Hülsenfrüchte, alle Kohlsorten, Zwiebeln, Pilze, Lauch, stark Gewürztes, Geräuchertes, Frittiertes und Nüsse.

Die Galle

Die in der Leber hergestellte und in der Gallenblase gesammelte, äußerst bittere Gallenflüssigkeit braucht der Darm, um die in der Nahrung enthaltenen Fette verdauen zu können. Erst wenn sie in Fettsäuren umgewandelt wurden, können sie über die Darmschleimhaut ins Blut gelangen. Die Gallensäuren tragen außerdem dazu bei, dass die Verdauungsenzyme aktiv werden. Die Gallensäuren sind auch wichtig für die Stuhlgangregulierung, da sie die Darmwand anregen, Flüssigkeit aus dem Darm aufzunehmen. Darüber hinaus halten sie das Cholesterin in Lösung, sonst würde sich das Cholesterin zusammenlagern und Gallensteine bilden. Der Gallenfluss kann auch durch entzündliche Veränderungen der Gallengänge oder einen Gallenstein gestört sein.

Etwa zehn Prozent der Bundesbürger leiden an Gallensteinen – viele, ohne es zu wissen. Gehen Sie zum Arzt, wenn Sie beim Konsum folgender Lebensmittel mit Schmerzen reagieren: Hülsenfrüchte, Hefeteigwaren, Kaffee und Fett.

Das können Sie tun

Dass die Leber krank ist, wird lange Zeit nicht bemerkt, da die Leber keine Nervenzellen enthält, die eine Schädigung als Schmerzen ans Gehirn »melden« könnten. Deshalb sind die Beschwerden, die durch die Leber verursacht werden, anfangs sehr unspezifisch. Sie können sich äußern als

■ Unerklärliche Müdigkeit

■ Verdauungsprobleme: unregelmäßiger Stuhlgang, Blähungen, Appetitlosigkeit, Völlegefühl, Druck im Oberbauch

■ Leistungsminderung, Konzentrationsschwäche und Stimmungsschwankungen

■ Juckreiz

■ Schlafstörungen, Schwindel, Antriebslosigkeit, Hitzewallungen, Libido- und Potenzverlust, Ausbleiben der Regelblutung

- Zahnfleisch- und Nasenbluten, häufig blaue Flecke
- Gelenkschmerzen
- Unverträglichkeit von Alkohol und Fett, auffallende Abneigung gegen Eier

Wenn bestimmte Lebensmittel bei Ihnen Ekel oder Abneigung verursachen, sind das oft sichere Anzeichen dafür, dass tiefere Verdauungsprobleme vorliegen.

Zum Arzt

- Wenn sich die Haut gelblich färbt
- Wenn der Stuhlgang hell und kalkfarben ist
- Bei Gewichtsverlust
- Bei gelbbraunem Urin mit Schaumbildung
- Wenn Sie unerklärliche Symptome haben, die Sie beunruhigen oder die Sie in Ihrem täglichen Leben einschränken
- Wenn Sie sich nach einer Reise in die Tropen nicht richtig gesund fühlen

Homöopathische Mittel von A bis Z

- BRYONIA D3–D12 Das Gebiet rund um die Leber ist geschwollen, es schmerzt und ist gespannt. Sie spüren Stiche und brennenden Schmerz. Sie haben einen »Stein im Magen«, und der Magen ist berührungsempfindlich. Nach dem Essen erbrechen Sie Galle.
Zur Verschlimmerung Ihrer Beschwerden führen Essen, Bewegung, Anstrengung, Berührung. Besserung bringen Liegen auf der schmerzhaften Seite, Druck und Ruhe.

- CARDUUS MARIANUS D1–D3 Sie haben Schmerzen im Gebiet der Leber – mit dauerndem Druck im rechten Oberbauch. Es besteht eine Neigung zu Gallenkoliken und Gelbsucht. Typisch sind: Völlegefühl, feuchte Haut, hellgelbe Stühle.
Das Mittel eignet sich besonders gut zur Behandlung von Leberleiden, bei denen sich Verstopfung und Durchfall abwechseln.

- CHIONANTHUS VIRGINICA D3 Bei Ihnen konzentrieren sich die Schmerzen um den Nabel herum, aber das gesamte Lebergebiet ist empfindlich. Typisch sind häufiges Wasserlassen, Verstopfung, unverdaute oder lehmfarbene Stühle, eine gelblich verfärbte Augenbindehaut. Es ist ein wichtiges Mittel bei Kopfschmerzen, die auf einer chronischen Lebererkrankung beruhen.

Zaunrübe (Bryonia) und Mariendistel (Carduus marianus) kommen bei den typischen Schmerzen im Leberbereich (Oberbauch) für die Behandlung in Frage.

Nicht nur die Weihnachtsgans stellt den Organismus auf eine harte Probe. Fettes, schweres Essen, aber auch das gehetzte Hinunterschlingen von kleinen Mahlzeiten oder von Fastfood belasten alle Verdauungsorgane.

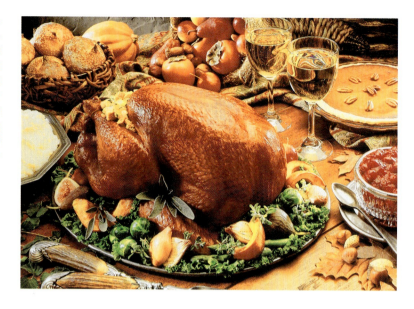

■ CHELIDONIUM MAJUS URTINKTUR bis D3 Dies ist ein sehr gutes Lebermittel. Besonders geeignet ist es, wenn der Schmerz unterhalb des rechten Schulterblattes »sitzt«.

Ihnen bringt Essen für kurze Zeit zwar Erleichterung, aber besser werden die Beschwerden erst, wenn Sie sehr heißes Wasser trinken.

■ LYCOPODIUM D3–D12 Lycopodium ist ein Mittel, das gut bei Störungen der Leberfunktion passt und bei Krankheiten wirkt, die sich allmählich entwickeln. Menschen vom Lycopodium-Typ sind dünn, die Haut ist faltig, sie neigen zu Blähungen und einem schlechtem Kreislauf, der sich in kalten Händen und Füßen zeigt.

Bärlapp (Lycopodium) ist ein Mittel, das auch bei einer bestimmten Konstitution in Frage kommt, während Quecksilber (Mercurius) angezeigt ist, wenn schlechter Mundgeruch auffällt.

Wählen Sie Lycpodium, wenn schon eine geringe Nahrungsmenge ein Völlegefühl verursacht und wenn die Leber empfindlich ist. Alle Beschwerden beginnen zunächst rechts und ziehen nach links.

Das Mittel wird unterstützend zur Behandlung von Hepatitis eingesetzt.

■ MERCURIUS SOLUBILIS D6–D12 Dieses Mittel wirkt entgiftend. Typisch für Mercurius sind zudem fauliges Aufstoßen, starker Mundgeruch, Durst auf kalte Getränke, schwache Verdauung, aber ständiger Hunger. Bei Ihnen ist der Gallenfluss zu gering, Sie haben Blähungen. Zur Verschlimmerung der Beschwerden kommt es nachts, durch Bettwärme, und wenn Sie schwitzen oder in Ruhe sind. Auch feuchtes, kaltes Wetter bekommt Ihnen nicht.

■ MAGNESIUM MURIATICUM ab D3 Sie haben bereits chronische Leberbeschwerden mit Schmerzen, die in die Wirbelsäule und in den Oberbauch ausstrahlen. Ihr Bauch ist aufgetrieben, die Leber vergrößert. Zur Verschlechterung kommt es kurz nach dem Essen. Typische Anzeichen sind Milchunverträglichkeit und Herzbeschwerden bei Lebervergrößerung.

■ SULFUR D12 Sulfur ist ein wichtiges Konstitutions- und Stoffwechselmittel – es steigert den Stoffwechsel fast jeder Zelle. Das Mittel hilft Menschen sehr gut, die von reizbarem, eher mürrischem Wesen sind – dazu pessimistisch und depressiv. Charakteristisch für das Mittel sind auffallend rote Schleimhäute an allen Körperöffnungen, Neigung zu Hauterkrankungen und Hautjucken. Oft treiben Durchfälle die Patienten schon am Morgen aus dem Bett.

Bei chronischen Beschwerden: an Magnesium denken! Sulfur (Schwefel) ist dagegen eines der stärksten »Reinigungsmittel«, das auch bei morgendlichen Durchfällen angezeigt ist.

Komplexmittel

■ CARDUUS MARIANUS PENTARKAN® Unterstützend bei chronischer Hepatitis. In Kombination mit Fel Tauri Oligoplex®.

■ DOLICHOS OLIGOPLEX® Unterstützend bei chronischer Hepatitis.

■ CHELIDONIUM PENTARKAN® Bei Leber- und Galleerkrankungen.

Wenn Sie unter den Einzelmitteln Ihr Simile nicht gefunden haben, sollten Sie es mit einem der Komplexmittel versuchen. Die Kombination der homöopathischen Mittel verbreitet das Wirkungsspektrum.

Gallebeschwerden

Obwohl die Aufgaben von Leber und Galle so eng miteinander verbunden sind, gibt es in der Homöopathie zusätzlich einige ausgesprochene Gallemittel. Nur Bryonia, dessen Beschreibung Sie auf Seite 107 finden, ist auch ein Gallemittel.

Homöopathische Mittel von A bis Z

■ CHINA D3–D6 Sie haben auf der rechten Seite Schmerzen in der Gegend der unteren Rippen. Dazu kommen ein ständiges Völlegefühl, der Magen ist wie aufgetrieben, und Sie merken, dass Speisen lange Zeit im Magen bleiben. Nach den Mahlzeiten treten Durchfälle auf, die Sie sehr schwächen.

Ihre Schmerzen werden besser, wenn Sie sich zusammenkrümmen – dann könnte China das für Sie passende Mittel sein.

Diese Beschwerden werden schon durch die leichteste Berührung stärker. Aber auch Kälte, Nässe und Zugluft verschlimmern Ihren Zustand. Außerdem wird Ihr Befinden nach dem Essen und nachts schlechter.

Besserung finden Sie, wenn Sie sich zusammenkrümmen, auf die schmerzende Stelle starken Druck ausüben oder diese wärmen. Auch draußen, im Freien, geht es Ihnen besser.

■ CALCIUM CARBONICUM D12 Die Lebergegend schmerzt beim Bücken. Der Leib ist hart und aufgetrieben. Enge Kleidung um die Taille vertragen Sie nicht. Sie haben beim Essen deutliche Vorlieben und Abneigungen: Fett ist Ihnen zuwider, Milch vertragen Sie nicht, aber auf Eier haben Sie Appetit. Wenn Sie Durchfall haben, bemerken Sie, dass der Stuhl (teilweise) noch unverdaut ist. Zur Verschlimmerung Ihrer Beschwerden tragen Kälte in jeder Art und Anstrengungen bei. Besser geht es Ihnen, wenn Sie sich auf die schmerzende Seite legen. Herrscht trockenes Wetter, geht es Ihnen besser.

Das Mittel Calcium carbonicum ist ein wichtiges Konstitutionspräparat.

Wenn Sie an Rückenschmerzen leiden, die im Stehen oder bei jeder Bewegung schlimmer werden, ist Berberis Vulgaris D3 angezeigt.

■ BERBERIS VULGARIS D3 Sie haben Gallen- oder Nierensteine, die sich durch Rückenschmerzen bemerkbar machen und/oder Stiche in der Gallenblasengegend. Das Mittel regt die Tätigkeit der Leber an, fördert dadurch den Gallenfluss und kann deshalb auch bei einem Gallenblasenkatarrh eingesetzt werden, der mit Verstopfung einher geht. Bewegung, aber auch das Stehen verschlimmern die Beschwerden.

■ FEL TAURI D6 Dieses Mittel verflüssigt die Galle und ist deshalb hilfreich bei Gallensteinen, Gelbsucht und verstopften Gallengängen. Es wirkt auch abführend.

Komplexmittel

■ BRYONIA PENTARKAN® Allgemein bei Gallebeschwerden, in Verbindung mit Verstopfung.

■ CHOLESTERINUM OLIGOPLEX® Fördert Gallenfluss, verhindert Steinbildung.

■ FEL TAURI OLIGOPLEX® Bei Gallensteinleiden, Gallenblasenentzündung.

■ YUCCA OLIGOPLEX® Allgemein bei Gallenbeschwerden.

Magen- und Darmbeschwerden

Unser Magen- und Darmsystem ist wie das Atem- und das Herz-Kreislaufsystem einer der wichtigsten Motoren des Organismus. Magen und Darm bilden mit der Leber, der Gallenblase und der Bauchspeicheldrüse das Verdauungssystem, das den lebenswichtigen Stoffwechsel in unserem Körper ermöglicht. Um sich das höchst komplexe Geschehen besser vor Augen führen zu können, hilft es, sich einmal den Weg vorzustellen, den unsere Nahrung durch unseren Körper nimmt.

Was wir essen und trinken, gelangt, nachdem es im Mund zerkleinert und eingespeichelt wurde, durch die Speiseröhre in den Magen. Unser Magen ist ein festes, etwa faustgroßes Hohlorgan, in dem die Speisen von den ersten Enzymen aufgeschlossen und mit Salzsäure angereichert werden. Vom Magen wird der Speisebrei in Wellen in den Darm geschoben. Hier ist die erste Station der relativ kurze Zwölffingerdarm, in dem unserem Speisebrei der Saft aus der Bauchspeicheldrüse beigemengt wird. Er sorgt dafür, dass aus dem ehemals sauren Mageninhalt nun ein basischer Zwölffingerdarminhalt wird.

Die nächste Station ist der etwa fünf bis sechs Meter lange Dünndarm, in dem der Hauptteil der Verdauung stattfindet. Hier werden aus dem Speisebrei die für unseren Organismus nützlichen Bausteine herausgefiltert und über die Leber dem Blutkreislauf zugeführt. Die nichtverwertbaren Nahrungsbestandteile werden in Dick- und Mastdarm zu Stuhl umgewandelt und ausgeschieden.

Selbst diese stark verknappte Darstellung macht deutlich, welche gigantische Arbeit das Magen- und Darmsystem leistet und wie wichtig es für die Gesundheit ist. Kein Wunder, dass Stö-

Ein bis anderthalb Liter groß ist das Fassungsvermögen des Magens, der ersten Station, die unsere Nahrung auf dem Weg ins Blut passieren muss.

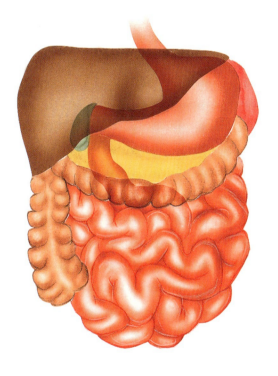

Mithilfe peristaltischer Bewegungen wird der Speisebrei durch den Verdauungstrakt geschoben.

rungen wie ein überlasteter Darm oder ein entzündeter Magen zu vielen Beschwerden und nachfolgenden Krankheiten führen. Wenn man sich zudem vor Augen hält, dass in der Schleimhaut, die das Magen-Darmsystem auskleidet, ein wichtiger Teil unseres Abwehrsystems beheimatet ist, kann man sich leicht vorstellen, warum ein bekannter Arzt sagte: »Der Darm ist die Wurzel der Pflanze Mensch.«

Blähungen

Blähungen sind in den meisten Fällen eine Folge von Verdauungsstörungen, bei denen sich Gas im Darm ansammelt. Blähungen können aber auch bei Herzschwäche auftreten. In seltenen Fällen können sie sogar eine Bauchfellentzündung oder Darmverschluss als Ursache haben.

Wenn der Darm geschädigt ist, bleiben Speisen im Darm liegen und beginnen zu faulen. Diese Prozesse können zu einer fortschreitenden Selbstvergiftung sowie einer Schwächung des Immunsystems führen.

Zum Arzt

Gehen Sie also auf jeden Fall zum Arzt, wenn Sie häufig unter Blähungen leiden oder Blähungen in Verbindung mit Verstopfung und kolikartigen Schmerzen auftreten.

Homöopathische Mittel von A bis Z

■ ALLIUM CEPA D4–D6 Sie haben regelrechte Blähungskoliken, die in Verbindung mit Durchfällen vor allem nach wasserhaltigen, sauren Speisen (Salat!) auftreten.

■ ARNICA D6 Bei Blähungen, die widerlich faulig riechen, passt Arnica. Typisch ist ein Gefühl von großer Mattigkeit.

■ ARGENTUM NITRICUM D6 Ziehen Sie dieses Mittel in Betracht bei Blähungen und bei heftigem, knalligem Aufstoßen, bei dem kleine Mengen erbrochen werden. Sie haben ein starkes Verlangen nach Süßem, das Sie aber nicht vertragen.

■ ASA FOETIDA D12 Bei stinkenden Blähungen, die mit dauerndem Aufstoßen und Rülpsen einhergehen, wirkt Asa foetida.

■ CHAMOMILLA D4 Bei Blähungskolik mit aufgetriebenem Oberbauch.

■ LYCOPODIUM D12 Wenn gleichzeitig Leberbeschwerden bei stark aufgeblähtem Leib bestehen, passt Lycopodium.

Viele Mittel auf pflanzlicher Basis wie Zwiebel (Allium cepa), Arnika, Kamille oder Bärlapp (Lycopodium) sind hervorragende Mittel bei Blähungen.

■ NATRIUM PHOSPHORICUM D6 Dies Mittel hilft bei starken Blähungen. Typisch ist der oft säuerliche Geruch von Kot und Schweiß. Die Zunge ist nur an der Basis belegt, weiß oder gelb.

■ NUX VOMICA D6 Bei Blähungskoliken, nachdem viel durcheinander gegessen wurde, speziell für reizbare Typen, passt Nux vomica.

Komplexmittel
■ CARBO VEGETABILIS PENTARKAN®

Durchfall

Als Durchfall bezeichnet man das Auftreten wässriger Stühle. Statt des normalen Wassergehaltes von 75 Prozent enthalten flüssige Stühle über 80 Prozent Wasser. Ursache dafür ist immer eine Störung der Darmschleimhaut, die auf verschiedene Art und Weise hervorgerufen werden kann.

Durchfall ist ebenso wie Erbrechen immer nur ein Symptom, hinter dem sich eine ganze Reihe von Erkrankungen verstecken können.

Von infektiösem Durchfall spricht man, wenn die flüssigen Stühle von Mikroorganismen (Bakterien, Viren und Einzeller) hervorgerufen wurden (insbesondere bei Durchfall während einer Urlaubsreise).

Bei nichtinfektiösem Durchfall kommen als Auslöser in erster Linie unverträgliche und verdorbene Speisen in Frage. Der Körper hilft sich mit dem Durchfall selbst und versucht, die unbekömmliche Kost möglichst schnell loszuwerden.

Viele Leute bekommen Durchfall von Angst oder Aufregung (Überreizung des vegetativen Nervensystems).

Lebensmittelunverträglichkeiten, wie z. B. Unverträglichkeit gegenüber Kuhmilchprodukten, lösen ebenfalls Durchfall aus.

Bei Leber- und Bauchspeicheldrüsenerkrankungen können die Nahrungsmittel nicht mehr richtig verdaut werden. Deutlicher Hinweis ist veränderter und auch zu flüssiger Stuhl.

Durchfall (Diarrhö) ist wie Blähungen oder Verstopfung nicht die eigentliche Krankheit, sondern immer nur das Begleitsymptom einer Erkrankung des Darmsystems.

Durchfall kann gänzlich verschiedene Ursachen haben – selbst Angst und Stress können die Verdauung völlig aus dem Gleichgewicht bringen.

Bei akutem Durchfall

Versuchen Sie, möglichst viel zu trinken, auch wenn Sie keinen Durst haben.

Viele Heilpflanzentees können den Durchfall zusätzlich zur homöopathischen Behandlung und zu einer passenden Krankenkost günstig beeinflussen. Nehmen Sie am besten die frisch abgepackten Tees aus der Apotheke.

Nehmen Sie keine kalten Getränke zu sich, das würde den Darm erneut reizen. Ideal sind Kräutertees, die oft zusätzlich eine krampflösende Wirkung haben (Kamillentee, Pfefferminztee oder Blutwurztee).

Mineralwasser soll lauwarm getrunken werden. Wasser mit weniger Kohlensäure verursacht auch weniger Blähungen.

Den gleichzeitigen Salzverlust können Sie zum Teil ausgleichen, indem Sie eine Prise Salz in den Tee einrühren. Auch eine kräftig gewürzte Hühnerbrühe ist bei Durchfall ideal.

Falls Sie Brechdurchfall haben, nehmen Sie die Flüssigkeit in kleinen Schlucken zu sich. Das beugt einem eventuellen Erbrechen vor.

Viel trinken!

Unabhängig davon, was den Durchfall ausgelöst hat, müssen Sie nun als erstes dafür sorgen, den dadurch entstandenen Flüssigkeitsverlust auszugleichen.

Mixen Sie sich folgenden Cocktail: Ein Liter Wasser, ein Teelöffel Kochsalz und zwei Esslöffel Traubenzucker. Zur geschmacklichen Verbesserung kann etwas verdünnter Obstsaft (kein abführender wie Pflaumen- oder Johannisbeersaft!) zugegeben werden. So erhält der Darm verlorenes Salz zurück, Traubenzucker kann leicht resorbiert werden, und Wasser fließt dem Zucker passiv nach.

Krankenkost bei Durchfall

Bei Durchfall sind auch grobe Nahrungsmittel, wie z. B. Müsli oder Vollkornbrot nicht geeignet, stattdessen Zwieback und trockene Kekse. Geriebener Apfel und geriebene Karotte werden sehr gut vertragen.

Verzichten Sie auf fetten Käse, Braten oder Frittiertes. Milch und abführende Lebensmittel, z. B. Melone, müssen völlig vom Speiseplan gestrichen werden.

Geeignet sind Reis, Bananen oder Haferschleim, Grießbrei.

Auch wenn der Durchfall aufgehört hat, und sich wieder Hunger einstellt, sollten Sie zunächst nur leicht verdauliche Gerichte zu sich nehmen, um keinen Rückfall zu riskieren.

Hausmittel

Zur Behandlung von Durchfall haben sich seit Generationen folgende Lebensmittel bewährt:

Getrocknete Heidelbeerfrüchte, die im Reformhaus erhältlich sind. Sie enthalten ca. zehn Prozent Gerbstoffe.

Grüner und schwarzer Tee, der mindestens vier Minuten ziehen muss, da er dann mehr Gerbstoffe enthält.

> *Grüner und schwarzer Tee wirken ebenfalls stopfend. Lassen Sie den Tee aber lange genug ziehen, sonst wirkt er anregend – auch auf das Verdauungssystem!*

Zum Arzt

■■■■■■■■■■■■■■■■■■■■■■■■■■■■■■■■■■■■

Sie sollten auf alle Fälle einen Arzt aufsuchen

■ Wenn ein Durchfall auf Reisen länger als 48 bis 72 Stunden anhält

■ Wenn der Stuhl himbeergeleeartig aussieht

■ Wenn gleichzeitig zum Fieber ein schweres Krankheitsgefühl und Lethargie oder starke Müdigkeit bestehen

■ Wenn Blut- und Schleimbeimengungen im Stuhl enthalten sind, gleichzeitig Fieber besteht und dazu noch krampfartige Schmerzen und ein starkes Krankheitsgefühl auftreten

■ Wenn trotz Ihrer engagierten Selbstbehandlung der Durchfall nach drei Tagen nicht gestoppt wird

---

Homöopathische Mittel von A bis Z

Neben den beschriebenen allgemeinen Maßnahmen können Sie den Durchfall mit dem geeigneten homöopathischen Mittel selbst behandeln – aber bitte nicht länger als drei Tage!

■ ARSENICUM ALBUM D6 Sie leiden an Brechdurchfall. Der Stuhl ist klein, er stinkt, ist dunkel und tritt als Folge von Magenerkältung, Alkoholmissbrauch oder verdorbener Nahrung auf. Sie sind sehr erschöpft. Verschlimmerung tritt nachts sowie nach dem Essen und Trinken ein. Besserung bringt Ihnen Wärme.

> *Brechdurchfall kann ein Anzeichen für Arsenicum album sein.*

■ CAMPHORA URTINKTUR bis D3 Durchfälle mit großer Schwäche sowie mit unwillkürlichem Stuhlabgang sind Kennzeichen dieses Mittels.

■ CHINA D3 Nach jeder Mahlzeit treten Durchfälle auf, die Sie schwächen. Weitere Kennzeichen des Mittels sind: Völlegefühl, Blähungskoliken, Aufstoßen, das keine Erleichterung bringt, aufgetriebener Magen. Die Speisen bleiben lange Zeit im Magen liegen.

Bei einer deutlichen Abneigung gegen Obst, Fett oder Speiseeis kommt Ipecacuanha (Brechwurz) infrage.

Ist der Durchfall Teil einer Magen-Darmschleimhautentzündung, sollten Sie Phosphoricum acidum in Betracht ziehen.

■ CUPRUM ACETICUM D3–D6 Sie leiden unter Darmkollern, kolikartig schneidenden Bauchschmerzen, Durchfällen mit dunklen flüssigen Stühlen.

■ IPECACUANHA D3–D6 Kolikartige Schmerzen mit Gärungsdurchfall kennzeichnen dieses Mittel. Sie vertragen Obst, Fett und Eis nicht, spüren eine Brechneigung. Wenn Sie erbrechen müssen, bringt es Ihnen keine Erleichterung.

■ MERCURIUS SUBLIMATUS CORROSIVUS ab D6 Ursachen für Ihren Durchfall mit Fieber, Erbrechen und schmerzhaftem Stuhldrang ist eine akute bakterielle Magen-Darmschleimhautentzündung.

■ NATRIUM SULFURICUM D3–D6 Sie leiden unter Blähungskoliken und morgendlichen Durchfällen. Bei Blähungen kann unwillkürlich Stuhl mit abgehen.

■ PHOSPHORICUM ACIDUM D2 Wässriger, unwillkürlicher, aber schmerzloser Durchfall mit vielen Blähungen. Wenn sich auch lautes Kollern im Bauch oder Schmerzen am Nabelgebiet einstellen, kann dieses Mittel helfen.

■ PODOPHYLLUM D6 Dieses Mittel ist angezeigt, wenn Sie Durchfall bei Magen-Darmschleimhautentzündung mit kolikartigem Schmerz haben. Der Stuhl ist wässrig mit Beimischung von gallertartigem Schleim, schmerzlos und reichlich. Tritt oft im Wechsel mit Verstopfung auf.

■ PULSATILLA ab D6 Ihr Bauch ist aufgetrieben, Sie haben das Gefühl, einen Stein im Bauch zu haben. Kollernd gehen wässrige Durchfälle ab. Es kommt auch oft vor, dass normale Stühle mit Durchfall abwechseln. Sie bemerken eine deutliche Empfindlichkeit gegen Fett.

■ SULFUR D12 Am Morgen treiben schmerzlose Durchfälle Sie aus dem Bett.

Komplexmittel

■ CHINA OLIGOPLEX® Akuter Durchfall, Darmschleimhautentzündung.

■ DIARRHEEL® S Akuter und chronischer Durchfall, Magen-Darmschleimhautentzündung.

■ SANGUISORBIS® Akuter Durchfall, Darmschleimhautentzündung.

- CHINA PENTARKAN® Krampfartige Schmerzen im Magen/Darmbereich.
- VERATRUM PENTARKAN® Durchfall. Oft kalter Schweiß auf der Stirn.

Hämorrhoiden

Etwa jeder Zweite hat Hämorrhoiden, viele wissen es jedoch gar nicht, weil sich bei ihnen die Hämorrhoiden nicht bemerkbar machen.

Wie aber entstehen Hämorrhoiden? Am Darmausgang liegen Schwellkörper, die aus vielen Blutgefäßen und Hohlräumen bestehen. Diese durch Blut auffüllbaren Schwellkörper helfen dem Schließmuskel am After bei der Abdichtung, bis eine Stuhlentleerung möglich ist. Dann leeren sich die blutgefüllten Hohlräume normalerweise wieder. Bei Hämorrhoiden bleibt eine Schwellung zurück. Als Symptome treten auf: Blutungen (helles Blut), Juckreiz, Brennen, Schmerz im Mastdarm (Rektum), Nässen, in schlimmen Fällen auch Schleimabsonderung. Chronische Durchfälle oder chronische Verstopfung begünstigen die Entstehung von Hämorrhoiden.

In schweren Fällen müssen Hämorrhoiden operativ entfernt werden.

Das können Sie tun

Um der Entstehung von Hämorrhoiden vorzubeugen, aber auch um bereits vorhandene nicht zu weiterem Wachstum zu ermutigen, hilft es, mehr auf die Ernährung zu achten und den Blutkreislauf in Schwung zu bringen. Sie sollten deshalb die Kalorienzufuhr etwas drosseln und vor allem weniger Fett essen.

Alkohol, scharfe Gewürze, blähende Nahrung, Kaffee, Zitrusfrüchte sollten Sie bewusst meiden und insgesamt für mehr Bewegung sorgen.

Eine kleine Gymnastikübung hilft, die Muskulatur rund um das Hämorrhoidengeflecht zu trainieren: Ziehen Sie einfach mehrmals am Tag den After ein und lassen Sie ihn wieder locker.

Zum Arzt

- Wer Blut im Stuhl feststellt, sollte immer zur Darmkrebsvorsorge gehen!
- Wenn es zur Abszessbildung am After kommt
- Wenn Risse am After auftreten

Homöopathische Mittel von A bis Z

■ Aloe D12 Dieses Mittel ist angezeigt , wenn Sie nach dem Stuhlgang einen Schleimabgang mit Schmerz im Mastdarm (Rektum) feststellen. Weitere typische Merkmale sind ein Brennen im Anus und Verstopfung mit schwerem Druck im unteren Teil des Bauches.

■ Acidum muriaticum D2–D6 Sie haben sehr berührungsempfindliche Hämorrhoiden – schon die Berührung mit dem Toilettenpapier schmerzt.

Das Mittel hilft auch bei Hämorrhoiden in der Schwangerschaft, die sich mit heftigen Stichen bemerkbar machen.

■ Hamamelis Urtinktur bis D12 Blutende schmerzhafte Hämorrhoiden und ein wundes raues Gefühl im Anus kennzeichnen dieses Mittel.

■ Ignatia D12 Wählen Sie Ignatia bei stechenden Hämorrhoidenschmerzen.

Wenn Hämorrhoiden jucken, sollten Sie an Nux vomica (Brechnuss) denken.

■ Nux vomica ab D3 Ihre Hämorrhoiden jucken. Ein ständiges Unsicherheitsgefühl im Mastdarm (Rektum) begleitet Sie. Nehmen Sie das Mittel aber nicht, wenn Sie keinen Stuhldrang haben.

■ Petroselinum D2–D6 Bei stark juckenden Hämorrhoiden wählen Sie dieses Mittel.

Komplexmittel

■ Aesculus Oligoplex® im täglichen Wechsel mit Paeonia Oligoplex®.

■ Hamamelis Oligoplex® Bei Blutungsneigung. Blutungen vom Arzt untersuchen lassen!

Leichte Magenbeschwerden

Unter dem Stichwort »Leichte Magenbeschwerden« haben wir leichte Appetitstörungen, Völlegefühl und Magendrücken zusammengefasst.

Appetitlosigkeit, Völlegefühl, Übelkeit oder Magendrücken sind sehr häufige Beschwerden, hinter denen sich die verschiedensten Krankheiten verbergen können.

Beim so genannten Reizmagen oder beim nervösen Magen ist keine organische Ursache erkennbar. Meist lösen Stresssituationen die Beschwerden aus. Denn in solchen Situationen überwiegt im Körper der Anteil des vegetativen Nervensystems, das die Verdauung bremst.

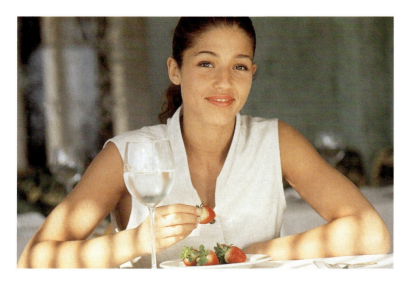

Wer einen empfindlichen Magen hat, muss Rücksicht auf ihn nehmen. Je leichter verdaulich und bekömmlicher die Lebensmittel sind, die Sie essen, desto weniger wird er belastet.

Typisch für Magenbeschweden sind daher oft das Völlegefühl, das Magendrücken und der mangelnde Appetit, deren Entstehung man sich heute durch die abgebremste Verdauung erklärt, die den Magen dazu bewegt, sich zu langsam zu entleeren. Dadurch bleiben die Speisereste zu lange in der Nähe des Magenausgangs liegen.

Das können Sie tun

Als begleitende Behandlung bei solchen Magenproblemen, von denen übrigens vor allem junge Frauen betroffen sind, empfehlen wir die folgenden Maßnahmen:

■ Essen Sie mehrere kleine Mahlzeiten pro Tag. Sie können ruhig fünf bis sechs leichte Mahlzeiten zu sich nehmen.

■ Meiden Sie unbedingt schwer verdauliche Nahrung (z. B. Fett, Wurst, Käse, Eier, Ballaststoffe), Kaffee, Süßspeisen, Alkohol und scharfe Gewürze.

Denken Sie daran: Leicht verdauliche Speisen in kleinen Mengen bekommen einem angeschlagenen Magen umso besser, je ruhiger die Atmosphäre während des Essens ist.

Homöopathische Mittel bei Appetitstörungen, Aufstoßen und Magendrücken

Appetitstörungen

■ ABROTANUM D3–D6 Appetitlosigkeit oder Abmagern bei Heißhunger kennzeichnen dieses Mittel. Ziehen Sie es auch in Erwägung, wenn Sie das Gefühl haben, als ob Ihr »Magen im

Wasser schwimmen würde« und/oder wenn es zum Wechsel von Durchfall und Verstopfung kommt. Es kann auch eine Neigung zu Hämorrhoiden und Rheumaschmerzen bestehen.

Aufstoßen

Dass der Magen ziemlich durcheinander ist, zeigt sich in Aufstoßen und seltsamen Gelüsten.

■ ARGENTUM NITRICUM D6 Heftiges, knalliges Aufstoßen, wobei kleine Mengen erbrochen werden, sind Anzeichen, dass Ihnen dieses Mittel helfen kann. Zusätzliche Kennzeichen sind: Blähungen, ein Verlangen nach Süßem, das Sie dann aber nicht vertragen.

■ ASA FOETIDA D6–D12 Das Mittel hilft bei übel riechendem Aufstoßen, das explosiv erfolgt.

■ CALCIUM CARBONICUM D6–D12 Sie leiden unter saurem Aufstoßen oder Erbrechen – auch der Stuhlgang riecht sauer. Sie vertragen keine Milch, haben aber ein Verlangen nach Eiern.

Komplexmittel

■ CHINA PENTARKAN® Bei Appetitlosigkeit.

Magendrücken

Magendrücken ist meist Teil eines größeren Beschwerdenkomplexes. Lesen Sie die Beschreibungen bitte sorgfältig durch – sie unterscheiden sich in wesentlichen Punkten.

■ ACIDUM MURIATICUM D6 Magendrücken, Völlegefühl und Abneigung gegen jegliche Nahrungsaufnahme, besonders gegen Fleisch, kennzeichnen dieses Mittel. Ein großes Schwächegefühl kann auftreten.

■ BRYONIA D3–D6 Nach dem Essen haben Sie einen » Stein im Magen«, und der Magen ist dann sehr berührungsempfindlich. Sie haben Durst und trinken in großen Schlucken kaltes Wasser. Warme Getränke erbrechen Sie. Schon beim Aufstehen spüren Sie Übelkeit und Schwäche. Kein Wunder, dass Sie extrem reizbar sind.

■ CHINA D3 China weist eine ganze Reihe von typischen Kennzeichen auf: Völlegefühl, Blähungskoliken, Aufstoßen, das keine Erleichterung bringt, aufgetriebener Magen, schwächende Durchfälle nach jeder Mahlzeit. Sie haben zu Recht den Eindruck, dass Speisen lange Zeit im Magen liegen bleiben.

■ NUX VOMICA D6 Etwa eine halbe Stunde nach dem Essen wird Ihnen übel und Sie haben einen »Stein im Magen«. Besserung bringt Ihnen Erbrechen (→ auch Sodbrennen, Seite 123).

Komplexmittel

■ NUX VOMICA OLIGOPLEX® Nervöse Verdauungsbeschwer-den, Druck wie ein »Stein im Magen«, auch bei nervösem Erbrechen des Kindes, nicht aber bei Überempfindlichkeit gegen Chinin.

■ THYMUS OLIGOPLEX® Nervöse Magenbeschwerden. Sollte nicht länger als acht Wochen eingenommen werden.

Magenschleimhautentzündung

Bei akuter Magenentzündung (Gastritis) bemerkt der Betroffene, wie bei den nervösen Magenbeschwerden, einen Druck und Schmerz in der Magengegend. Der Schmerz kann bis in den Rücken ziehen.

Man hat keinen Appetit und muss mitunter erbrechen. Im Erbrochenen fallen manchmal kleine Beimengungen von Blut auf. Eine akute Gastritis wird immer durch äußere Einflüsse ausgelöst, zum Beispiel durch Alkohol, verdorbene Lebensmittel, Aspirin oder entzündungshemmende Medikamente.

Stresssituationen können das Entstehen einer akuten Magenentzündung fördern.

Bei den über 50-Jährigen tritt eine chronische Gastritis gehäuft auf. Kennzeichen sind Druck, Völlegefühl, Schmerz und mitunter Brennen in der Magengegend. Eine Blutarmut kann sich einstellen, denn die erkrankte Magenschleimhaut kann ein bestimmtes Protein nicht mehr in ausreichendem Maße bilden, das für die Bindung und Aufnahme von Vitamin B12 notwendig ist. Dieses Vitamin, das von außen zugeführt werden muss, ist aber für die Blutbildung notwendig. Eine chronische Gastritis sollten Sie von einem Arzt behandeln lassen.

Hinter häufigen Magenbeschwerden kann sich auch ein Magen- oder Zwölffingerdarmgeschwür verbergen. Erst seit einigen Jahren weiß man, dass in den meisten Fällen die Ursache eines Magengeschwürs ein Bakterium ist (Helicobacter pylori).

Das können Sie tun

Eine strenge Diät ist angesagt, um dem Magen Zeit zu geben, sich zu erholen: Zunächst nur magenfreundlichen Tee trinken, später zusätzlich etwas Zwieback und Haferschleim essen.

Wer des Öfteren vor Aufregungen, Ärger oder Kummer an einer Gastritis erkrankt, sollte eine Entspannungstechnik lernen wie Autogenes Training – innere Ausgeglichenheit ist auf lange Sicht die beste Medizin.

Verzichten Sie bei einer akuten Gastritis in den ersten 24 Stunden ganz auf feste Nahrung.

Generell gilt bei Beschwerden im Bauchbereich: Für die Selbstbehandlung eignen sich nur Beschwerden leichter Art, die erst vor kurzem aufgetreten sind.

Zum Arzt

Rufen Sie bei einer schweren akuten Gastritis den Arzt.

Wenn Sie häufiger unter Magenbeschwerden leiden, sollten Sie auf jeden Fall einen Arzt aufsuchen. Gehen Sie in folgenden Fällen zum Arzt:

■ Wenn die Beschwerden ungewohnt und heftig sind und Sie sich die Ursache nicht erklären können

■ Bei chronischen Beschwerden

■ Wenn Sie nicht genau nachvollziehen können, was die Schmerzen verursacht

■ Bei Beschwerden mit gleichzeitig schlechtem Allgemeinbefinden

■ Wenn Druck auf den Bauch oder das Zurückschnellen Schmerzen verursacht

■ Wenn der Bauch geschwollen und/oder die Bauchdecke gespannt ist

---

Homöopathische Mittel von A bis Z

■ ARSENICUM ALBUM D6 Bei akuter Magen-Darmschleimhautentzündung hilft Arsenicum album. Sie vertragen den Anblick oder Geruch von Speisen nicht, haben einen brennenden Schmerz im Magen. Obwohl Sie großen Durst haben, können Sie immer nur kleine Mengen auf einmal trinken. Nach Saurem und Kaffee haben Sie ein regelrechtes Verlangen. Nach dem Essen leiden Sie an lang anhaltendem Aufstoßen (typischerweise bitter und sauer) und Erbrechen.

Diese Mittelbilder unterscheiden sich stark voneinander. Sie sind ausführlich beschrieben, um Ihnen die Suche nach dem Simile zu erleichtern.

■ ARGENTUM NITRICUM D6 Das Mittel ist vor allem bei nervös bedingter Magenschleimhautentzündung, z. B. vor Prüfungen oder nach Aufregung angezeigt. Die meisten Magenbeschwerden sind von Aufstoßen begleitet. Es wird viel Luft aufgestoßen. Typisch ist das starke Verlangen nach Süßigkeiten. Der Schmerz sitzt über dem Magen und strahlt aus. Es bestehen auch Blähungen.

■ NUX VOMICA D6 Ihre Magenschmerzen setzen etwa eine halbe Stunde nach dem Essen ein. Der Bereich um den Magen ist sehr druckempfindlich. Blähungen und Sodbrennen mit saurem und bitterem Aufstoßen können ebenso auftreten wie Übelkeit und Erbrechen. Der Oberbauch ist aufgetrieben, drückt, als ob ein Stein darin liegen würde. Die Beschwerden treten oft als Folge von Stress oder übermäßigem Essen auf. Sie trinken auch mehr Alkohol oder Kaffee als Ihnen gut tut.

■ PHOSPHORUS D12 Nach dem Essen stoßen Sie sauer auf, oder Sie stoßen große Mengen Luft auf. Dadurch werden oft Teile unverdauter Nahrung mit aufgestoßen. Ihr Magen ist entzündet – brennende Schmerzen strahlen bis in Darm oder Rachen aus. Sie haben Appetit auf kalte Speisen und Getränke. Aber weil Sie das Kalte nicht vertragen, müssen Sie sich danach übergeben.

Wer zwar Lust auf kalte Getränke oder Speisen hat, diese aber nicht verträgt, dem könnte Phosphorus D12 helfen.

Komplexmittel

■ NUX VOMICA OLIGOPLEX® Magendruck »wie Stein«, nervöse Verdauungsbeschwerden.

■ THYMUS OLIGOPLEX® Nervöse Magenbeschwerden. Nicht länger als acht Wochen einnehmen!

■ ARGENTUM OLIGOPLEX® Zusatzbehandlung bei chronischer Gastritis. Magengeschwür oder -karzinom müssen ausgeschlossen sein.

■ NUX VOMICA PENTARKAN® Allgemein bei Gastritis.

■ BAPTISIA OLIGOPLEX® Bei empfindlichem Magen-Darm-Trakt.

Sodbrennen

Schon hastiges Essen, Alkohol oder Rauchen können bei empfindlichen Menschen Sodbrennen hervorrufen. Der Bereich hinter dem Brustbein fühlt sich dann wund an und brennt. Es schmerzt, wenn Sie schlucken.

Schuld sind die sauren Magensäfte, die bei Ihnen zum Teil aus dem Magen wieder zurück in die Speiseröhre fließen und für das »Brennen« verantwortlich sind, das sie quält.

Da Sodbrennen meist darauf zurückzuführen ist, dass man das Falsche oder dass man zu hastig oder in Hetze isst, ist es gar nicht so schwer, richtig vorzubeugen. Achten Sie darüber hinaus vor allem auf eine fett- und eiweißarme Kost und meiden Sie Alkohol und Nikotin.

Beachten Sie unsere Ernährungstipps bei Sodbrennen – auch dieser Faktor spielt eine wesentliche Rolle.

*Eines der wichtigsten
Mittel bei Sodbrennen
ist die Brechnuss
(Nux vomica).*

Zum Arzt

Suchen Sie einen Arzt auf bei häufigem Sodbrennen oder bei Sodbrennen, das sehr lange andauert, da es auf Dauer die Schleimhaut schädigt. Manchmal ist die Ursache auch eine organische Veränderung im Magen-Darmbereich, bei der die Homöopathie wenig ausrichten kann.

Homöopathische Mittel

■ IRIS VERSICOLOR D3 Sie leiden an Sodbrennen mit Speichelfluss. Ein Brennen erfüllt Ihren ganzen Verdauungskanal. Es kommt zu saurem Erbrechen und Sie haben keinen rechten Appetit.

■ NATRIUM PHOSPHORICUM D3–D6 Das Mittel hilft bei Sodbrennen, saurem Aufstoßen, saurem Erbrechen. Es kann auch eine Neigung zu Durchfall vorliegen.

■ NUX VOMICA D6 Sie haben ein Gefühl des Brennens im Magen, das besser wird, nachdem Sie erbrechen konnten. Sodbrennen tritt bei Ihnen nach reichlicher Mahlzeit oder infolge von zu viel Alkohol oder Nikotin auf. Magenschmerzen stellen sich etwa eine halbe Stunde nach dem Essen ein und sind von Übelkeit begleitet.

■ ROBINIA D6 Robinia ist ein Mittel bei dumpfem, schwerem Schmerz im Bereich des Magens, bei Übelkeit, saurem Aufstoßen und Erbrechen.

Komplexmittel

■ COLLINSONIA OLIGOPLEX® Sodbrennen, besonders nach zu viel Kaffee, Alkohol oder Nikotin.

Übelkeit und Erbrechen

*Plötzlich auftretende
Übelkeit und Er-
brechen mit Fieber
sind Anzeichen einer
akuten Magen-
Darmgrippe.*

Übelkeit und Erbrechen treten meist in Verbindung mit Verdauungsproblemen auf, sei es, dass man verdorbene Speisen gegessen hat oder Nahrungsmittel, die man schlecht verträgt. Beides ist aber auch oft ein Problem von Menschen, die einen nervösen Magen haben und denen jede Aufregung und jeder Ärger gleich auf den Magen schlägt.

Homöopathische Mittel von A bis Z

Hier sind einige homöopathische Mittel aufgeführt, die vor allem den unangenehmen Brechreiz und die Übelkeit lindern. Bedenken Sie aber, dass das Erbrechen sehr sinnvoll ist, wenn Sie verdorbene Nahrung zu sich genommen haben, dadurch wird der Körper das Gift am schnellsten wieder los.

■ APOMORPHINUM D6 Das Mittel hilft bei heftigem Brechreiz, Übelkeit und Erbrechen. Es ist auch bei Schwangerschaftserbrechen angezeigt.

Trinken Sie genug? Bis zu zwei Liter Flüssigkeit täglich braucht der Mensch – schwarzen Tee, Kaffee und Alkohol dürfen Sie dabei nicht mitzählen!

■ COLCHICUM D6 Der Geruch von Nahrung, besonders Fisch, erregt bei Ihnen solche Übelkeit, dass Sie davon ohnmächtig werden können. Es kommt zu reichlichem Speichelfluss. Auch können Galle, Nahrung oder Schleim erbrochen werden. Sie haben ein Gefühl von großer Kälte im Magen. Ihr Bauch ist aufgetrieben.

■ IPECACUANHA ab D6 Ihnen ist ständig übel und es sammelt sich viel Speichel in Ihrem Mund an. Sie haben das Gefühl, als ob Ihr Magen hängen würde.

■ NUX VOMICA ab D3 Sie haben sich den Magen verdorben. Nun leiden Sie morgens nach dem Essen unter Übelkeit. Ihr Magen drückt und schmerzt.

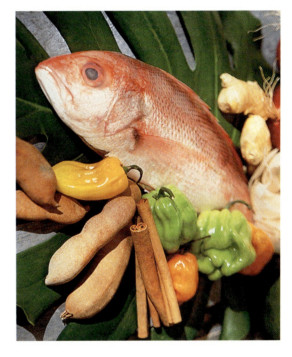

Komplexmittel

■ APOMORPHINUM OLIGOPLEX® Nervöses Erbrechen, Schwangerschaftserbrechen, Schleimerbrechen, Würg- und Brechreiz.
■ APOMORPHINUM PENTARKAN® Übelkeit, Erbrechen.

Meist »sagt« der Körper Ihnen deutlich, was er gerade nicht verträgt: Wenn Ihnen schon vom Anblick oder vom Geruch von Speisen übel wird, ist es höchste Zeit, sie zu meiden.

Verstopfung

Wenn viel Zucker, Fleisch und weißes Mehl auf dem Speiseplan stehen und noch Bewegungsmangel hinzukommt, muss man sich nicht wundern, wenn der Darm träge wird. Auch durch zu wenig Flüssigkeitszunahme wird Stuhl im Darm stark eingedickt. Überdenken Sie also zuerst einmal kritisch Ihre Ernährungs- und Lebensweise, bevor Sie zu irgendwelchen abführenden Mitteln greifen. In vielen Fällen bringt eine einfache Ernährungsumstellung auf ballaststoffreiche Kost, frisches Obst und Gemüse den Darm von ganz allein wieder auf Trab.

Es gibt aber auch viele Menschen, die nur eine falsche Vorstellung davon haben, was eine normale Verdauung ist. Man muss nicht jeden Tag Stuhlgang haben! Bei manchen Menschen sind zwei bis drei Stuhlentleerungen pro Woche völlig normal.

Wer glaubt, mit Abführmitteln unbedingt den täglichen Stuhlgang erzwingen zu müssen, stört die Darmfunktion. Dann kann es passieren, dass Durchfälle und Verstopfung ständig abwechseln.

Ballaststoffreiche Ernährung und morgens eine am Abend vorher eingeweichte Pflaume – das reicht oft schon, um eine leichte Darmträgheit zu »kurieren«.

Zum Arzt

- Wenn bei einer Verstopfung kolikartige Schmerzen auftreten
- Bei Verstopfung mit Übelkeit, Erbrechen oder Aufstoßen
- Bei Verstopfung mit Blähungen, die nicht abgehen
- Bei allen plötzlich einsetzenden oder sehr heftigen Bauchschmerzen

Das können Sie tun

Entdecken Sie, wie gut Ihnen bei einer Verstopfung die Kräfte der Natur in den Nahrungsmitteln helfen können:

Essen Sie einen geriebenen Apfel, das hilft sowohl bei Verstopfung als auf bei Durchfällen. Gut abführend wirken auch getrocknete Pflaumen. Nehmen Sie vermehrt ballaststoffreiche Nahrung zu sich, aber übertreiben Sie es nicht damit. Zu viel des Guten kann zu Magendrücken führen. Meiden Sie jetzt Fett, Mehlspeisen, Süßigkeiten und schränken Sie später, wenn Sie wieder gesund sind, den Konsum dieser stopfenden Lebensmittel ein. Sie bekommen Ihnen nicht wirklich.

Seien Sie vorsichtig im Umgang mit Abführmitteln – auch Mittel auf pflanzlicher Basis machen den Darm träger, denn er gewöhnt sich mit der Zeit an das Abführmittel.

Homöopathische Mittel von A bis Z

- ALUMINIA ab D6 Das Mittel hilft bei hartem, trockenem und knotigem Stuhl. Auch wenn der Stuhl weich ist, kann der Darm nur schwer und durch starkes Pressen entleert werden.

Ein schmerzhafter Drang besteht schon lange vor dem Stuhlgang. Wirkt gut bei Verstopfung von Kindern und alten Leuten und von Frauen mit vornehmlich sitzender Lebensweise. Das Mittel muss häufiger eingenommen werden, bis es wirkt.

■ BRYONIA D3 Harte, trockene, wie verbrannt aussehende Stühle, auch im Wechsel mit Durchfällen, sind typisch.

■ COLLINSONIA URTINKTUR bis D6 Sehr hartnäckige Verstopfung mit austretenden Hämorrhoiden, Schmerzen im Unterbauch, Pflockgefühl im After und auch Wechsel von Verstopfung und Durchfall sind typisch.

Bei Wechsel zwischen harter Verstopfung und Durchfall kommt Zaunrübe (Bryonia) in Frage.

■ FEL TAURI D3 Das Mittel emulgiert Fette und verstärkt die Darmperistaltik. Es wirkt daher als Abführmittel. Nehmen Sie das Mittel, wenn Ihr Magen und Ihr Oberbauch laut vernehmlich gurgeln, und wenn Sie aufstoßen müssen.

■ GRAPHITES ab D3 Verstopfung mit großen, klumpigen Stühlen und fädigem Schleim, Schmerz und Juckreiz im After sind typisch.

■ MAGNESIUM MURIATICUM D3 Es tritt Verstopfung mit knotigen Stühlen (Schafballenkot), die nur in kleinen Mengen abgehen, auf. Ideal für Frauen mit chronischen Verdauungsbeschwerden und Kinder mit Milchunverträglichkeit.

■ NUX VOMICA D6 Charakteristisch sind Verstopfung mit häufigem, erfolglosem Drang oder Abgang von kleinen Mengen. Der Stuhlabgang erleichtert nicht. Sie kennen das Gefühl, als ob ein Teil zurückgeblieben ist. Eignet sich auch bei häufigem Wechsel von Durchfall und Verstopfung nach Abführmittelmissbrauch, nicht aber bei völligem Fehlen von Stuhldrang!

■ OPIUM ab D6 Es besteht eine hartnäckige Verstopfung, aber kein Stuhldrang. Es gehen harte, runde, schwarze Stuhlbälle ab. Stuhl dringt vor und weicht wieder zurück.

■ SILICEA D6 Stühle gehen nur mühsam ab, treten teilweise heraus und schlüpfen wieder zurück. Starkes Pressen ist notwendig. Bei Frauen tritt Verstopfung immer vor und während der Regel auf. Es herrscht ein schneidender Schmerz bei Verstopfung.

Frauen mit Verstopfung können Magnesium muriaticum oder Silicea helfen.

Komplexmittel

■ BRYONIA PENTARKAN® Verstopfung, Gallenbeschwerden.

Nervöse Beschwerden

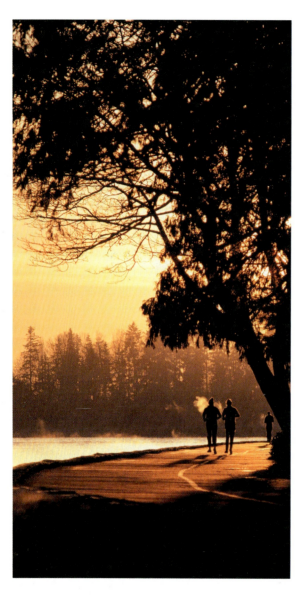

Obwohl es erwiesen ist, dass das moderne Großstadtleben uns Menschen krank und nervös macht, sorgen wir immer noch viel zu wenig für den richtigen Ausgleich: unbeschwerte Bewegung in der freien Natur.

Wenn Sie bemerkt haben, dass Sie in letzter Zeit nervös und ängstlich oder dass Sie erschöpft und deprimiert sind, ist es gut, wenn Sie nun etwas dagegen unternehmen wollen. Dazu sollten Sie sich zunächst vor Augen führen, dass Nervosität und Reizbarkeit (fast) immer Reaktionen auf Einflüsse von außen sind. Wenn Sie gezwungen sind oder sich zwingen, zu lange in einer Situation zu leben, die für Sie reinen Stress bedeutet, können sich auch bei Ihnen Erschöpfungszustände oder Angststörungen einstellen.

Wie viel Stress jemand verkraften kann, ohne sich aus der Ruhe bringen zu lassen, hängt einmal davon ab, zu welchem Typ man gehört – manche haben eine sehr dünne Haut, bei anderen ist das Fell dicker. Zum anderen kommt es ganz darauf an, wie man mit Stress umgeht.

Nicht immer haben Nervosität, Reizbarkeit, Angst oder Erschöpfung aber äußere Ursachen. Ebenso können sich hinter diesen seelisch-geistigen Reaktionen hormonelle oder organische Störungen verbergen. Ursache können zum Beispiel eine Schilddrüsenüberfunktion sein oder eine hormonelle Umstellung während der Schwangerschaft oder den Wechseljahren. Falls Sie also keinen direkten Zusammenhang mit der aktuellen Lebenssituation erkennen können, sollten Sie sich besser von einem Arzt »durchchecken« lassen. Gehen Sie zum Arzt, wenn Sie merken, dass Sie nicht alleine aus diesen Stimmungen herausfinden.

Stressreaktionen

Auch wenn noch so viel auf Sie einstürmt: Machen Sie regelmäßig Pausen, und planen Sie vor allem Ihre Pausen fest ein. Achten Sie auch auf regelmäßige körperliche Bewegung. Lieber einmal eine Stunde lang einen Abendspaziergang machen, als vor dem Fernseher sitzen! Wenn Sie ein starker Kaffeetrinker sind, dann versuchen Sie, die tägliche Kaffeeration zu reduzieren. Viele versuchen, ihre Nervosität oder Angst mit Alkohol zu kurieren. Vorsicht! Alkohol beruhigt zwar zunächst, man fühlt sich lockerer und das Einschlafen mag leichter fallen. Doch die Schlafqualität leidet erheblich, wenn man es übertreibt. Der Schlaf wird oberflächlicher und unruhiger mit dem Resultat, dass man am nächsten Tag noch nervöser und gereizter ist. Man kann damit einen regelrechten Teufelskreis in Gang setzen.

Wer gewohnt ist, jeden Tag mehrere Tassen Kaffee zu trinken, sollte jedoch nicht abrupt aufhören, da sich sonst Entzugskopfschmerzen einstellen können. Lieber den Konsum nach und nach reduzieren.

Gehen Sie auf jeden Fall zum Arzt oder Homöopathen

- Wenn sich tiefe Traurigkeit einstellt und Sie sich manchmal sogar bei Selbstmordgedanken ertappen
- Wenn schwere Angstzustände hinzukommen
- Wenn Sie bei sich große Stimmungsschwankungen bemerken
- Wenn Sie völlig antriebslos werden und morgens nicht mehr aus dem Bett kommen
- Wenn Sie unter den Beschwerden sehr stark leiden
- Wenn die Beschwerden länger als eine Woche bestehen
- Wenn Sie zunehmend erschöpft sind

Homöopathische Mittel

Da in der Homöopathie eine große Aufmerksamkeit auf die seelisch-geistigen Anteile von Krankheit und Gesundheit gelegt wird, ist es nur natürlich, dass hier eine große Auswahl an sehr differenzierten Mitteln zur Verfügung steht. Um Ihnen die Wahl des besten Mittels für Ihre speziellen Beschwerden zu erleichtern, geben wir Ihnen zunächst wieder einen Wegweiser an die Hand.

Anschließend finden Sie genaue Beschreibungen der Mittel, die wir danach unterteilt haben, wie Sie auf Stress reagieren.

Da in der Homöopathie großer Wert auf das Erfassen der geistig-seelischen Vorgänge gelegt wird, gibt es zahlreiche Mittel, die auch bei »Psychostress« hilfreich sind.

Um sich die Mittel-wahl zu erleichtern, sollten Sie kurz inne-halten und überlegen, wie sich der Stress bei Ihnen auswirkt.

Versuchen Sie selbst zu bestimmen, wie es Ihnen geht. Leiden Sie eher unter

- Erschöpfung, depressiver Verstimmung (→ Seite 132)
- Nervosität, Angst (→ Seite 136)

Übrigens: Da Schlafstörungen meist nervösen Ursprungs sind, tauchen in diesem Kapitel viele Mittel auf, die Sie auch im Kapitel Schlafstörungen finden werden.

So arbeiten Sie mit dem Wegweiser:
1. Suchen Sie links in der Tabelle nach Stich-worten, die zu Ihren Beschwerden passen.
2. Sie finden dann jeweils einen oder mehrere Mittelnamen rechts in der Tabelle.
3. Vergleichen Sie anschließend die aus-führliche Beschrei-bung der Mittel auf den Seiten 132 bis 142 mit Ihren Symptomen, um sicher zu gehen, dass Sie »Ihr« Mittel gefunden haben.

Wegweiser – Mittel bei nervösen Beschwerden

Geistige Ermüdung, Schwäche, Mattigkeit	Acidum picrinicum
	Ambra
	Lycopodium
	Silicea
	Zincum valerianicum
Angstattacken mit starkem Herzklopfen	Aconitum napellus
Nervöse Erschöpfung mit Konzentrations-schwäche	Avena sativa
Nervosität, Furcht	Argentum nitricum
	Pulsatilla
Angst vor bevorstehenden Aufgaben (Examensangst, Lampenfieber) oder Angst vor Versagen	Argentum nitricum
	Gelsemium
	Silicea
Stimmungsschwankungen	Agaricus
	Ignatia
	Pulsatilla
Depressive Verstimmung	Acidum picrinicum
	Agaricus
	Cimicifuga
	Kalium phosphoricum
	Sulfur
Gereiztheit, Nervosität, Überempfindlichkeit, Überdrehtheit	Chamomilla
	Coffea
	Nux vomica
	Staphysagria

Wenn Sie extrem reizbar, tief traurig oder schlecht gelaunt sind	Bryonia
	Cocculus
Wenn Sie schreckhaft, ängstlich sind	Phosphorus
Angst vor dem Alleinsein, vor Dunkelheit	Arsenicum album
	Lycopodium
	Phosphorus
	Pulsatilla
	Stramonium
Bedürfnis nach Alleinsein	Natrium muriaticum
Globusgefühl im Hals	Asa foetida
	Ignatia
Überreizung der Sinne	Coffea
	Valeriana officinalis
Bewegungsdrang, körperliche Unruhe	Arsenicum album
	Cimicifuga
	Cypripedium pubescens
	Phosphorus
	Rhus toxicodendron
Wenn Sie weinerlich sind	Ambra
	Ignatia
	Silicea
Gedächtnisschwäche, Tagesmüdigkeit und Abgeschlagenheit	Kalium phosphoricum
	Zincum valerianicum
Wenn Sie morgens unausgeschlafen sind und Anlaufschwierigkeiten haben	Sepia
	Staphysagria
	Nux vomica
Spätes Einschlafen, frühes Erwachen, Besserung durch Ruhe	Nux vomica
	Phosphorus
Frühes Aufwachen, Aufwachen beim leisesten Geräusch	Sulfur
	Coffea
Besserung durch Kälte, im Freien	Acidum picrinicum
	Ambra
	Argentum nitricum
	Asa foetida
	Lycopodium
	Rhus toxicodendron

Die Beschwerden sind nicht alphabetisch geordnet, sondern nach der Häufigkeit, mit der sie aufzutreten pflegen. Innerhalb der einzelnen Felder der Liste sind die Mittelnamen dann wieder alphabetisch aufgeführt, um Ihnen die Suche auf den Seiten 132 bis 143 zu erleichtern.

Wenn Sie weinerlich und etwas niedergeschlagen sind, können Sie auch Pulsatilla in Betracht ziehen.

Wegweiser – Fortsetzung

Hier finden Sie vor allem die Faktoren, die Beschwerden besser oder schlimmer machen – ein wichtiges Unterscheidungsmerkmal bei der Mittelwahl.

Bei geistiger Ermüdung und Schmerzen kommt Acidum picrinicum in Frage.

Verschlechterung durch Kälte, kalte Luft	Agaricus
	Arsenicum album
	Coffea
	Kalium phosphoricum
	Phosphorus
	Sepia
Besserung durch Wärme	Arsenicum album
	Coffea
Verschlechterung durch Wärme, Sonne	Acidum picrinicum
	Argentum nitricum
	Asa foetida
	Chamomilla
	Gelsemium
	Lycopodium
Besserung durch Bewegung	Agaricus
	Ambra
	Asa foetida
	Lachesis
	Sepia
Verschlechterung der Beschwerden nachts	Argentum nitricum
	Asa foetida
	Chamomilla
	Coffea
Verschlechterung durch geistige Anstrengung, Aufregung	Ignatia
	Zincum valerianicum
Frauen im Klimakterium	Cimicifuga
	Sepia

Homöopathische Mittel von A bis Z – Erschöpfung und depressive Verstimmung

■ ACIDUM PICRINICUM D6 Sie sind geistig sehr leicht ermüdbar, sind depressiv verstimmt, leiden eventuell auch unter Halbseitenkopfschmerz oder Rückenproblemen. Nachts liegen

Sie wach im Bett. Wärme und Sonne machen alles schlimmer. Kühle Luft dagegen bringt Ihnen Erleichterung.

■ AGARICUS D3–D6 Sie sind von äußerster, leider übertriebener Heiterkeit und Redelust. Ihre geistige Erregung ist zu Beginn der Beschwerden gut zu spüren. Später allerdings folgen Stimmungsschwankungen, die schließlich in Melancholie, depressiver Verstimmtheit, Abgeschlagenheit und Gleichgültigkeit enden.

Ihr Befinden verschlechtert sich morgens, während der Menstruation, in kalter Luft. Langsame Bewegungen bringen Ihnen Besserung.

Wenn anfängliches Aufgekratztsein in Melancholie umschlägt, kann oft Agaricus helfen.

■ AMBRA D3–D6 Dieses Mittel passt für erschöpfte, müde Menschen, die unter nervlicher Überempfindlichkeit, unter reizbarer Schwäche leiden. Es bringt allen Hilfe, denen das Denken schwer fällt, die von ihrem Wesen her eher schüchtern sind und leicht erröten, die unruhig oder leicht erregbar sind: Sie reden viel und weinen leicht. Das Mittel passt gut für Kinder und ältere Menschen. Jede Aufregung oder Erregung kann das Befinden verschlechtern – z. B. Musik, fremde Menschen – überhaupt verschlimmert alles Ungewohnte die Beschwerden. Besserung bringt langsame Bewegung im Freien.

■ AVENA SATIVA D1–D3 Bei nervösen Erschöpfungszuständen mit Konzentrationsschwäche, begleitet von Schlafstörungen ist dieses Mittel angezeigt. Auch bei Schlaflosigkeit nach schwerer Krankheit und sich länger hinziehender Rekonvaleszenz hilft es ebenso wie beim Entzug von synthetischen Schlafmitteln. Nehmen Sie fünf bis zehn Tropfen kurz vor dem Zubettgehen.

Bei ganz unterschiedlichen Ursachen der Erschöpfung hilft Avena sativa.

■ CIMICIFUGA D6 Eignet sich für Frauen im Klimakterium, die depressiv und so unruhig sind, dass sie sich ständig bewegen müssen.

■ COCCULUS D6–D12 Sie fühlen sich sehr schwach und erschöpft, sind extrem reizbar und tieftraurig. Sie haben kaum die Kraft, um laut zu sprechen, Sie sind in Träumereien versunken, und die Zeit vergeht für Sie zu rasch. Geistig fühlen Sie sich wie betäubt und begreifen nur schwer etwas. Vielleicht hat man Ihnen auch schon gesagt, dass Sie auf andere Menschen launisch wirken.

Sie mögen keinen Druck auf der Haut und sind sehr redselig? Vergleichen sie bitte die weitere Mittelbeschreibung von Lachesis.

■ LACHESIS D6–D12 Typisch für Ihr Befinden ist Ihre hohe Empfindlichkeit gegen jede Berührung und vor allem gegen Druck am Hals und am Bauch. Rollkragenpullover und Gürtel können Sie nicht tragen. Als Folge von Ermüdung, Nervosität oder Erschöpfung kann sich bei Ihnen ausgesprochene Redseligkeit einstellen, wobei Sie von einem Thema zum nächsten springen. Am Morgen fühlen Sie sich immer schlimmer als am Abend und haben keine Lust, sich mit der Welt abzugeben. Bewegung bringt Ihnen Besserung.

■ LYCOPODIUM D12 Lycopodium ist ein wichtiges Konstitutionsmittel, das sich gut für Menschen eignet, die zwar intelligent, aber auch missmutig und verdrießlich sind. Charakteristisch für das Mittel sind außerdem eine allgemeine Schwäche und geistige Ermüdung, Angst vor der Einsamkeit, melancholische Stimmung und mangelnde Unternehmungslust.
Auch wenn Unsicherheit und Stress zu Reizbarkeit führen, ist das ein Zeichen, dass dieses Mittel für Sie geeignet ist. Typisch ist das Aufwachen gegen zwei Uhr morgens mit einem Hungergefühl. Kinder schreien nach dem Aufwachen und stoßen mit Armen und Beinen um sich.
Zur Verschlimmerung trägt Wärme bei, Besserung bringen kühle, frische Luft und Bewegung.

Das auf der Basis von Natriumchlorid hergestellte Mittel Natrium muriaticum kann Menschen wieder aufbauen, die im Stillen sehr leiden.

■ NATRIUM MURIATICUM D12 Das Mittel eignet sich für stille, in sich gekehrte, eher pessimistische Menschen, die seelische Belastungen nur sehr schlecht verkraften und die im Stillen leiden. Sie wollen allein gelassen werden. Typisch sind großer Durst und das Verlangen nach Salzigem.
Die Beschwerden verschlimmern sich vormittags.

■ PULSATILLA D6–D12 Sie weinen sehr leicht, sind furchtsam und unentschlossen, fürchten das Alleinsein am Abend und die Dunkelheit, neigen zu Depressionen. Ihre Stimmungen schwanken sehr stark. Sie lassen sich leicht entmutigen und brauchen viel Mitleid. Pulsatilla ist in erster Linie ein Frauenmittel und eignet sich besonders für sanfte und nachgiebige Charaktere. Besonders gut reagieren blonde Menschen mit heller Haut auf dieses Mittel.

■ SEPIA D12 Sepia eignet sich zur Anwendung bei Depressionen während des Klimakteriums und bei nervöser Erschöpfung. Das Mittel hilft Ihnen, wenn Sie reizbar sind und leicht gekränkt, sehr traurig und gleichgültig gegenüber Ihnen nahe stehenden Personen.

Wenn Sie häufig kalte Hände und Füße haben, sich morgens unausgeschlafen fühlen und nur schwer in die Gänge kommen, passt das Mittel gut für Sie. Besserung bringen Ihnen Bewegung, Bettwärme und Schlaf. Zur Verschlimmerung tragen Feuchtigkeit, kalte Luft und ein heraufziehendes Gewitter bei.

Pulsatilla ist ein sehr ähnliches Mittel, eignet sich jedoch besser für jüngere Frauen, während Sepia sich besser für die Zeit um das Klimakterium eignet.

Das Mittel nicht in zu niedrigen Potenzen einsetzen oder zu häufig wiederholen.

Pulsatilla ist ein Mittel, das vor allem erschöpften Frauen Erleichterung bringen kann.

■ SULFUR D12 Dieses ebenso wichtige Konstitutions- und Stoffwechselmittel wie Lycopodium passt zu mürrischen und reizbaren Menschen, die immer etwas pessimistisch und depressiv sind.

Typisch für das Mittel sind diese Phänomene rund um den Schlaf: Sie wachen morgens gegen drei bis vier Uhr auf und können dann nur noch schlecht einschlafen. Hände und Füße sind kalt. Sobald Sie aber im Bett liegen und die Füße zugedeckt sind, fangen sie an, zu brennen und Sie strecken sie aus der Bettdecke heraus.

Schlafstörungen sind ein Phänomen unserer Zeit. Durch Einhaltung bestimmter Schlafrituale (→ Seite 153) können Sie ihnen entgegenwirken.

Wenn Ihr Schlaf oberflächlich ist, tut Ihnen Sulfur gut. Sie schrecken beim leisesten Geräusch hoch, sind früh wach. Manchmal werden Sie durch morgendliche Durchfälle aus dem Bett getrieben.

Das typische Sulfur-Kind wälzt sich im Schlaf herum und schreit auf, ohne wach zu werden.

Sulfur ist eines der großen homöopathischen Reinigungsmittel. Es ist ein Konstitutionsmittel mit tiefer gehender Wirkung.

Zur Verschlimmerung kommt es abends und nach Mitternacht – sie wird auch ausgelöst durch Bettwärme, Nässe und Kälte, kaltes Baden und Waschen oder einen Wetterwechsel.

Besserung bringen Ihnen trockenes, warmes Wetter und regelmäßige Bewegung.

Homöopathische Mittel von A bis Z – Nervosität, Angst

■ ACONITUM NAPELLUS D12 Sie leiden unter Angstattacken mit starkem Herzklopfen, haben ein rotes Gesicht und das Gefühl, als würde sich alles drehen. Es kann sein, dass Menschenmengen oder enge Räume Ihnen Angst machen, oder Sie kennen andere Ängste, wie die, aus dem Haus zu gehen oder die Angst vor der Zukunft.

Ihre starken Ängste erklären Ihre Unruhe, das Umherwerfen im Bett, und dass Sie manchmal aufspringen müssen.

■ ARGENTUM NITRICUM D12 Sie sind furchtsam und nervös, matt und zittrig, denken, dass Ihr Verstand versagen wird. Zudem sind Sie hastig und impulsiv im Handeln. Sie sind ständig gehetzt und wollen alle Dinge in Eile tun. Sie haben Angst vor bevorstehenden Aufgaben und erzeugen um sich herum eine Atmosphäre von Aufruhr und Turbulenz.

Bevorstehende Examen und andere Aufregungen bescheren Ihnen nervöse Magenbeschwerden.

Die nun folgenden Mittel helfen, wenn Sie nicht mit Rückzug auf Stress reagieren, sondern mit wachsender Nervosität und Angst.

Sie entwickeln ein starkes Verlangen nach Süßigkeiten und Zucker, wodurch sich leider die Beschwerden noch verschlimmern. Zur Verschlimmerung kommt es auch nach dem Essen, nachts und während der Menstruation. Auch Wärme und Erregung tragen zur Verschlechterung bei. Besserung bringen Ihnen frische Luft und Kälte.

■ ARSENICUM ALBUM D12 Große Unruhe und Angst bewegen Sie. Sie leben in einem Zustand angespannter Ängstlichkeit, sind schon nach der kleinsten Anstrengung erschöpft. Weitere

Merkmale des Mittels sind, dass man sich nicht ruhig halten kann, ständig die Lage ändert, dauernd in Bewegung bleiben muss. Das heißt, es treibt Sie vielleicht vom Stuhl zum Bett, vom Bett zum Stuhl, von einem Zimmer zum anderen. Besondere Angst könnten Sie vor dem Alleinsein und vor der Dunkelheit haben.

Zur Verschlimmerung kommt es nach Mitternacht. Auch feuchtes Wetter, Kälte, kalte Getränke oder ein Aufenthalt an der See machen alles schlimmer. Besserung bringen Ihnen Wärme, auch warme Getränke. Und es tut Ihnen gut, den Kopf hochzulegen.

Arsenicum album, das weiße Arsenikum, ist ein Mittel bei starken Beschwerden.

■ ASA FOETIDA D3–D12 Sie haben das Gefühl, einen Kloß im Hals zu haben, oder aber Sie spüren ein Pulsieren in der Magengrube.

Eine Verschlimmerung bringen Ruhe, Wärme oder die Nacht. Besserung finden Sie im Freien und durch Bewegung.

■ BRYONIA D6 Sie sind extrem reizbar, haben schnell schlechte Laune, wollen in Ruhe gelassen werden. Beim Heben des Kopfes kann Ihnen schwindelig werden, auch drückender Kopfschmerz kann sich einstellen.

■ CHAMOMILLA D12 Sie sind höchst gereizt, überempfindlich, ungeduldig und werden ganz schnell ärgerlich.

Dieses Mittel wird vor allem in der Kinderheilkunde eingesetzt, wenn bei Kinderkrankheiten Übellaunigkeit und Ruhelosigkeit auffallen. Typische Chamomilla-Kinder sind reizbar und frech. Sie verlangen nach irgendwelchen Dingen, die sie von sich weisen, sobald man sie ihnen bringt. Eigentlich gibt es nichts, was sie zufriedenstellt. Nur wenn man sie umherträgt und auf und ab wippt, bringt ihnen das – vorübergehend – Erleichterung. Nachts und bei Wärme sind die Beschwerden schlimmer.

Menschen vom Chamomilla-Typ sind schon als Kinder reizbar und unruhig.

■ CIMICIFUGA D6 Dieses Mittel eignet sich gut für Frauen im Klimakterium, die depressiv und so unruhig sind, dass sie sich ständig bewegen müssen.

■ COFFEA D6–D12 Sie sind gereizt und überdreht, äußerst empfindlich und können Schmerzen sehr schlecht ertragen. Ihre Sinne sind geschärft, Geist und Körper stark erregt. Wegen des lebhaften Gedankenflusses finden Sie nachts keinen Schlaf und liegen hellwach im Bett.

137

Dass Coffea, das auf der Basis von Kaffee entstandene homöopathische Mittel, bei Nervosität und Reizbarkeit hilft, ist gut nachvollziehbar!

Im Allgemeinen platzen Sie vor Ideen, handeln impulsiv, haben ein fröhliches Gemüt und ein schnelles Begriffsvermögen. Die Kehrseite der Medaille ist Ihre hohe Reizbarkeit.

Zur Verschlimmerung der Beschwerden trägt jede Form von Aufregung bei, auch große Freude. Alkohol, Nikotin, Kaffee, starke Gerüche, Lärm und Kälte sind Faktoren, die Ihnen nicht gut tun. Auch im Freien und nachts geht es Ihnen schlechter. Besserung bringen Wärme und Hinlegen. Sie werden ruhiger, wenn Sie sich Eisstückchen in den Mund legen.

■ CYPRIPEDIUM PUBESCENS D3–D6 Dieses Mittel eignet sich gut für Kinder oder nervöse Frauen, die an sich heiter und voller Ideen sind. Die Nervosität macht sich bei Ihnen durch ständige Bewegung des Körpers, der Arme und Beine bemerkbar.

Je mehr die Nervosität zunimmt, umso mehr schlaffen Sie ab. Sie werden müde, gleichgültig und haben düstere Gedanken. Sie entwickeln Antriebsstörungen, sind dabei aber körperlich unruhig und voller Nervosität.

Auch Kinder, die nachts aufwachen und die dann so lebhaft sind, dass sie mitten in der Nacht spielen wollen, beruhigt dieses Mittel.

■ GELSEMIUM D6–D12 Menschen, für die das Mittel Gelsemium passt, sind oft übernervös und leicht erregbar. Sie fühlen sich sehr schnell körperlich schwach und können bei Aufregungen zu zittern beginnen. Typisch für Sie ist Lampenfieber – ein Ausdruck der bei Ihnen oft vorkommenden Erwartungsangst.

Aus dem Wilden Jasmin wird das homöopathische Mittel Gelsemium gewonnen, das auch bei Lampenfieber angezeigt ist.

Das Mittel kann Ihnen helfen, wenn Sie am nächsten Tag einen wichtigen Termin haben und deshalb nicht einschlafen können. Je nervöser Sie werden, je mehr Ihre Erregung und die körperliche Schwäche wachsen, umso häufiger können sogar plötzliche Angstzustände auftreten.

Die häufig vorkommenden Schlafstörungen sind nicht selten eine Folge von Aufregung oder einem ausgestandenen Schrecken. Sie können auch durch Angst entstehen und treten oft in Begleitung von krampfartigen Kopfschmerzen auf, die vom Nacken nach vorne ziehen.

Besserung bringt ein Besuch auf der Toilette mit reichlichem und hellem Urinabgang. Wärme, Sonne und Bewegung, aber auch jede Form von Schreck, die zu Furcht, Angst und innerer Aufregung führen, bekommen Ihnen nicht und verschlimmern Ihre Beschwerden.

■ IGNATIA D3–D12 Dieses Mittel eignet sich vor allem gut für dunkelhaarige Frauen und Kinder mit reizbarem und schwachem Wesen und einem Hang zur Weinerlichkeit. Sie sind launisch und innerlich sehr aufgeregt. Ein rascher Stimmungswandel zwischen Traurigkeit und Freude ist ebenfalls typisch für sie. Häufig leiden sie unter Schlafstörungen, die mit anderen Beschwerden wie z. B. Kopfschmerzen verbunden sind.

Die meisten Beschwerden, bei denen Ignatia helfend wirkt, sind auf einen erlittenen Kummer oder Schreck, sowie auf Furcht vor irgendetwas zurückzuführen. Oft tritt zusätzlich auch ein Kloßgefühl im Hals auf.

Verschlimmerung der Beschwerden bringen jede körperliche oder geistige Anstrengung oder Aufregung.

Ignatia und Lachesis sind zwei Mittel mit sehr deutlicher Symptomatik.

■ KALIUM PHOSPHORICUM D6 Wenn Sie nervös werden, leiden Sie unter ausgeprägter Tagesschläfrigkeit. Sie haben schon von Natur aus ein reizbares, unruhiges und ängstliches Wesen. Wenn Sie sich erschöpft fühlen, leiden Sie unter nervöser Schlaflosigkeit sowie nervösen Herzbeschwerden und einem Angstgefühl, das so stark ist, dass Ihr Herz schneller schlägt.

Ihr Gedächtnis ist nicht das Beste, und Sie haben eine gewisse Neigung zu depressiven Verstimmungen.

Zur Verschlimmerung der Beschwerden kommt es am Morgen. Auch geistige Anstrengung und seelische Erregung oder Kälte bekommen Ihnen nicht und verschlechtern Ihr Befinden.

Wenn Ihre nervösen Beschwerden sogar schon aufs Herz gehen, kommt Kalium phosphoricum in Frage.

■ LACHESIS D6–D12 Typisch für Ihr Befinden ist Ihre hohe Empfindlichkeit gegen jede Berührung und vor allem gegen Druck am Hals und um den Bauch. Rollkragenpullover und Gürtel können Sie nicht tragen. Als Folge von Ermüdung, Nervosität oder Erschöpfung kann sich bei Ihnen ausgesprochene Redseligkeit einstellen, wobei Sie von einem Thema zum nächsten springen. Am Morgen fühlen Sie sich immer schlimmer als am Abend und haben keine Lust, sich mit der Welt abzugeben. Bewegung bringt Ihnen Besserung.

■ LYCOPODIUM D12 Wenn Unsicherheit und Stress zu Reizbarkeit führen, ist das ein Zeichen, dass dieses Mittel für Sie geeignet ist. Typisch ist das Aufwachen gegen zwei Uhr morgens mit einem Hungergefühl. Kinder schreien nach dem Aufwachen und stoßen mit Armen und Beinen um sich.

Charakteristisch für das Mittel sind außerdem eine allgemeine Schwäche und geistige Ermüdung, Angst vor der Einsamkeit, melancholische Stimmung und mangelnde Unternehmungslust. Zur Verschlimmerung trägt Wärme bei, Besserung bringen kühle, frische Luft und Bewegung.

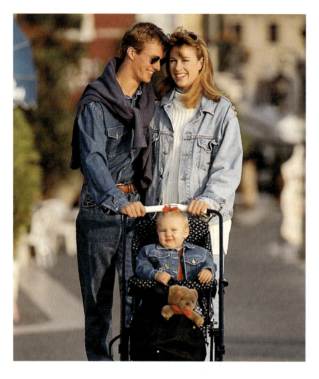

■ Nux vomica D6–D12 Der typische Nux-vomica-Patient ist ziemlich dünn, hektisch, aktiv, nervös und reizbar, viel mit geistiger Arbeit beschäftigt und nervlich nicht gerade belastbar. Er hat meist eine sitzende Lebensweise. Dieses Mittel passt besser für Männer als für Frauen.

Ihre ständige nervliche Anspannung verführt die Menschen vom Nux vomica-Typ zum Genussmittelmissbrauch: Sie trinken oft zu viel Kaffee oder Alkohol. Viele rauchen. Auf alle Umwelteinflüsse wie Berührungen, Schmerzen, Lärm, Gerüche, Musik, Nahrung und Arzneimittel reagieren sie extrem sensibel. Ihr Schlaf ist leicht.

Erst kürzlich wurde durch eine groß angelegte Untersuchung bestätigt, dass Menschen, die in einer Partnerschaft leben, rundum gesünder sind als Singles: Sie schlafen besser, sind weniger krankheitsanfällig und dafür ausgeglichener und belastbarer.

Sie wachen bei jeder Kleinigkeit auf und ärgern sich dann über alles, was sie geweckt hat.

Die Nervosität verbessert sich bei ruhigen Außenbedingungen. Nach Mitternacht und in den frühen Morgenstunden verschlimmern sich die Beschwerden. Am Morgen klagen Sie oft über Kopfschmerzen und Müdigkeit. Essen und Reizmittel (Alkohol, Kaffee, Nikotin) verschlimmern die Beschwerden.

■ Phosphorus D12 Dieses Mittel passt für hochaufgeschossene, körperlich etwas schwächliche Menschen, die sehr begeisterungsfähig sind und viel Phantasie besitzen. Sie haben Angst vor dem Alleinsein.

Bei Stress sind sie nervlich stark erregt, sie werden schreckhaft und ängstlich und können nicht mehr ruhig sitzen oder stehen. Typisch für Phosphor ist die Neigung zu Blutungen, z. B. Nasenbluten, starkes Bluten von kleinen Wunden. Wenn Schlafstörungen bestehen, sind spätes Einschlafen und zu frühes Erwachen ebenso charakteristisch wie der Hunger, mit dem man aufwacht.

Phosphor-Kinder wollen nicht ohne Licht einschlafen (ähnliches Symptom wie bei Stramonium).

Kalte und frische Luft werden schlecht vertragen und verschlimmern die Beschwerden. Besserung aller Beschwerden bringen Ruhe und Schlaf.

Phosphorus, gewonnen aus dem chemischen Grundstoff Phosphor, ist ein Mittel, das hilft, wenn lebhafte, fantasievolle Menschen nervös werden.

■ PULSATILLA D6–D12 Sie weinen sehr leicht, sind furchtsam und unentschlossen. Sie fürchten sich regelrecht davor, wenn Sie am Abend und in der Dunkelheit allein sein müssen. Auch neigen Sie zu Depressionen, und meist schwanken Ihre Stimmungen sehr stark. Sie lassen sich zu leicht entmutigen und brauchen viel Mitleid.

Pulsatilla ist in erster Linie ein »Frauenmittel« und eignet sich besonders für sanfte und nachgiebige Charaktere. Gut reagieren blonde Menschen, die eine helle Haut haben, auf die Heilkraft des Mittels.

■ RHUS TOXICODENDRON D6 Sie sind unruhig, sowohl körperlich wie seelisch, und immer in Bewegung. Typisch ist, dass Sie sich unwohl fühlen, wenn sie längere Zeit in einer Position verharren müssen. Auf andere machen Sie einen leicht verwirrten Eindruck, weil Sie häufig vergessen, was Sie gerade tun wollten.

Feuchte Kälte verschlechtert Ihre Beschwerden.

■ SILICEA D12 Sie leiden unter Versagensängsten, haben ein geringes Durchhaltevermögen und fühlen sich geistig erschöpft. Weil Sie sich zunehmend verzagt fühlen, flüchten Sie sich in Selbstmitleid und eine weinerliche Stimmung.

Silicea, die Kieselsäure, sollten Sie in Betracht ziehen, wenn Sie merken, dass Sie sich mehr und mehr in sich zurückziehen.

■ STAPHYSAGRIA D3–D12 Sie sind nervös, reizbar, menschenscheu, sehr empfindlich gegenüber dem, was andere über Sie sagen. Von Natur aus leicht beleidigt, neigen Sie zu heftigen Wutausbrüchen oder zu hypochondrischem Verhalten. Morgens, beim Erwachen, sind Sie müde und fühlen sich elend.

Ärger und Kummer verschlimmern Ihre Beschwerden, ein gutes Frühstück, Wärme und Schlaf bessern Ihr Befinden.

■ STRAMONIUM D12 Sie sind in höchstem Grade erregt. Typisch ist das Verlangen nach Licht (vergleichen Sie mit Phosphorus) und der Gesellschaft anderer Menschen.

Das Mittel hilft Kindern, die nur bei Licht einschlafen wollen, die sich im Schlaf herumwälzen und plötzlich aufschreien, ohne wach zu werden.

Auch wer im Schlaf mit den Zähnen knirscht und den Kopf hin und her rollt, sollte dieses Mittel in Betracht ziehen.

Zur Verschlimmerung kommt es im Dunkeln und im grellen Licht.

Die Mittelbeschreibung der Urtinktur des Baldrian, Valeria officinalis, hat große Ähnlichkeit mit Coffea. Bitte vergleichen Sie die Symptome auf Seite 137.

■ VALERIANA OFFICINALIS URTINKUR bis D2 Allgemeine Unruhe verbunden mit Schlaflosigkeit sind typisch für dieses Mittel. Die Sinne sind überreizt wie bei Coffea (→ Seite 137) und man kann sich nicht ruhig halten. Oft treten Kopfschmerzen auf.

Abends, nachts, in der Ruhe und nach Anstrengung wird alles schlimmer. Die Unruhe bessert sich durch Bewegung und Beschäftigung.

■ ZINCUM VALERIANICUM oder METALLICUM ab D2 Allgemeine Schwäche und Mattigkeit sowie Gedächtnisschwäche kennzeichnen diese Mittel. Wer ein Zincum braucht, ist von eher mürrischem und depressivem Wesen – oft sind solche Menschen sehr verschlossen. Wer nachts nicht schlafen kann, hat eine große Unruhe in den Beinen und muss sie ständig bewegen. Auch nächtliches Zähneknirschen kommt vor. Tagsüber ist man dann schläfrig und fühlt sich abgeschlagen.

Verschlimmerung der Beschwerden bringen geistige Anstrengung. Auch nach dem Essen, wenn man Wein getrunken hat, und während der Menstruation verschlechtert sich das Befinden.

Komplexmittel bei geistig-seelischen Symptomen

■ ACIDUM PHOSPHORICUM OLIGOPLEX® Erschöpfungszustände, Überforderungssyndrom des Schulkindes, Rekonvaleszenz.

■ ASA FOETIDA PENTARKAN® Bei psycho-neurotischen Störungen, Globus hystericus (Kloßgefühl im Hals).

Da es auch sehr viele Komplexmittel gibt, die bei Stressfolgen helfen, haben wir sie wiederum in zwei Gruppen geteilt. Sie finden auf der linken Seite Komplexmittel, die bei reinen seelisch-geistigen Symptomen helfen.

- KALIUM PHOSPHORICUM OLIGOPLEX® Geistige und körperliche Erschöpfungszustände.
- LUPULINUM OLIGOPLEX® Nervöse Erregbarkeit, Erschöpfung, Unruhe, leichte Schlafstörungen.
- LYCOPUS PENTARKAN® Vegetative Dystonie, Nervosität aufgrund von Schilddrüsenüberfunktion.
- PASCOLIBRIN® TROPFEN Nervöse Störungen und Verstimmungszustände.
- PASSIFLORA PENTARKAN® Beruhigendes Mittel bei Nervosität, nervöser Reizbarkeit.
- TONDINEL® H Sedativum bei Depressionen, Erschöpfungszuständen, nervöser Dyspepsie.
- ZINCUM VALERIANICUM-HEVERT® Angst- und Spannungszustände, depressive Verstimmungen mit Unruhe, nervös bedingte Schlafstörungen, steigert Merk- und Konzentrationsfähigkeit.

Beachten Sie auch bei den Komplexmitteln die stichwortartigen Mittelbeschreibungen.

Komplexmittel bei Beschwerden mit organischen Symptomen
Nervosität kann sich als Gereiztheit, Ängstlichkeit, Schlafstörungen (→ Schlafstörungen, Seite 149) oder nervöse Erschöpfung äußern, kann aber auch auf den Magen schlagen oder nervöse Herzbeschwerden hervorrufen. Falls Letzteres der Fall ist, lohnt sich ein Versuch mit folgenden Komplexmitteln:
- PRIMULA OLIGOPLEX® Nervöse Herzstörungen.
- AUROCARD® Nervöse Herzbeschwerden in Stresssituationen, körperliche Überforderung, Wetterfühligkeit.
- THYMUS OLIGOPLEX® Nervöse Magenbeschwerden (Gastritis). Nicht länger als acht Wochen einnehmen!
- NUX VOMICA OLIGOPLEX® Nervöse Verdauungsbeschwerden (Dyspepsie). Nicht bei Überempfindlichkeit gegen Chinin.

Die nebenstehenden Mittel sollte man wählen, wenn schon Organe wie Magen oder Herz in Mitleidenschaft gezogen sind.

Zum Arzt

Wenn kein homöopathisches Einzelmittel und kein Komplexmittel geholfen hat, dann sollten Sie unbedingt zum Arzt gehen. Eventuell steckt doch eine organische Ursache oder seelische Krise hinter den Beschwerden. Scheuen Sie sich nicht, den Arzt deswegen aufzusuchen.

Rheumatische Beschwerden und Osteoporose

Die Wirbelsäule hält nicht nur den Körper aufrecht – zusammen mit dem Schädel schützt sie unser zentrales Nervensystem, zu dem Gehirn und Rückenmark gehören.

Der Knochenerkrankung Osteoporose und den rheumatischen Beschwerden ist das folgende Kapitel für die homöopathische Selbstbehandlung gewidmet. Wir betrachten diese Erkrankungen gemeinsam, obwohl es außer dem »Gelenkrheumatismus« auch den so genannten »Weichteilrheumatismus« gibt, der – wie der Name schon sagt – nicht zu Beschwerden im Bereich der Knochen und Gelenke führt.

Schädel

Halswirbel

Brustwirbel

Lendenwirbel

Kreuz- und Steißbeinwirbel

Osteoporose und was Sie tun können

Etwa 30 bis 40 Prozent aller Frauen, die älter als 50 Jahre sind, haben eine Osteoporose. Frauen sind deshalb so oft betroffen, da nach der Menopause das weibliche Hormon Östrogen (→ Seite 189), das als Knochenschutzfaktor wirkt, nicht mehr gebildet wird.

Zunehmend macht sich eine Osteoporose allerdings auch unter Männern breit.

Kennzeichen der Osteoporose ist ein beschleunigter Knochenabbau, der anfangs noch unbemerkt verläuft. Man kann sich das so vorstellen, als ob aus einer Mauer nach und nach ein Stein entfernt wird. Von außen sieht man der Mauer lange nichts an – bis sie schließlich so durchlöchert ist, dass schon eine geringe Erschütterung ausreicht, um sie zum Einsturz zu bringen. Einsturzgefährdet sind vor allem die schwammartig aufgebauten Knochen, zu denen Wirbelkörper und Hüftknochen zählen.

Ein Wirbelkörperbruch kann unbemerkt ablaufen, er kann aber auch sehr schmerzhaft sein, sodass tagelang jede Bewegung schmerzt. Später werden auch äußerliche Veränderungen sichtbar – der Bauch wölbt sich leicht nach vorn, man bekommt ein Hochkreuz und einen Buckel. Durch diese ganzen Veränderungen am Skelett entstehen zunehmend bleibende Muskelverspannungen, und die Folge davon sind Dauerschmerzen.

Hüftbrüche können sehr dramatisch ablaufen. Viele ältere Patienten erholen sich nie wieder vollständig davon und bleiben pflegebedürftig.

Der Knochen ist kein starres Gebilde, sondern befindet sich ständig im Auf- und Abbau. Der Knochenaufbau wird durch viele äußere Faktoren beeinflusst, unter anderem durch die Ernährung. Das bedeutet gleichzeitig aber auch, dass Sie aktiv etwas gegen das Fortschreiten der Osteoporose unternehmen können.

»Knochenschwund« ist heute kein Schicksal mehr. Nutzen Sie unser heutiges reiches Nahrungsmittelangebot, um diese Mangelerkrankung gar nicht erst entstehen zu lassen.

Die richtige Ernährung

Achten Sie auf eine kalziumreiche Ernährung. Sie sollten mindestens ein Gramm Kalzium pro Tag zu sich nehmen. Setzen Sie auf Ihren Speisezettel Milch, Joghurt, Käse und viel Gemüse. Übrigens: Fettarme Milchprodukte enthalten die gleiche Kalziummenge wie stark fetthaltige. Beachten Sie das, um eine unnötige Gewichtszunahme zu vermeiden.

Meiden Sie den übermäßigen Genuss phosphatreicher Nahrung wie Fleisch, Wurstwaren, Cola. Auch verschiedene Konservierungsstoffe enthalten Phosphat. Der Phosphor bindet nämlich Kalzium, das dann vom Körper nicht verwertet werden kann.

Gesunde Lebensweise

Sorgen Sie für ausreichende Bewegung. Durch die Bewegung wird das Knochengewebe besser durchblutet, was wiederum den Knochenstoffwechsel ankurbelt.

Meiden Sie Kaffee, Alkohol und Nikotin.

Da auch das Knochengewebe durchblutet wird, hilft bei Osteoporose auch Bewegung.

Erste Anzeichen einer Osteoporose

Wenn Sie den Verdacht haben, dass Sie zu den gefährdeten Personen gehören, sollten Sie die folgenden ersten Anzeichen einer Erkrankung immer im Auge behalten:

■ Häufige Rückenschmerzen, die bei Belastung zunehmen. Der Schmerz strahlt auch in die Beine aus.

- Die Körpergröße nimmt ab. Ursache sind Wirbelbrüche, die ohne Schmerzen ablaufen können.
- Typisch ist der runde Rücken, der auch »Witwenbuckel« genannt wird.

> ### Zum Arzt
> ■■■
>
> - Wenn Sie starke einschießende Schmerzen im Wirbelsäulenbereich haben
> - Wenn Sie bemerken, dass Sie kleiner geworden sind
> - Wenn Sie Medikamente einnehmen wie z. B. Kortison, Schilddrüsenhormone
> - Wenn die Krankheit in Ihrer Familie vorgekommen ist

Osteoporose ist deshalb gefährlich, weil man die Anzeichen der Erkrankung relativ spät bemerkt. Die beste Vorbeugung sind eine gesunde, ausgewogene Ernährung, ausreichend Schlaf und viel Bewegung.

Homöopathische Mittel

Es gibt unter den homöopathischen Mitteln zwei, die sich besonders gut zur unterstützenden Behandlung der Osteoporose eignen.

- CALCIUM FLUORATUM D6 Es ist ein starkes Gewebemittel, das auch positiv auf osteoporotische Knochen wirkt.
- SYMPHYTUM D3 Dieses hervorragende Mittel fördert die Heilung von Knochenbrüchen. Es eignet sich auch, wenn schon Wirbelbrüche aufgetreten sind.

Komplexmittel
- CALCIUM FLUORATUM OLIGOPLEX® In Kombination mit SILICEA OLIGOPLEX® oder SYMPHYTUM OLIGOPLEX®.

Rheumatische Beschwerden

Die Arthritis ist eine chronische Krankheit, die meist in Schüben verläuft. Sie betrifft zwar in erster Linie Gelenke, kann aber auch an Organen wie dem Auge oder dem Herz auftreten.

Kennzeichen aller rheumatischen Erkrankungen sind fließende, ziehende und reißende Schmerzen. Auslöser kann eine chronisch entzündliche Erkrankung sein. Eine der am häufigsten in Frage kommenden Erkrankungen dieser Art ist die Polyarthritis. Hierbei handelt es sich um eine entzündliche Gelenkerkrankung, die wahrscheinlich auf einer Autoimmunerkrankung beruht. Das bedeutet, dass die eigenen Immunzellen die Gelenke zerstören. Meist sind die Gelenke symmetrisch befallen, häufig zuerst die Finger- und Zehengelenke.

Im Vordergrund der Beschwerden stehen am Anfang Gelenkschmerzen und Gelenkschwellungen, später treten eine Vielzahl von Gelenkdeformationen auf.

Zu den rheumatischen Erkrankungen zählt auch die Polyarthrose. In diesem Fall sind die Gelenkknorpel abgenutzt, was zu Schmerzen führt. Häufigste Ursache für solche Abnutzungserscheinungen in Knie, Hüfte und Wirbelsäule sind Fehlhaltungen. Kennzeichen einer Polyarthrose sind Schwellungen des Gelenks und Gelenkschmerzen. Neben diesem »Gelenkrheumatismus« gibt es noch den so genannten »Weichteilrheumatismus«. Dazu zählen beispielsweise die Fibromyalgien. Die Betroffenen haben Schmerzen in den Muskeln, im Bindegewebe und in den Knochen, wobei man ganz bestimmte Punkte auf Rücken, Brust, Ellenbogen und Knien ausmachen kann, die sehr druckempfindlich sind. Von dieser Art der rheumatischen Erkrankung sind in erster Linie Frauen betroffen. Auch einige Stoffwechselerkrankungen, wie z. B. Gicht oder Gelenkverkalkungen, werden zu den rheumatischen Erkrankungen gezählt.

Wenn Sie an einem akuten Schub einer Arthrose leiden, dürfen Sie in keinem Fall Wärmeanwendungen machen. Warten Sie, bis der Schub durch die Medikamente abgeklungen ist.

Homöopathische Mittel von A bis Z

Zur homöopathischen Selbstbehandlung sind in diesem Kapitel einige Einzel- und Komplexmittel empfohlen. Denjenigen, die unter einer rheumatischen Erkrankung leiden, sei aber auch eine Konstitutionsbehandlung empfohlen, die von einem erfahrenen Arzt oder Homöopathen durchgeführt werden sollte.

■ ACIDUM BENZOICUM D3 Die Gelenke knacken bei Bewegung. Reißende Schmerzen mit Stichen, vor allem in der großen Zehe sind typisch. Die Sohle am großen Zeh ist entzündet. Schmerz und Schwellung in Knie und Handgelenk sowie sehr schmerzhafte Knoten treten auf. Die Schmerzen verschlimmern sich im Freien und beim Aufdecken. Sie vertragen keinen Wein.

■ BERBERIS VULGARIS D3 Charakteristisch sind rheumatische, lähmungsartige Schmerzen in Schultern, Armen, Händen, Fingern, Beinen und Füßen, Nervenschmerzen unter den Fingernägeln und Schmerzen im Fußballen beim Auftreten. Die Fingergelenke sind geschwollen. Ein Kältegefühl an der Außenseite des Oberschenkels tritt auf. Stehen verursacht stechenden

Wenn Sie unter Arthritis, Arthrose oder Weichteilrheumatismus leiden, sollten Sie eine Konstitutionsbehandlung in Erwägung ziehen.

Schmerz. Schon nach kurzem Gehen sind die Beine müde. Bewegung verschlimmert die Schmerzen.

Bryonia, die Zaunrübe, kommt bei akuten Schüben in Betracht – bei chronischen Zuständen sollten Sie an Causticum denken.

■ BRYONIA D1–D2 Die Gelenke sind heiß und geschwollen. Es kommt zu heißen Schwellungen der Füße. Der Schmerz in den Gelenken ist stechend und reißend und verschlimmert sich bei Bewegung. Verschlimmerung der Schmerzen auch durch Wärme und morgens. Besserung tritt durch Liegen auf der schmerzenden Seite ein und durch Druck, Ruhe und Kälte.

■ CAUSTICUM D6 Reißende Schmerzen in den Gliedmaßen. Sollte bei chronischen Beschwerden in höheren Potenzen gegeben werden. In diesen Fällen empfiehlt sich Rücksprache mit dem Homöopathen. Wärme, besonders Bettwärme, verbessert die Beschwerden, kalte Luft verschlechtert sie.

■ DULCAMARA D3 Muskel- und Gelenkrheumatismus werden durch nasskalte Witterung, feuchte Räume, Sitzen auf kaltem, feuchten Boden oder, nachdem man im Regen nass wurde, hervorgerufen. Die Füße sind eiskalt. Rheumatische Beschwerden können sich mit Durchfall abwechseln. Bewegung und Wärme lindert die Schmerzen, Kälte, feuchtes, regnerisches Wetter verschlimmern sie. Nachts sind die Schmerzen stärker.

Ledum, der Sumpfporst, ein Strauch, der in den nördlichen Hochmooren Europas, Asiens und Amerikas heimisch ist, hilft oft bei akuten Gelenkentzündungen (in den Zehen).

■ LEDUM D3 Es treten Gichtschmerzen auf, die durch Fuß und Bein in die Gelenke einschießen. Die Gelenke sind entzündet, geschwollen und heiß, aber Sie haben kein Fieber. Der Ballen der großen Zehe ist geschwollen. Der Rücken ist steif, wie nach langem Sitzen. Der Erkrankte fröstelt, trotzdem Besserung der Gelenkschmerzen durch Kälte und kalte Güsse, nicht aber durch Bettwärme.

■ RHUS TOXICODENDRON D3 Die Schmerzen in Muskeln, Sehnen und Bändern, die sich bei Nässe und in der kalten Jahreszeit verschlimmern, sind reißend. Glieder sind steif und wie gelähmt. Kalte, frische Luft wird nicht vertragen. Die Schmerzen und Steifheit im Kreuz bessern sich durch Bewegung oder Liegen auf einer harten Unterlage. Wirkt auch bei Sehnenscheidenentzündung.

■ SPIRAEA D2 Das homöopathische Mittel, das aus der Spierstaude (Echtes Mädesüß) gewonnen wird, enthält Salizylsäure und wirkt daher antientzündlich. Es hilft bei entzündlichen, rheumatischen Erkrankungen.

Komplexmittel

■ BERBERIS OLIGOPLEX® Bei akuten und chronischen rheumatischen Beschwerden. Am Anfang kann vermehrt Wasserlassen und Schwitzen auftreten, was als günstiges Zeichen dafür anzusehen ist, dass die Wirkung eintritt.

■ GELSEMIUM OLIGOPLEX® Bei sehr starken Gelenkschmerzen. Nicht bei Überempfindlichkeit gegen Chinin.

■ LEDUM OLIGOPLEX® Akute und chronische rheumaähnliche Schmerzen mit steifem Rücken und Reißen in den kleinen Gelenken. Hilft bei Gelenkschwellungen und Verschlechterung des Rheumas bei kaltem Wetter. Wegen Colchicum nicht in einer Schwangerschaft anwenden.

■ RHUS TOXICODENDRON OLIGOPLEX® Als Zusatzbehandlung bei Gelenkrheumatismus. Akute und chronische Müdigkeit der Gelenke. Nicht bei Überempfindlichkeit gegen Giftsumachgewächse, Salizylsäure, Terpentin. Nicht bei Nierenfunktionsstörungen, in Schwangerschaft und Stillzeit, auch nicht für Säuglinge und Kleinkinder geeignet.

■ RHEUMEDA® Als Zusatzbehandlung bei chronischer Polyarthritis, Arthrosen, Wirbelsäulenschmerzen und Weichteilrheumatismus (Schulter-Arm-Syndrom, Fibromyalgie).

■ SPIRAEA OLIGOPLEX® Als Zusatzbehandlung bei chronischer Polyarthritis (entzündliche Gelenkerkrankung). Sollte nicht bei Chininüberempfindlichkeit genommen werden.

■ URTICA OLIGOPLEX® Gelenkschmerzen aufgrund von Rheumatismus. Nicht bei Nierenfunktionsstörung, Schwangerschaft, Stillzeit und nicht bei Säuglingen und Kleinkindern.

Sollten Sie Schwierigkeiten haben, das geeignete homöopathische Mittel zu finden, weichen Sie am besten auf ein Komplexmittel aus – denn die Kombination von Mitteln erhöht das Wirkungsspektrum.

Bitte beachten Sie immer die Unverträglichkeiten, die bei den Mitteln angegeben sind.

Homöopathische Rheumasalbe

■ HARPAGOPHYTUM-SALBE Harpagophytum ist die getrocknete Wurzel der Teufelskralle. Besonders wirksam bei Arthrose.

Schlafstörungen

Heutzutage leiden sehr viele Menschen darunter, dass sie schlecht einschlafen können, nachts häufig wach werden oder zu früh aufwachen. In Mitteleuropa klagt fast jeder Zweite über solche Schlafstörungen.

Wer von solchen Problemen betroffen ist und etwas für einen besseren Schlaf tun möchte, sollte sich zunächst darüber klar sein, dass Schlafstörungen nur ein Symptom sind, das viele Ursachen haben kann.

Einschlafstörungen, Durchschlafstörungen, frühzeitiges Erwachen

Was genau ist Ihr Problem mit dem Schlafen: Können Sie nicht einschlafen oder nicht durchschlafen – oder wachen Sie morgens zu früh auf?

Körperliche und seelische Probleme, aber auch eine schlechte »Schlafhygiene« mit unregelmäßigen Bettzeiten und spätem Abendessen können schuld sein an durchwachten Nächten. Auch sollten Sie daran denken, dass zu viel Alkohol die Schlafqualität beeinträchtigt – ebenso wie Nikotin, Kaffee und Schwarztee.

Die Vorstellungen davon, wie viel Schlaf jemand braucht, sind bei einigen Menschen auch überzogen. Es gibt tatsächlich die typischen Kurzschläfer, die mit fünf bis sechs Stunden Schlaf zurecht kommen. Denken Sie auch daran, dass Sie den Mittagsschlaf mit einrechnen müssen. Wer tagsüber schläft, muss sich nicht wundern, wenn er nachts hellwach ist. Wer es also gewohnt ist, nach dem Mittagessen zu schlafen, sollte die »Siesta« auf eine halbe Stunde beschränken.

Bevor Sie mit einer Selbstbehandlung anfangen, sollten Sie durch einen Arzt oder Homöopathen den Fall abklären lassen, ob die Schlafstörungen nicht doch aufgrund eines großen Leidensdrucks bestehen, der vielleicht auch durch andere Beschwerden hervorgerufen wird.

Körperliche Ursachen und was Sie tun können

Gibt es eine bestimmte Ursache, die Ihnen den Schlaf raubt wie Schmerzen oder Herzbeschwerden?

Zu den häufigen körperlichen Ursachen von Schlafstörungen zählen Kopfschmerzen, Magenbeschwerden oder rheumatische Schmerzen, die sich in der Bettwärme häufig verschlimmern. Eine weitere sehr häufige Ursache von Schlafstörungen bei älteren Menschen ist die Arteriosklerose (Arterienverkalkung). Damit sind Durchblutungsstörungen des Herzens oder des Gehirns verbunden, was manchmal zu einer regelrechten Schlafumkehr führt: Nachts kann der Betroffene schlecht ein- oder durchschlafen, dafür überfällt ihn tagsüber eine bleierne Müdigkeit, sodass er sogar im Sitzen einschläft. In diesen Fällen beseitigt eine gezielte Behandlung der ursächlichen Beschwerden die Schlafstörungen.

Für eine ausgeprägte Tagesmüdigkeit, die man sich nicht erklären kann, sind nicht selten so genannte Schlafapnoen verantwortlich. Dabei kommt es während des Schlafs zu kurzfristigen Atemstillständen, die sich oft sehr häufig wiederholen. Ein häufiger Grund für Schlafapnoen sind Übergewicht, Alkohol und Bluthochdruck. Auch Schnarcher sind davon häufiger betroffen.

Schlafapnoen zeigen sich vor allem, wenn man auf dem Rücken schläft. Die Anzeichen sind Atemstillstände von etwa einer Minute und sehr lautes Schnarchen.

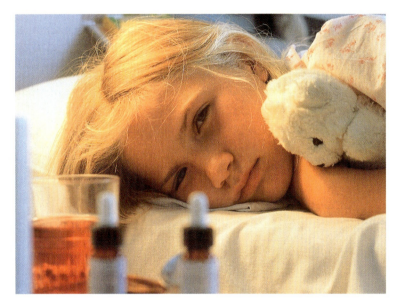

Auch Kinder leiden oft unter Schlafstörungen, wenn sie krank sind. Wie bei den Erwachsenen ist es das Beste, die Grunderkrankung zu behandeln. Dann stellt sich der tiefe, ruhige Schlaf meist von selbst wieder ein.

Da auch Allergiker, Asthmatiker und Patienten mit chronischer Bronchitis sehr unter gestörtem Nachtschlaf leiden, muss in diesen Fällen ebenfalls primär die Grunderkrankung behandelt werden.

Seelische Ursachen und was Sie tun können

Die meisten Schlafstörungen in unserer Leistungsgesellschaft sind allerdings auf seelische Ursachen zurückzuführen. Häufig sorgen äußere Umstände dafür, dass man abends und nachts nicht zur Ruhe kommt. Berufliche Probleme, der Leistungsdruck, finanzielle Belastungen, die Angst vor Arbeitslosigkeit oder davor, mit der ganzen Alltagssituation einfach nicht mehr fertig zu werden, bedeuten gewaltigen Stress. Jede seelische Belastung kann auf Dauer zu Depressionen oder Angststörungen führen. Grundsätzlich sind Schlafstörungen ein zentrales Symptom der Depression.

Auch so genannte Angststörungen nehmen heute immer mehr zu. Jeder Mensch weiß, was Angst ist. Denn Angst zu haben, ist ein ganz natürliches, ja urtümliches Gefühl, so wie Liebe oder Hass, und niemand sollte sich dessen schämen. Ein gewisses Maß an Angst ist ein wichtiger Schutzfaktor, und nur dumme Menschen haben keine Angst. Angst kann aber auch zur Krankheit werden und zwar dann, wenn sie völlig irrational wird, sodass sie selbst für den Betroffenen nicht mehr nachvollziehbar ist. Beispiele sind die Angst davor, eine Straße zu überqueren, aus dem Haus zu gehen oder anderen Menschen zu begegnen. Manche Menschen entwickeln auch eine regelrechte Angst vor dem Schlaf. Bedenken Sie aber immer, dass auch Stoffwechselstörungen wie z. B. eine Schilddrüsenüberfunktion eine Angstsymptomatik auslösen können.

Wer so stark unter seinen Ängsten leidet, dass sie sein Wohlbefinden, seinen Tagesablauf und seine Leistungsfähigkeit beeinträchtigen, muss zum Arzt gehen!

Allgemeine Ursachen und was Sie tun können

Doch nicht immer stecken körperliche oder seelische Ursachen hinter einer teilweise durchwachten Nacht. Ein häufiges Problem berufstätiger Menschen sind beispielsweise Schlafstörungen in der Nacht von Sonntag auf Montag. Dahinter mag natürlich eine gewisse Erwartungsangst stecken. Oft ist aber die Ursache das zu späte Zubettgehen und zu späte Aufstehen am Wochenende, das den Schlafrhythmus, den man unter der Woche einhält, durcheinander gebracht hat.

Auch wer bis spät in die Nacht vor dem Fernseher sitzt, muss sich nicht wundern, wenn der Schlaf nicht kommen will oder wenn der Schlaf von unruhigen Träumen begleitet ist.

Manchmal entstehen Schlafstörungen durch ein aktuelles Tagesgeschehen, das verdrängte Erlebnisse aktiviert. Wenn Sie nachts um sich schlagen oder schweißgebadet nach Alpträumen aufwachen, ist es sicher aufschlussreich, sich mit seinen Träumen auseinanderzusetzen.

Prüfen Sie, wie weit Ihr Bett vom Stromanschluss entfernt ist, ob Ihr Bett auf einer Wasserader steht oder ob andere Feldstörungen Ihr Schlafzimmer beeinträchtigen.

Werfen Sie ruhig einmal einen kritischen Blick auf Ihr Bett, und prüfen Sie, ob vielleicht die Matratze zu hart oder zu weich ist. Sparen Sie nicht am Geld für eine gute Matratze. Probieren Sie auch einmal aus, ob Sie vielleicht ruhiger schlafen, wenn Sie Ihr Bett umstellen. Manche Menschen schlafen übrigens beruhigter ein, wenn sie die Tür im Blick haben.

Machen Sie aus dem Zubettgehen ein persönliches Ritual, um Körper und Geist auf die Ruhephase einzustimmen.

Wichtig sind vor allem die Regelmäßigkeit und das Einhalten einer Reihenfolge, z. B. erst ein kleiner Spaziergang, dann eine Tasse Tee, Zähneputzen, Schlafzimmer noch einmal lüften, ein paar Seiten lesen oder Ähnliches. Versuchen Sie auch, regelmäßig zu einem bestimmten Zeitpunkt ins Bett zu gehen.

Stimmen Sie sich vor dem Zubettgehen in aller Ruhe auf die kommende Nacht ein. Das hat sich bei Einschlafstörungen bewährt.

Zum Arzt

Patienten mit den auf Seite 151 beschriebenen Schlafapnoen sollten sich unbedingt in ärztliche Behandlung begeben!

Entsprechend der vielfältigen Ursachen von Schlafstörungen kommen in der Homöopathie auch viele verschiedene homöopathische Mittel zur Behandlung von Schlafstörungen in Frage. Bei der Mittelauswahl soll der Wegweiser helfen, der sich an verschiedenen Symptomen orientiert, wie zu spätes Einschlafen, zu frühes Erwachen, zugrunde liegende depressive Stimmung, Ängstlichkeit oder allgemeine körperliche Erschöpfung.

Wegweiser – Mittel bei Schlafstörungen

Schlaflosigkeit verbunden mit Angst und/oder allgemeiner Unruhe	Aconitum
	Argentum nitricum
	Arsenicum album
	Gelsemium
	Kalium bromatum
	Valeriana officinalis
Schlaflosigkeit verbunden mit körperlicher und/oder geistiger Erschöpfung, Schwäche	Acidum picrinicum
	Arsenicum album
	Avena sativa
	Kalium phosphoricum

Allgemeine, zur Behandlung der Schlaflosigkeit eingesetzte homöopathische Mittel sind: Avena sativa, Passiflora incarnata, Coffea arabica, Valeriana officinalis.

So arbeiten Sie mit dem Wegweiser:
1. Suchen Sie links in der Tabelle nach Stichworten, die zu Ihren Beschwerden passen.
2. Sie finden dann jeweils einen oder mehrere Mittelnamen rechts in der Tabelle.
3. Vergleichen Sie anschließend die ausführliche Beschreibung der Mittel auf den Seiten 156 bis 163 mit Ihren Symptomen, um sicher zu gehen, dass Sie »Ihr« Schlafmittel gefunden haben.

Wegweiser – Fortsetzung

Schlafstörung bei Arteriosklerose	Barium carbonicum
Nächtliches Aufschreien, Zähneknirschen	Belladonna
	Calcium carbonicum
	Opium
	Stramonium
	Zincum valerianicum
Einschlafprobleme trotz Müdigkeit	Chamomilla
Schlaflosigkeit vor wichtigen Ereignissen (z. B.	Argentum nitricum
Reisefieber, Lampenfieber, Examensangst)	Gelsemium
Wenn Sie wie »aufgedreht« sind	Coffea arabica
Schlaflosigkeit begleitet von Schwitzen	Coffea arabica
Schlaflosigkeit nach Schreck	Aconitum
	Gelsemium
	Ignatia
	Opium
Ruhelosigkeit der Hände und/oder der Beine	Arsenicum album
	Cypripedium pubescens
	Kalium bromatum
	Zincum valerianicum
Zu spätes Einschlafen	Phosphorus
Zu frühes Aufwachen	Nux vomica
	Phosphorus
	Sulfur
Auffahren aus dem Schlaf	Belladonna
	Kalium bromatum
Aufwachen mit Hungergefühl	Lycopodium
	Phosphorus
Aufwachen beim kleinsten Geräusch	Coffea arabica
	Sulfur
Einschlafstörungen	Passiflora incarnata
Durchschlafstörungen	Lycopodium
	Nux vomica
	Sulfur

Nervös bedingte Schlaflosigkeit, Überreizung der Sinne	Avena sativa
	Chamomilla
	Coffea arabica
	Cypripedium pubescens
	Gelsemium
	Kalium phosphoricum
	Nux vomica
	Passiflora incarnata
	Phosphorus
	Valeriana officinalis
	Zincum valerianicum
Schlaflosigkeit nach schwerer Krankheit	Avena sativa
Schlafstörungen bei depressiver Verstimmung	Acidum picrinicum
	Aurum metallicum
	Digitalis
	Kalium phosphoricum
	Sulfur
Schlafstörungen bei Menschen mit raschem Stimmungswandel	Ignatia
Schlafstörungen bei in sich gekehrten, eher pessimistischen Menschen Großer Durst und Verlangen nach Salzigem	Natrium muriaticum
Einschlafen mit Licht	Phosphorus
	Stramonium
Verschlimmerung nach körperlicher oder geistiger Anstrengung und Aufregung	Ignatia
	Kalium phosphoricum
	Zincum valerianicum
Verschlimmerung durch Wärme	Acidum picrinicum
	Aconitum
	Argentum nitricum
	Chamomilla
	Gelsemium
	Kalium bromatum
	Lycopodium

Die Beschwerden sind nicht alphabetisch geordnet, sondern nach der Häufigkeit, mit der sie aufzutreten pflegen. Innerhalb der einzelnen Felder der Liste sind die Mittelnamen dann wieder alphabetisch aufgeführt, um Ihnen die Suche auf den Seiten 156 bis 163 zu erleichtern.

Nicht jedem tut die Bettwärme gut!

Ganz unten im Wegweiser finden Sie eine Zusammenstellung der Schlafmittel, die sich bei Kindern bewährt haben.

Wegweiser – Fortsetzung

Verschlimmerung durch Kälte	Arsenicum album
	Calcium carbonicum
	Kalium phosphoricum
	Phosphorus
	Sulfur
Besserung durch Kälte	Acidum picrinicum
	Argentum nitricum
	Lycopodium
Besserung durch Bewegung	Kalium bromatum
	Lycopodium
	Sulfur
	Valeriana officinalis
Schlaflosigkeit bei beginnender Herzinsuffizienz	Digitalis
Hilfe zum Absetzen von synthetischen Schlafmitteln	Avena sativa
	Passiflora incarnata
Schlafstörungen bei Kindern	Barium carbonicum
	Calcium carbonicum
	Cypripedium pubescens
	Ignatia
	Jalapa
	Lycopodium
	Phosphorus
	Stramonium

Homöopathische Mittel von A bis Z

■ ACIDUM PICRINICUM D6 Sie sind geistig sehr leicht ermüdbar, sind depressiv verstimmt, leiden eventuell auch unter Halbseitenkopfschmerz und haben Rückenprobleme. Sie liegen schlaflos im Bett. Alles wird schlimmer durch Wärme und Sonne. Besserung erfolgt an der kühlen Luft.

Aconitum, der Eisenhut, hilft, wenn man nicht einschlafen kann, weil man sich untertags sehr erschreckt hat.

■ ACONITUM D12 Hierbei handelt es sich um ein typisches »Schreckmittel«, das sich folglich gut eignet, wenn die Schlafstörungen durch Schreck ausgelöst wurden. Charakteristisch für das Mittel sind viel Angst, große Unruhe, heftiger Durst. Abends, nachts und durch Wärme wird alles schlimmer.

■ ARGENTUM NITRICUM D12 Dieses Mittel passt bei Schlafstörungen, die auf Ängsten beruhen, z. B. auf Lampenfieber, Examensangst, Angst vor Terminen, Verabredungen. Menschen, für die Argentum nitricum passt, leiden oft unter Angststörungen. Sie sind unruhig, haben z. B. Angst, über Brücken zu gehen, eine Straße zu überqueren, haben Platzangst, Angst vor Menschenmengen, aber gleichzeitig auch Angst vor dem Alleinsein. Je länger sich die Nervenschwäche hinzieht, umso gleichgültiger werden sie und ziehen sich von allem zurück. Ängste und Aufregungen verursachen häufig auch Magen- und Darmbeschwerden (z. B. Erbrechen und Durchfall). Falls gleichzeitig Magenbeschwerden bestehen, ist zwar das Verlangen nach Süßigkeiten groß, aber die Leckereien werden nicht vertragen. Besserung bringt frische, kalte Luft. Zur Verschlimmerung trägt vor allem Wärme bei: warme Räume, warmes Wetter, sehr warme Kleidung.

Argentum nitricum, ein homöopathisches Mittel auf metallischer Basis, kommt in Frage, wenn Ihre Ängste Ihnen auf den Magen »schlagen« – und wenn die Beschwerden im Warmen zunehmen.

■ ARSENICUM ALBUM D12 Typisch für dieses Mittel ist Schlaflosigkeit, verbunden mit großer Angst und allgemeiner Schwäche. Die Angst kann sich bis zur Todesfurcht steigern, sodass Sie nirgendwo mehr zur Ruhe kommen und ständig hin und her wandern. Auch geistig kommen Sie nicht zur Ruhe. Sie sind nicht gern allein, da Sie sich davor fürchten, dass Ihnen etwas zustoßen könnte.

Häufig werden Sie von Gewissensbissen gequält. Auch Schwermut stellt sich ein, wenn Sie allein sind.

Charakteristisch für dieses Mittel sind zudem ein ängstlicher Gesichtsausdruck, Unruhe in Armen und Beinen, Zittern, Schwitzen und Herzklopfen.

Die Schlaflosigkeit sowie alle anderen Beschwerden neigen dazu, periodisch aufzutreten.

Verschlimmerung tritt um Mitternacht und in Ruhe ein. Kälte verschlechtert die Beschwerden, Wärme bessert sie.

Bei schweren Ängsten und ihren Folgen wie Zittern oder Schwermut sollten Sie Arsenicum album, das weiße Arsenikum, in Betracht ziehen.

■ AURUM METALLICUM D12 Aurum metallicum ist ein Mittel, das gut geeignet ist, wenn Schlafstörung und depressive Verstimmung gleichzeitig auftreten – oder wenn schwankender Bluthochdruck besteht. Der Aurum-metallicum-Typ ist von Natur aus von ärgerlichem Wesen, leicht gereizt, ängstlich, gelegentlich jähzornig. Die Beschwerden verschlimmern sich nachts.

Den Hafer, Avena sativa, können Sie auch wählen, wenn Sie nach einer Krankheit erschöpft sind oder von Ihren synthetischen Schlafmitteln loskommen möchten.

■ AVENA SATIVA D1–D3 Bei Schlaflosigkeit und nervösen Erschöpfungszuständen mit Konzentrationsschwäche, auch bei Schlaflosigkeit nach schwerer Krankheit und sich länger hinziehender Rekonvaleszenz hilft dieses Mittel. Es unterstützt auch den Entzug von synthetischen Schlafmitteln. Nehmen Sie fünf bis zehn Tropfen kurz vor dem Zubettgehen ein.

■ BARIUM CARBONICUM D6 Hierbei handelt es sich um ein Mittel, das vor allem für ältere Menschen, deren Schlafstörungen auf einer Arteriosklerose beruhen, geeignet ist. Aber auch Kinder, deren geistige und körperliche Entwicklung verzögert ist, werden von diesem Mittel positiv beeinflusst. Ältere Menschen leiden manchmal gleichzeitig unter Schwindel und harten, klopfenden Herztönen, die sie als störend empfinden.

Es dauert immer etwa zwei bis drei Wochen, bis das Mittel seine Wirkung zeigt.

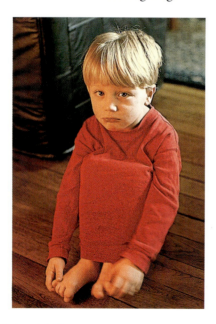

Hinter kindlichen Schlafstörungen stecken häufig Probleme mit Freunden, Geschwistern, Lehrern oder Erziehern.

■ BELLADONNA D12–D30 Sie sind reizbar und ängstlich. Bestehen Schlafstörungen, so sind Zusammenzucken, Zähneknirschen, Kopfrollen im Schlaf sowie das Auffahren aus dem Schlaf mit einem Schrei typisch.

■ CALCIUM CARBONICUM D12 Hauptsächlich handelt es sich hier um ein Kindermittel, das besonders für phlegmatische Kinder passt, die sehr brav wirken. Typische Zeichen, dass das Mittel passt, sind beängstigende Träume, Zähneknirschen im Schlaf und nächtliches Aufschreien.

Kälte, Nässe und Anstrengungen (auch Essen) verschlimmern die Beschwerden.

■ CHAMOMILLA D6 Die Ursache Ihrer Schlaflosigkeit ist nervösen Ursprungs. Sie sind überempfindlich, ungeduldig und ärgerlich-gereizt, manchmal sogar regelrecht schnippisch. Auffallend ist Ihre Schmerzempfindlichkeit. Sie sind müde, können aber nicht einschlafen.

Chamomilla-Kinder sind sehr unruhig und wollen unbedingt getragen werden. Der Kopf ist rot mit heißem Schweiß.
Zur Verschlimmerung kommt es abends und nachts sowie durch Wärme und als Folge von Ärger.

■ COFFEA ARABICA D4–D6 Das Mittel eignet sich gut für Menschen, die an sich ein heiteres Wesen haben, die aber ständig unter Hochspannung stehen. Sie nehmen geringste Geräusche wahr, eine Idee jagt die andere. Es besteht große Schmerzempfindlichkeit. Menschen, für die Coffea arabica passt, leiden auch häufig unter nervösem Herzklopfen und Durchfall. Schon Freude und Begeisterung können Sie nervlich überfordern und Schlafstörungen auslösen. Nachts sind sie wie »aufgedreht«. Schlaflosigkeit wird oft von Schwitzen begleitet.

Hochdruck kennzeichnet dieses Mittel: Bei inneren Spannungen, Herzklopfen, Aufgeregtsein und den daraus resultierenden Schlafstörungen hilft oft Coffea arabica.

■ CYPRIPEDIUM PUBESCENS D3 Dieses Mittel eignet sich gut für Kinder und Frauen von nervösem Temperament. Sie sind heitere Menschen, die voller Ideen stecken, doch Körper, Arme und Beine sind ruhelos. Je mehr bei Ihnen die Nervosität zunimmt, desto mehr schlaffen Sie ab. Sie werden müde, gleichgültig und haben düstere Gedanken. Es bestehen Antriebsstörungen bei gleichzeitiger körperlicher Unruhe und großer Nervosität. Kinder dieses Typs wachen nachts auf, sind dann sehr lebhaft und wollen spielen.

■ DIGITALIS D2–D4 Digitalis ist ein wichtiges Mittel bei Schlaflosigkeit und Depressionen, die als Zeichen einer beginnenden Herzinsuffizienz (Herzschwäche) auftreten.

■ GELSEMIUM D3–D12 Sie haben Schlafstörungen, die aufgrund einer Aufregung oder eines ausgestandenen Schreckens bestehen, oder deren Ursache Angst ist. Oft sind die Schlafstörungen verbunden mit krampfartigen Kopfschmerzen, die vom Nacken nach vorne ziehen.
Menschen, für die das Mittel Gelsemium passt, sind oft sehr nervös und leicht erregbar. Sie fühlen sich sehr schnell körperlich schwach und können bei Aufregungen zu zittern beginnen. Typisch für sie ist Lampenfieber – ein Ausdruck der bei ihnen oft vorkommenden Erwartungsangst. Wenn sie am nächsten Tag einen wichtigen Termin haben, können sie nicht einschlafen. Je größer Erregung und körperliche Schwäche werden, umso häufiger können plötzliche Angstzustände auftreten.

Wilder Jasmin, Gelsemium, sollten Sie wählen, wenn Sie Lampenfieber haben und vor Aufregung nicht schlafen können.

Besserung bringt ein Gang zur Toilette mit reichlichem und hellem Urinabgang. Wärme, Sonne und Bewegung, aber auch jede Form von Schreck, die zu Furcht, Angst und innerer Aufregung führen, bekommen ihnen nicht und verschlimmern ihre Beschwerden.

Ignatia, die Ignatius Bohne, hilft vor allem Frauen, aber auch kleinen Kindern, die sich einen Kummer sehr zu Herzen genommen haben und die deshalb nachts nicht mehr schlafen können.

■ IGNATIA D3–D12 Dieses Mittel eignet sich vor allem gut für dunkelhaarige Frauen und Kinder mit reizbar-schwachem Wesen und einem Hang zur Weinerlichkeit. Sie sind launisch und innerlich sehr aufgeregt. Ein rascher Stimmungswandel zwischen Traurigkeit und Freude ist ebenfalls typisch für sie. Häufig leiden sie unter Schlafstörungen, die mit anderen Beschwerden wie z. B. Kopfschmerzen verbunden sind.

Die meisten Beschwerden, bei denen Ignatia helfend wirkt, so auch die Schlafstörungen, sind auf einen erlittenen Kummer oder Schreck, sowie auf Furcht vor etwas zurückzuführen. Oft tritt auch ein Kloßgefühl im Hals auf.

Verschlimmerung der Beschwerden bringt jede körperliche oder geistige Anstrengung oder Aufregung.

■ JALAPA ab D30 Dieses homöopathische Mittel wird aus dem Harz der Knolle einer nur in Südamerika heimischen Pflanze gewonnen. Das Mittel eignet sich vor allem für Kinder, die tagsüber brav und umgänglich sind, nachts aber oft stundenlang schreien.

■ KALIUM BROMATUM D6 Bei Schlaflosigkeit, die von Angst und motorischer Unruhe begleitet wird, eignet sich dieses Mittel. Typisch ist die große Ruhelosigkeit der Hände: Sie müssen immer etwas zu tun haben. Wenn Sie einschlafen, dann ist der Schlaf sehr unruhig, Sie werfen sich im Bett hin und her, fahren ängstlich aus dem Schlaf auf, ohne jedoch richtig wach zu werden. In der Nacht nimmt Ihr Speichelfluss zu.

Wärme verschlimmert die Beschwerden, Besserung bringen dagegen Bewegung und Beschäftigung.

Auf metallischer Basis beruht das Homöopathikum Kalium phosphoricum, das bei nervös-depressiven Spannungszuständen und Schlafstörungen hilft.

■ KALIUM PHOSPHORICUM D6 Sie leiden unter Tagesschläfrigkeit, haben ein reizbares, unruhiges und ängstliches Wesen. Sie fühlen sich erschöpft und leiden unter nervöser Schlaflosigkeit sowie nervösen Herzbeschwerden und Angstgefühl mit erhöhter Herzschlagfrequenz. Ihr Gedächtnis ist nicht gut, und es besteht sogar eine Neigung zu depressiven Verstimmungen.

Gegen Morgen und in der Kälte verschlimmern sich Ihre Beschwerden. Auch geistige Anstrengung und seelische Erregung bekommen Ihnen nicht.

■ LYCOPODIUM D12 Lycopodium ist ein wichtiges Konstitutionsmittel, das sich gut für intelligente, jedoch missmutige und verdrießliche Menschen eignet. Es besteht allgemeine Schwäche und geistige Ermüdung. Typisch ist das Aufwachen gegen zwei Uhr morgens mit einem Hungergefühl. Kinder schreien nach dem Aufwachen und stoßen mit Armen und Beinen um sich. Verschlimmerung erfolgt durch Wärme, Besserung durch kühle frische Luft und Bewegung.

Der Bärlapp, Lycopodium, ist eine der ältesten Pflanzenarten auf unserem Planeten. Er hilft intelligenten, aber schnell verdrossenen Menschen, wenn sie übermüdet und geschwächt sind.

■ NATRIUM MURIATICUM D12 Besonders für stille, in sich gekehrte, eher pessimistische Menschen, die seelische Belastungen nur sehr schlecht verkraften und im Stillen leiden, eignet sich dieses Mittel. Sie wollen allein gelassen werden. Typisch ist großer Durst und das Verlangen nach Salzigem. Die Beschwerden verschlimmern sich vormittags.

■ NUX VOMICA ab D4 Dieses Mittel eignet sich besonders für reizbare überarbeitete Menschen mit vorwiegend sitzender Lebensweise in einer hektischen Umgebung. Meist sind sie aufbrausend, können keinen Widerspruch vertragen und neigen zu Genussmittelmissbrauch (Kaffee, Alkohol, Nikotin). Sie haben einen sehr unruhigen Schlaf, wachen morgens viel zu früh auf und können dann nicht wieder einschlafen. Alle Beschwerden sind morgens schlimmer. Früh am Morgen klagen sie häufig über Kopfschmerzen und Müdigkeit. Ruhe bessert die Beschwerden. Essen und Reizmittel (Alkohol, Kaffee, Nikotin) verschlimmern sie.

Der moderne Großstadtmensch ist der klassische Nux-vomica-Typ. Überreizt, gestresst und leicht überfordert, kommt er auch nachts nur schwer zur Ruhe.

■ OPIUM D30 Opium ist wie Aconitum ein wichtiges Schreckmittel in der Homöopathie und eignet sich bei allen vegetativen Störungen als Folge von Schreck oder Aufregung, so auch bei Schlafstörungen, die durch einen Schreck (bei Kindern z. B. durch ein Gewitter) ausgelöst wurden. Typisch ist nächtliches Aufschreien, ohne aufzuwachen.

■ PASSIFLORA INCARNATA D2 Passiflora incarnata wird auch als pflanzliches Einschlafmittel eingesetzt und besitzt als Urtinktur eine stark beruhigende Eigenschaft. Es eignet sich gut bei nervös bedingten Einschlafstörungen. Eine Gabe von Passiflora incarnata empfiehlt sich auch bei Patienten, die längere Zeit synthetische Schlaftabletten eingenommen haben und diese absetzen möchten.

■ PHOSPHORUS D12 Das Mittel passt für hochaufgeschossene, körperlich etwas schwächliche Menschen, die sehr begeisterungsfähig sind und viel Fantasie besitzen. Sie sind nervlich stark übererregt, schreckhaft und ängstlich, können nicht ruhig sitzen oder stehen. Typisch für Phosphorus ist die Neigung zu Blutungen, zum Beispiel Nasenbluten, starkes Bluten von kleinen Wunden. Wenn Schlafstörungen bestehen, sind spätes Einschlafen und zu frühes Erwachen typisch. Kinder wollen nicht ohne Licht einschlafen (wie bei Stramonium, unten). Typisch ist ein Erwachen mit Hunger.

Kalte und frische Luft werden schlecht vertragen. Besserung ihrer Beschwerden bringen Ruhe und Schlaf. Sie haben Angst vor dem Alleinsein.

■ STRAMONIUM D30 Sie sind in höchstem Grade erregt. Typisch ist das Verlangen nach Licht (wie bei Phosphorus, oben) und Gesellschaft. Kinder wollen nur bei Licht einschlafen, wälzen sich im Schlaf und schreien plötzlich auf, ohne wach zu werden. Oft auch tritt im Schlaf Zähneknirschen auf und der Kopf rollt hin und her. Im Dunkeln und im grellen Licht verschlimmern sich die Symptome.

■ SULFUR D30 Sulfur ist wie Lycopodium ein wichtiges Konstitutions- und Stoffwechselmittel. Es passt zu mürrischen und reizbaren Menschen, die immer etwas pessimistisch und depressiv sind. Sie wachen morgens gegen drei bis vier Uhr auf und können nur noch schlecht einschlafen. Hände und Füße sind kalt. Oberflächlicher Schlaf, frühes und leichtes Aufwachen sind typisch. Ein Zudecken der Füße verursacht ein Brennen und sie strecken die Füße gleich wieder aus der Bettdecke hervor. Manchmal werden sie durch morgendliche Durchfälle aus dem Bett getrieben. Kinder wälzen sich im Schlaf und schreien auf, ohne wach zu werden.

Verschlimmerung tritt abends, nach Mitternacht, durch Bettwärme, Nässe und Kälte, kaltes Baden und Waschen, sowie Wetterwechsel auf. Besserung erfolgt durch trockenes, warmes Wetter und durch Bewegung.

■ VALERIANA OFFICINALIS ab D2 Es besteht Schlaflosigkeit mit allgemeiner Unruhe. Die Sinne sind überreizt wie bei Coffea arabica (→ Seite 159). Man kann sich nicht ruhig halten. Oft treten zusätzlich Kopfschmerzen auf. Abends, nachts, in der Ruhe und nach Anstrengung wird alles schlimmer. Die Unruhe bessert sich durch Bewegung und Beschäftigung.

■ ZINCUM VALERIANICUM ab D2 Bei nervös bedingter Schlaflosigkeit passt Zincum valerianicum. Sehr typisch ist die große Unruhe in den Beinen. Sie müssen ständig bewegt werden. Auch nächtliches Zähneknirschen kommt vor. Tagsüber ist der Betroffene schläfrig und fühlt sich abgeschlagen. Verschlimmerung durch geistige Anstrengung, nach dem Essen, wenn man Wein getrunken hat und während der Menstruation.

Bessert sich Ihre Schlaflosigkeit, wenn Sie aufstehen und etwas tun? Dann könnte Zincum Valerianicum das Mittel Ihrer Wahl sein.

Komplexmittel

■ COFFEA PENTARKAN® Bei Einschlafstörungen.

■ DORMI GASTREU® N R14 Bei Schlaflosigkeit, verbunden mit nervöser Unruhe und Erregungszuständen, Überreiztheit des Nervensystems.

■ LOBELIA OLIGOPLEX® (INDISCHER TABAK) Schlafstörungen nach Aufregung.

■ LUPULINUM OLIGOPLEX® (HOPFENMEHL) Wirkt beruhigend und schlaffördernd.

■ NOXOM® S Schlaflosigkeit verbunden mit depressiven Verstimmungen.

■ PASCONAL FORTE® Einschlafstörungen, verbunden mit körperlicher und geistiger Erschöpfung, vegetative Dystonie.

■ PASSIFLORA OLIGOPLEX® (PASSIONSBLUME) Schlafstörung mit Unruhe verbunden, insbesondere für Kinder geeignet.

■ PRESSELIN® NERVENNAHRUNG N Sie sind unruhig, reizbar, können sich schlecht konzentrieren und leiden unter nervöser Erschöpfung und Schlafstörungen.

■ SUMBULUS OLIGOPLEX® Geeignet bei nächtlichem Aufschreien, Kloßgefühl im Hals.

Erschöpfung, die in Folge von Schlafstörungen auftritt, wirkt sich auf das gesamte Umfeld des Betroffenen aus.

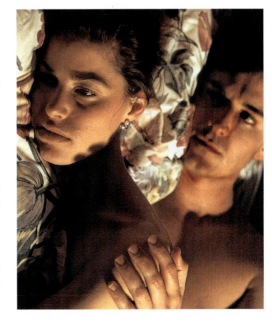

Schwindel, Ohrgeräusche und Ohrensausen

Wir haben die Behandlung von Schwindel und von Ohrgeräuschen (Tinnitus) in einem Kapitel zusammengefasst, da diese gesundheitlichen Probleme durchaus Ähnlichkeit miteinander haben. Dazu gehört, dass man die Ursachen manchmal nur schwer feststellen kann, was viele Patienten verunsichert. Auch dass Schwindel und Tinnitus meist eine starke psychische Komponente haben, bei der Stress eine auslösende Rolle zukommt, spricht dafür, diese Erkrankungen gemeinsam zu betrachten.

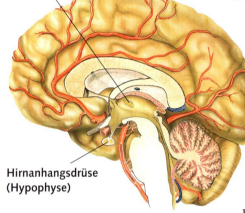

Hypothalamus

Hirnanhangsdrüse (Hypophyse)

Querschnitt durch das menschliche Gehirn mit Hypothalamus und Hypophyse.

Querschnitt durch das Ohr, das heute durch Lärm stark belastet ist.

Schwindel

Statistiken zufolge steht Schwindel – nach Kopfschmerzen – auf Platz zwei der wichtigsten Gründe für einen Arztbesuch. Das Typische am Auftreten von Schwindel ist, dass er an sich keine Krankheit darstellt: Bei mehr als 100 verschiedenen Erkrankungen tritt Schwindel als Begleitsymptom auf!

Um über diese Vielfalt der Ursachen Herr zu werden und um in jedem einzelnen Fall die richtige Behandlung zu finden, unterscheidet man zunächst fünf Arten:

■ Es gibt den so genannten peripheren Schwindel, dessen Ursache eine Störung im Innenohr ist.

■ Der zentrale Schwindel beruht auf einer Störung im Gehirn. Als Ursachen kommen hier zerebrale Durchblutungsstörungen in Frage, die gerade bei älteren Menschen häufig vorkommen, oder eine Störung bei der Weiterleitung von Nervensignalen.

■ Sehr häufig sind Herz-Kreislauf-Erkrankungen die eigentliche Ursache der Beschwerden oder ein zu hoher oder zu niedriger Blutdruck.

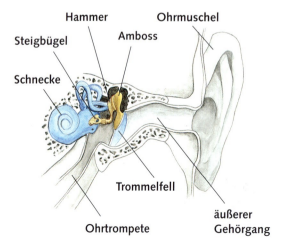

Hammer

Ohrmuschel

Steigbügel

Amboss

Schnecke

Trommelfell

äußerer Gehörgang

Ohrtrompete

- Nicht selten sind die Auslöser auch Verspannungen im Halswirbelsäulenbereich. In diesen Fällen sind einfache Entspannungsübungen und Gymnastikübungen sehr nützlich.
- Ältere Menschen klagen häufig, dass ihnen immer schwindelig wird, wenn sie nach oben blicken, um z. B. eine Tasse aus dem Regal zu nehmen. In diesem Fall ist die Ursache häufig eine Verkalkung der hinteren, unteren Kleinhirnarterie. Beim Blick nach oben wird sie abgeknickt, und es kommt kurzfristig zu einer verminderten Durchblutung des Gehirns, was den Schwindel auslöst.

Zum Arzt

Falls Sie unter immer wiederkehrenden Schwindelanfällen leiden, sollten Sie auf alle Fälle die Ursachen von einem Arzt sorgfältig abklären lassen. Mit der Behandlung der zugrunde liegenden Erkrankungen bessert sich auch der Schwindel.

Wer einen niedrigen Blutdruck hat, kennt die typischen Anzeichen von Schwindel am Morgen, nach schnellem Aufstehen oder bei langem Stehen.

Das können Sie tun

Unabhängig von der auslösenden Ursache geben wir allen Schwindelpatienten diese Tipps:

- Meiden Sie Kaffee und schwarzen Tee.
- Gehen Sie sehr sparsam mit Salz und Zucker um.
- Stehen Sie langsam auf – besonders nach dem Essen.
- Bleiben Sie morgens einen Moment auf der Bettkante sitzen.
- Sehr wichtig ist Bewegung. Auch für das Gleichgewichtsorgan gilt »wer rastet, der rostet«. Es braucht nämlich ständig Reize von außen, um gut funktionieren zu können. Wenn Sie sich vor plötzlichen Schwindelanfällen fürchten, nehmen Sie einen Stock als Gehhilfe mit, oder noch besser: Machen Sie kleine Spaziergänge mit Ihrem Mann oder Ihrer Frau und haken Sie sich ein.
- Eine einfache Übung für Schwindelpatienten ist die Folgende: Legen Sie sich hin und bewegen Sie die Augen, erst langsam, und dann immer schneller werdend, von oben nach unten und von links nach rechts.

Wiederholen Sie diese Übung mit geschlossenen Augen.

Wenn der Schwindel keine schweren Ursachen hat, sind leichtes körperliches Ausdauertraining und Rücksicht auf sich selbst das Beste, was man tun kann.

Dann kombinieren Sie die Augenbewegungen mit den Kopfbewegungen.

Als Nächstes fixieren Sie, immer noch im Liegen, einen Punkt an der Wand und drehen den Kopf nach links und nach rechts. Dabei behalten Sie den Punkt immer im Auge.

Wenn bei den Übungen kein Schwindel mehr auftritt, wiederholen Sie das Ganze im Sitzen.

Homöopathische Mittel von A bis Z

Bei Schwindel im Alter hilft oft Barium carbonicum.

■ BARIUM CARBONICUM D6 Es hilft bei Schwindelzuständen älterer Menschen, die bereits eine Arteriosklerose haben. Dieses Mittel braucht zwei bis drei Wochen Anlaufzeit.

■ COCCULUS D6 Wenn Sie den Kopf heben, wird Ihnen schwindelig – häufig mit Erbrechen. Dieses Mittel hilft auch Menschen, die an »Reisekrankheit« leiden und denen im Auto, in der Bahn oder auf dem Schiff schwindelig wird.

■ CONIUM D6 Ihnen wird schwindelig, wenn Sie sich im Bett aufsetzen oder drehen und wenn Sie den Kopf drehen. Dabei können Sie an Händen und Beinen zittern. Ruhe und Kälte verschlimmern Ihre Beschwerden, auch nachts geht es Ihnen schlechter.

Glonoinum ist als Mittel bei der Menière-Krankheit angezeigt.

■ GLONOINUM D6 Glonoinum ist ein Mittel, das bei Schwindel angezeigt ist, der auf einer Störung des Gleichgewichtsorgans (im Innenohr) beruht. Es fördert die Durchblutung im Innenohr und wirkt damit positiv auf die Menière-Krankheit. Bei dieser Erkrankung fällt ein Gleichgewichtsorgan aus, was zu anfallsartigem Drehschwindel, Übelkeit und Erbrechen führt. Auch einseitige Schwerhörigkeit oder einseitige Ohrgeräusche treten bei dieser Erkrankung auf.

■ PHOSPHOR D6 Dieses Mittel hilft älteren Menschen, denen nach dem Aufstehen schwindelig wird. Das Mittel passt besonders gut zu Menschen, die rasch niedergeschlagen sind, die leicht ärgerlich werden, die furchtsam sind und empfindlich auf äußere Einflüsse reagieren.

■ VISCUM ALBUM D6 Sie haben Schwindelanfälle mit »dickem Kopf«. Das Mittel passt gut zu Ihnen, wenn Sie eher verdrießlicher Stimmung sind, wenn Sie unruhig sind, schlecht schlafen und zu allem Übel auch noch Kopfschmerzen haben.

Komplexmittel

- COCCULUS OLIGOPLEX® Bei Schwindel, der mit Arteriosklerose zusammenhängt und Fahrschwindel.
- CONIUM OLIGOPLEX® Bei Schwindel, der auftritt, wenn man den Kopf bewegt.
- HEVERTIGON® Bei Schwindelzuständen aller Art, Menière-Krankheit, Reisekrankheit.
- NAUPATHON® Schwindel mit Übelkeit und Erbrechen während der Reise mit Auto, Bahn, Schiff, Flugzeug. Nicht während der Schwangerschaft und Stillzeit und nicht bei Säuglingen und Kleinkindern anwenden!
- SALIX OLIGOPLEX® Versuchsweise bei der Menière-Krankheit. (Nicht während der Schwangerschaft und Stillzeit und nicht bei Säuglingen und Kleinkindern anwenden!)
- VERTIGOHEEL® Allgemein bei Schwindelzuständen. Enthält Cocculus und Conium, sowie Ambra, das bei Arteriosklerose eingesetzt wird.
- VERTIGO-HEVERT® Bei Schwindel, Erbrechen, Reise- und Bewegungskrankheit.
- VERTIGOPAS® Enthält ebenfalls Cocculus und Conium, sowie Ambra, außerdem Petroleum, das bei Reisekrankheit sowie Übelkeit und Erbrechen wirkt, und Oenanthe crocata, das bei Schwindelanfällen mit Brechwürgen eingesetzt wird.

Wenn Sie unter den Einzelmitteln Ihr Simile nicht gefunden haben, ist es ratsam, ein zu Ihnen passendes Komplexmittel zu versuchen, denn die Kombination von Mitteln erhöht das Wirkungsspektrum.

Ohrgeräusche/Ohrensausen

Ohrgeräusche (Tinnitus) treten sehr häufig in Kombination mit Schwindel auf. Das heißt, auch die Ursache der Ohrgeräusche und die Ursache von Schwindel sind oft die gleichen. Auffallend ist allerdings, dass Ohrgeräusche sehr häufig nach Virusinfektionen auftreten. Ist der Infekt ausgeheilt, verschwindet auch oft das lästige Geräusch im Ohr.

Lärm ist eine häufige Ursache von Tinnitus. Als bedeutender Auslöser des Ohrgeräusches gilt auch Stress.

Zum Arzt

Grundsätzlich gilt: Lassen Sie die Ursachen sorgfältig bei einem Arzt abklären. Mit Behandlung der ursächlichen Erkrankung bessern sich auch die Ohrgeräusche.

*Wenn Sie unter hart-
näckigem Tinnitus
leiden, sollte ein
Orthopäde Ihre
Halswirbelsäule
untersuchen.*

Homöopathische Mittel

■ PHOSPHORUS D6 Im Ohr rauscht, brummt oder pfeift es.
Sie haben manchmal auch das Gefühl, als würden die eigenen
Worte wie ein Echo widerhallen.

Komplexmittel
■ VASOTONICUM OLIGOPLEX® Bei Ohrgeräuschen, die auf
einer zerebralen Arteriosklerose beruhen.
■ SALIX OLIGOPLEX® Ohrgeräusche bei der Menière-Krankheit. Sollte im Wechsel mit XANTHOXYLON OLIGOPLEX® genommen werden.

Übergewicht

Etwa jeder fünfte erwachsene Bundesbürger ist stark übergewichtig. Das bedeutet, dass das Übergewicht für ca. 20 Prozent
der Bevölkerung ein hohes Gesundheitsrisiko darstellt. Weitere
40 Prozent unserer Bevölkerung sind »normal« übergewichtig
und haben damit bereits ein erhöhtes Gesundheitsrisiko. Da
hinlänglich bekannt ist, dass Übergewicht eine Reihe von Fol-
geerkrankungen bewirkt wie Herz-Kreislaufprobleme, Leber-
erkrankungen, Arteriosklerose, Diabetes usw. hat sicher jeder
»Dicke« mindestens schon einmal eine Diät begonnen und hat
vermutlich ein überaus frustrierendes Erlebnis gehabt: Nach der
Diät kamen die Pfunde fast unweigerlich wieder zurück.
Oft nimmt man nach einer Diät so viel zu, dass man schließlich
noch mehr auf die Waage bringt als vorher (Jo-Jo-Effekt).

*Sie möchten Ihr Über-
gewicht reduzieren -
aber keine Diät hilft?
Wer einfach nicht
»normal« essen kann,
sollte sich mit einem
Arzt oder Psycho-
therapeuten beraten
oder einer Selbsthilfe-
gruppe beitreten.*

Das können Sie tun

Wer ernsthaft abnehmen möchte, erreicht das nur durch eine
langfristige Umstellung der Ernährungsgewohnheiten, und die
ist im Grunde nicht halb so schwer, wie man meinen könnte.
Achten Sie in erster Linie auf das Fett in der Nahrung. Vor allem
die versteckten Fette sind wahre »Figurkiller«. Sie lauern in
unglaublichen Mengen in Wurstwaren, in Chips, in Frittiertem,
in Schokolade. Fett macht fett. Aber auch alle Süßigkeiten sorgen kräftig für Übergewicht.

Zu einer Diät gehört übrigens immer Bewegung. Sie müssen aber nicht gleich zum Leistungssportler werden. Für den Anfang genügt der tägliche, flotte Spaziergang.

So berechnen Sie Ihren BMI (body mass index)

Der BMI liefert eine bessere Aussage über die Fettmasse, als die alte Methode »Körpergröße in Zentimeter minus 100«. Berechnet wird der BMI, indem man das Körpergewicht durch die Körpergröße im Quadrat teilt (kg/m^2). Idealerweise sollte der BMI zwischen 20 und 25 liegen. Ab einem BMI von 25 ist man also bereits übergewichtig.

Ab einem BMI von 30 spricht man von krankhaftem Übergewicht (Adipositas). Wenn Sie also 1,60 Meter groß sind und dabei 78 Kilogramm auf die Waage bringen, sind Sie schon fettsüchtig und haben dadurch ein hohes Gesundheitsrisiko.

Von Gemüse und Obst nehmen Sie nicht zu. Beobachten Sie also, bei welcher Gelegenheit Sie unkontrolliert Fett und Süßigkeiten essen. Ersetzen Sie diese »Mahlzeiten« durch die vitamin- und nährstoffreichen Früchte der Natur.

Homöopathische Mittel

Es gibt einige homöopathische Mittel, die das Abnehmen erleichtern. Sie sind jedoch kein Freifahrschein für ungezügeltes Essen und ersetzen auch nicht die körperliche Bewegung. Sie werden nur Erfolg haben, wenn Sie gleichzeitig versuchen, Ihre Lebensweise zu ändern.

Homöopathische Mittel von A bis Z

■ CALOTROPIS GIGANTEA URTINKTUR bis D4 Es ist bei Fettleibigkeit ein hilfreiches Mittel, da es die Muskeln festigt. Nehmen Sie dreimal täglich vor jedem Essen ein bis fünf Tropfen.
■ CALCIUM CARBONICUM D6–D12 Calcium carbonicum hilft hellhäutigen, aufgeschwemmten dicken Menschen, die leicht schwitzen, das Gewicht zu regulieren.
■ FUCUS VESICULOSUS D1 Aufgrund seines Jodgehalts steigert dieses Mittel den Grundumsatz.
Achtung: Nicht bei Schilddrüsenüberfunktion einnehmen!

Komplexmittel
■ FUCUS OLIGOPLEX® Nicht ohne ärztlichen Rat bei Schilddrüsenerkrankungen einnehmen!

Die Wirkung von homöopathischen Mitteln bei Übergewicht ist begrenzt. Den größten Erfolg verspricht eine gesunde Lebensweise.

■ CALCIUM CARBONICUM N OLIGOPLEX® Dieses Komplex-mittel enthält Kalium jodatum und sollte deshalb bei Schild-drüsenerkrankungen nicht ohne ärztlichen Rat eingenommen werden.

Venenleiden

Der Grund, warum manche Menschen ein Venenleiden haben und sogar Thrombosen bekommen und andere nicht, ist bis heute nicht geklärt. Vorsicht aber, wenn es Venenprobleme in Ihrer Familie gibt!

Schuld an der Bildung von Krampfadern in den Beinen ist ein Umstand, der auf den ersten Blick nur Vorteile zu haben scheint. Durch den aufrechten Gang müssen die Beine unser gesamtes Körpergewicht tragen. Für die Beinadern bedeutet das zusätzlich, dass sie wegen der Schwerkraft, die auch uns Menschen nach unten zieht, einen viel höheren Druck aushalten müssen als die Gefäße im Arm. Da unsere Venen relativ muskelschwach und dünnwandig sind und Belastungen nicht so gut aushalten, wie die Arterien, kann es vorkommen, dass die Venenklappen ausleiern, wenn der Druck zu groß wird. Diese Venenklappen verhindern normalerweise, dass das Blut, das Richtung Herz gepumpt wird, wieder zurückfließt.

An Krampfadern ist aber nicht nur der aufrechte Gang schuld. Sie sind auch eine typische Zivilisationskrankheit. Normalerweise pressen die Muskeln an den Beinen, besonders die Wadenmuskeln, die Venen beim Gehen zusammen und drücken so das Blut nach oben. Dies wird als »Muskelpumpe« bezeichnet. Leider kommt bei vorwiegend sitzenden oder stehenden Tätigkeiten diese Muskelpumpe zu selten zum Einsatz. Krampfadergefährdet sind vor allem Menschen mit angeborener Bindegewebsschwäche.

Frauen in der Schwangerschaft können Venenleiden entwickeln. Gehen Sie bei den ersten Anzeichen zum Arzt – er wird Ihnen Stützstrümpfe verordnen.

Auch entwickeln Frauen wesentlich häufiger Krampfadern als Männer, wobei besonders die Hormonumstellung während der Schwangerschaft eine Rolle spielt. Die ersten Anzeichen sich später entwickelnder Krampfadern sind die so genannten »Besenreiser«. Hierbei handelt es sich aber in erster Linie um ein kosmetisches Problem.

Übrigens hat Krampfader nichts mit »Krampf« zu tun. Das Wort leitet sich vielmehr von dem mittelhochdeutschen Wort für »Krummader« ab.

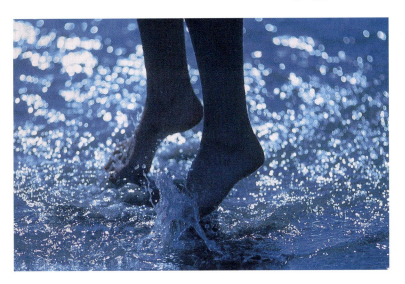

Nichts ist so gut für die Venen wie kaltes Wasser und Bewegung. Auch wenn Sie gesund sind, sollten Sie so oft wie möglich Tau und Wasser treten. Ein Urlaub am Meer ist die beste Gelegenheit, die Wadenmuskulatur mit Spaß zu trainieren.

Das können Sie tun

Behandlungsbedürftig sind Krampfadern dann, wenn ein großer Teil des venösen Blutes wieder in die Beine zurückfließt. Bei ausgeprägten Krampfadern kann etwa 20 Prozent des gesamten Blutvolumens in die Beine versacken. Das führt zu Schwellungen, schweren Beinen bis hin zu offenen Beinen. Auch der Kreislauf ist in Mitleidenschaft gezogen.

Nicht nur im Anfangsstadium helfen einfache, natürliche Maßnahmen, um Schwellungen und Schmerzen zu lindern. Vor allem Methoden wie das Aktivieren der Muskelpumpe und Wasseranwendungen haben sich bewährt.

■ Nichts ist einfacher, als die Muskelpumpe in Ihren Beinen zu aktivieren. Sie ziehen die Schuhe aus und nehmen eine aufrechte, gerade Haltung ein. Dann beginnen Sie zu wippen: Zunächst stellen Sie sich auf die Zehenspitzen, dann auf den ganzen Fuß, dann wieder auf die Zehenspitzen, usw. Das Ganze wiederholen Sie einige Male.

Diese Übung können Sie relativ unauffällig mehrmals am Tag machen.

■ Eine gute Ergänzung dazu ist eine Art meditatives Gehen. Bei einem kleinen Spaziergang, den Sie entweder draußen an frischer Luft oder drinnen in langen Gängen machen können, wiederholen Sie innerlich immer wieder die Formel: »Langsame, ruhige, gleichmäßige Bewegungen.«

Es ist verblüffend, wie schnell diese kleine Übung oft hilft, eine beginnende Venenentzündung oder eine Venenreizung zum Abklingen zu bringen.

■ Auch kalte Wadenwickel, straff um die Unterschenkel gewickelt, helfen. Wichtig ist nur, dass die Beine vorher gut warm sind. Lassen Sie die Wadenwickel eine halbe Stunde an den Beinen und ruhen Sie anschließend eine Stunde im Bett.

Auch Quark- und Wasserwickel kühlen die entzündeten Venen und sollten immer noch einmal vor dem Einschlafen gemacht werden.

■ Statt mit Wasser können Sie auch Wickel mit Quark machen, die sich bei Krampfadern bewährt haben. Stellen Sie den Quark erst in den Kühlschrank, wenn er kalt ist, bestreichen Sie damit ein Mulltuch. Umwickeln Sie Ihre Beine mit einem Leinentuch und legen Sie dann das Mulltuch mit dem Quark darüber. Zum Schluss befestigen Sie die Wickel mit einem Wolltuch.

Sie werden sehen, wie wirkungsvoll die Wickel und Wasseranwendungen sein können, die Teil der von Pfarrer Kneipp entwickelten Therapie sind. Wir stellen im nebenstehenden Kasten weitere Anwendungen vor, die allgemein bei Gesundheitsproblemen bewährt sind.

Zum Arzt

Bei ausgeprägten Krampfadern oder wenn Kreislaufprobleme auftreten, sollten Sie einen Arzt aufsuchen.

Homöopathische Mittel von A bis Z

■ AESCULUS D6 Sie leiden unter Schwellungen und Schmerzen, die sich durch Wärme verschlechtern. Ihre Adern sind möglicherweise purpurrot.

Gehen Sie beim Verdacht auf eine Thrombose oder eine Venenentzündung immer zum Arzt. Mit diesen Krankheiten ist nicht zu spaßen!

■ ARNICA D6 Dieses Mittel beeinflusst das Venensystem insgesamt günstig und kann so Stauungen verhindern. Es hat auch einen guten Einfluss aufs Bindegewebe.

■ CALCIUM FLUORATUM D6 Wenn Sie zu Krampfadern mit heftigen stechenden Schmerzen neigen, passt dieses Mittel, das auch das Bindegewebe stärkt, zu Ihnen.

■ CARDUUS MARIANUS D6 Bei Venenstauungen oder wenn die Krampfadern in Gruppen an den Beinen auftreten ist dieses Mittel angezeigt.

■ HAMAMELIS VIRGINICA D6 Sie haben eine Neigung zu Wasseransammlungen und Entzündungen in den Beinen, leiden unter Schweregefühl und Schmerzen.

■ SEPIA D6 Bei Venenstauungen in den Beinvenen und Varizen (Gruppe von Krampfadern) hilft Sepia.

Komplexmittel
■ VARICYLUM®

Homöopathische Salben
Zur äußerlichen Anwendung gibt es Hamamelis-Extrakt oder Hamamelis-Salbe.
■ HAMAMELIS-SALBE Drei bis viermal täglich auftragen. Bei Varizen und Hämorrhoiden.
■ SABDARIFFA-SALBE Bei Varizen, Venenbeschwerden unterschiedlicher Art, Schwellungen der Unterschenkel nach längerem Stehen. Gute Wirkung in Verbindung mit Sabdariffa-Tropfen D2 oder D3.

Auch die Salben sollten Sie immer nur zusätzlich zu einer fachärztlichen Behandlung verwenden.

Hilfreiche Naturheilverfahren

Ergänzend zur Behandlung mit homöopathischen Mitteln schlagen wir Ihnen in diesem Buch immer wieder Naturheilverfahren vor. In erster Linie stammen die empfohlenen Anwendungen aus dem Repertoire des Bad Wörishofer Pfarrers Sebastian Kneipp, der die Anwendungen von warmem und kaltem Wasser verfeinerte. Heute steht uns ein großes Instrumentarium an Güssen, Waschungen, Wickeln und Kompressen zur Verfügung, die durch Warm- beziehungsweise Kaltreize die Selbstheilungskräfte des Körpers aktivieren. In diesem Buch finden Sie folgende Anwendungen in ausführlicher Beschreibung:

Augenkompressen, Seite 34
Wadenwickel, kalt, Seite 83
Halswickel, Seite 47
Waschungen, Seite 80
Trockenbürsten, Seite 81
Für das ansteigende Vollbad (siehe Seite 44) lassen Sie Wasser mit einer Temperatur von 36 °C in die Wanne und legen sich ins warme Wasser. Nach und nach lassen Sie heißes Wasser einlaufen, bis das Wasser höchstens 45 °C erreicht hat. Nicht länger als 10–20 Minuten baden. Danach hinlegen.
Tipp: Bei »kalten Anwendungen« nicht an eiskaltes Wasser denken! Kalte Kneippanwendungen macht man mit Wasser unter 24 °C, warme mit Wasser über 25 °C!

Hier werden Kneippanwendungen von A bis Z beschrieben – mit einem Hinweis darauf, wo Sie diese im Buch wiederfinden.

Homöopathie für die Frau

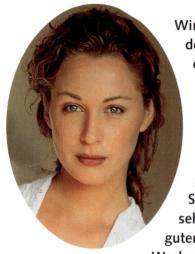

Wir widmen den Frauen ein eigenes Kapitel – ebenso wie den Kindern – weil Frauen nicht nur häufig ein besonders aufgeschlossenes Verhältnis gegenüber der natürlichen Heilweise der homöopathischen Mittel haben, sondern auch weil die Homöopathie für Frauen einige Mittel bereithält, die bei den typisch weiblichen Beschwerden erstaunlich gut helfen. Die oft belastenden oder unangenehmen Begleiterscheinungen der Periode wie das prämenstruelle Syndrom oder Schmerzen reagieren auf homöopathische Mittel meist sehr gut. Daneben sind homöopathische Mittel ein guter Begleiter in der Zeit der Schwangerschaft und in den Wechseljahren. Doch auch akute Erscheinungen wie der Ausfluss können meist gut behandelt werden. Sie werden in der Fülle von Mitteln sicher auch das eine Mittel finden, das »perfekt« zu Ihrer Persönlichkeit passt.

Viele Frauen fühlen sich zu den sanften, schonenden Mitteln der Naturheilkunde hingezogen. Die Auseinandersetzung mit dem eigenen Körper während der Selbstbehandlung ermöglicht es ihnen auch, sich selbst besser kennen zu lernen.

Menstruationsbeschwerden und Wechseljahre

Die Zeit, in der Monat für Monat das nicht befruchtete Ei durch eine Blutung der Schleimhaut aus der Gebärmutter entfernt wird, bringt für viele Frauen immer wiederkehrende Gesundheitsprobleme. Meist sind es keine schweren Beschwerden, die »frau« dann plagen, sondern es ist die Summe der kleinen Unpässlichkeiten, die dazu führen, dass nahezu jede Frau sich ihrer Periode sehr genau bewusst ist.

Der weibliche Zyklus wird von einem exakt aufeinander abgestimmten Zusammenspiel der Hormone Östrogen und Progesteron gesteuert.

Prämenstruelles Syndrom

Hinter diesem Begriff verbergen sich eine ganze Reihe von Beschwerden, die meist erst einige Tage vor der Periode beginnen – bei manchen Frauen aber schon zum Zeitpunkt des Eisprungs einsetzen.

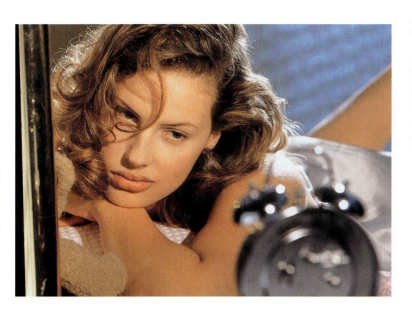

Die Tage vor den Tagen machen eigentlich jeder Frau zu schaffen. Wenn Sie aber sehr unter PMS leiden, finden Sie vielleicht in der hier aufgeführten Auswahl an homöopathischen Mitteln eines, das Ihnen hilft.

Viele Frauen sind in dieser Zeit antriebslos, gereizt oder depressiv verstimmt. Selbst Schlafstörungen treten mitunter auf. Auch der Körper verändert sich. So ist der Bauch regelrecht aufgedunsen – manchmal auch die Oberschenkel –, und man fühlt sich in engerer Kleidung sehr unwohl. Typisch ist auch ein Spannungsgefühl in den Brüsten.

Viele Frauen sind von Heißhungeranfällen geplagt und regelrecht gierig nach Süßigkeiten oder Salzigem. Auch wird Alkohol in dieser Phase des Zyklus sehr schlecht vertragen.

Wahrscheinlich haben Sie auch festgestellt, dass Sie während dieser Zeit krankheitsanfälliger sind, vor allem für Infektionskrankheiten. Auch Herpesbläschen, Hautausschläge, Gelenkschmerzen oder schmerzhafte Aphthen im Mundbereich treten jetzt häufiger auf. Mitunter kommt es sogar zu Sehstörungen, und Kontaktlinsenträgerinnen haben gelegentlich Probleme mit ihren Kontaktlinsen.

Viele Frauen leiden in dieser Zeit unter Migräne oder migräneartigem Kopfschmerz (→ Seite 88).

Die Ursachen der Beschwerden sind nicht in allen Einzelheiten bekannt und wahrscheinlich auch individuell unterschiedlich. Ein Auslöser ist vermutlich das Ungleichgewicht zwischen den Hormonen Östrogen und Progesteron (Gelbkörperhormon). Wichtige Einflussgröße ist die Psyche, die ihrerseits die Hor-

Das Prämenstruelle Syndrom wird durch eine Reihe von Faktoren beeinflusst, unter anderem durch seelische Anspannung oder eine Doppelbelastung durch Familie und Beruf, aber auch durch einseitige Ernährung.

In ausgeprägten Fällen des Prämenstruellen Syndroms sind die betroffenen Frauen Monat für Monat einige Tage lang ernsthaft eingeschränkt – im privaten wie im beruflichen Bereich.

monregulation beeinflusst. So ist es zu erklären, warum Stress, Überlastung oder Unzufriedenheit das Prämenstruelle Syndrom verstärken. Auch das Absetzen der Pille, eine Geburt, ein Schwangerschaftsabbruch oder Sterilisation beeinflussen die Hormonregulation und sind typische Auslöser eines Prämenstruellen Syndroms.

Als Übeltäter ist auch das Übergewicht nicht zu vergessen. Fettzellen bilden nämlich auch Östrogen, was den Hormonhaushalt stören kann.

Allgemeine Maßnahmen

Treten die Beschwerden nur ein bis zwei Tage vor der Periode auf und ist Ihr Tagesablauf dadurch nur geringfügig beeinträchtigt, so ist dies als normal anzusehen und bedarf keiner besonderen Behandlung. Gönnen Sie sich dann einfach ganz bewusst ein bisschen mehr Ruhe, achten Sie auf eine vitaminreiche, ausgewogene Ernährung, gehen Sie regelmäßig eine halbe Stunde an der frischen Luft spazieren – auch das hilft, das innere Gleichgewicht zu finden, Stress abzubauen und mit sich selbst ins Reine zu kommen. Wenn Sie sich außerdem in dieser Zeit statt mit einem Gläschen Wein mit Autogenem Training oder anderen Übungen entspannen, tun Sie sich zusätzlich etwas Gutes.

Wenn Sie erkannt haben, dass Sie an PMS leiden, sollten Sie sich an den »kritischen Tagen« ganz bewusst verwöhnen: Gehen Sie spazieren, in die Sauna, zur Kosmetikerin – oder was immer Ihnen persönlich gut tut.

Synthetische Progesterone (Gestagene), wie sie manchmal bei diesen Beschwerden verschrieben werden, bringen kaum Besserung. Eher ist das Gegenteil der Fall: Es kommt zu vermehrten Wassereinlagerungen, zu Kopfschmerz und zu Gewichtszunahme.

Wegweiser – Mittel bei PMS

Krampfhafte Unterleibsschmerzen, schon vor der Periode	Chamomilla
	Magnesium phosphoricum
Stimmung reizbar, überempfindlich, ärgerlich	Chamomilla
	Nux vomica
Wassereinlagerungen	Calcium carbonicum
	Lycopodium

Blähungen/Verdauungsbeschwerden vor der Periode	Lycopodium
Rückenschmerzen, schon vor der Periode, unruhiger Schlaf	Nux vomica
Spannungsgefühl in den Brüsten	Phytolacca
	Sepia
Kopfschmerzen vor der Periode	Pulsatilla
	Sepia
Kopfschmerzen/Migräne vor und während der Periode	Natrium muriaticum
	Nux vomica
	Phytolacca
Blutungen zu lange und zu häufig	Calcium carbonicum
Blutungen kommen zu spät, zu schwach oder setzen aus	Pulsatilla
Verlangen nach Süßigkeiten/Pikantem	Lycopodium
Verlangen nach Salzigem, viel Durst	Natrium muriaticum
Zerschlagenheitsgefühl	Phytolacca
Beschwerden kommen und gehen plötzlich	Magnesium phosphoricum
Verschlimmerung abends, nachts	Chamomilla
	Pulsatilla
Verschlimmerung durch Wärme, Ärger, Ruhe	Chamomilla
	Lycopodium
	Pulsatilla
Besserung durch Wärme	Magnesium phosphoricum
Besserung durch Bewegung oder durch frische Luft	Lycopodium
	Pulsatilla
	Sepia
	Natrium muriaticum
Besserung durch Ruhe, Verschlechterung durch Essen und Reizmittel	Nux vomica

Das Prämenstruelle Syndrom kann durch die Einnahme eines Homöopathikums gelindert werden. Damit Sie das geeignete Mittel leichter finden, wurde nebenstehende Übersicht angelegt.

Homöopathische Mittel von A bis Z

Homöopathische Arzneimittel wirken regulierend und können die Beschwerden beim Prämenstruellen Syndrom sehr gut beeinflussen. Sind die Symptome sehr diffus und ist kein Symptom besonders hervorstechend, sodass Sie bei der Mittelauswahl unsicher sind, dann wählen Sie eines der Komplexmittel. Die Erfolge sind manchmal erstaunlich. Sind die Beschwerden sehr stark ausgeprägt und der Leidensdruck sehr groß, dann benötigen Sie eine tief greifende konstitutionelle Behandlung beim Homöopathen oder Arzt.

Bei Rückenschmerzen – eventuell in Verbindung mit Kopfschmerzen – sollten Sie Calcium carbonicum versuchen.

- CALCIUM CARBONICUM D6 Ihre auffälligsten Beschwerden sind Wassereinlagerungen (dicker Bauch, dicke Oberschenkel, Tränensäcke, verquollenes Gesicht).

Es handelt sich um ein wichtiges Konstitutionsmittel, das gut zu kräftigen oder übergewichtigen Frauen passt, die von Natur aus blond sind, blaue Augen und eine helle Haut haben. Auffällig ist auch die Anfälligkeit für Erkältungskrankheiten. Milch wird nicht vertragen. Die Periodenblutungen dauern oft zu lange und kommen zu häufig.

- CHAMOMILLA D6 Sie sind überempfindlich, ungeduldig und ärgerlich-gereizt, manchmal regelrecht schnippisch und sehr schmerzempfindlich. Sie leiden unter wehenartigen Unterbauchschmerzen, die schon vor der Periode einsetzen. Ihre Periodenblutungen sind stark mit dunklem, klumpigem Blut. Der Kopf ist rot mit heißem Schweiß. Typisch für Chamomilla ist auch, dass oft nur eine Gesichtshälfte rot ist.

Wenn Sie bemerken, dass Sie in den Tagen vor den Tagen zunehmend gereizt und empfindlich auf Ihre Mitmenschen reagieren, könnten Sie Chamomilla als geeignetes Mittel nehmen.

Verschlimmerung der Beschwerden erfolgt abends und nachts sowie durch Wärme und Ärger. Wenn Sie sich eine Wärmflasche auf den Bauch legen, werden die Schmerzen leichter.

- LYCOPODIUM D12 Vor der Periode ist ihr Bauch aufgebläht. Sie vertragen keine enge Kleidung oder Wärme und haben Verlangen nach Süßigkeiten oder sehr pikanten Gerichten.

Häufig sind Wassereinlagerungen an den Oberschenkeln. Oft leiden Sie auch unter Verdauungsbeschwerden, saurem Aufstoßen. Sie neigen zur Hypochondrie und sind manchmal richtig missmutig, unsicher und voller Selbstzweifel, manchmal auch so überempfindlich, dass Sie sich zurückziehen und niemanden sehen wollen. Während der Periode sind Sie besonders reizbar und empfindsam. Alle körperlichen Beschwerden beginnen auf der rechten Seite. Typisch ist, dass sich die Beschwerden in Ruhe und Wärme, vor allem im warmen Bett verschlimmern. Kühle, frische Luft und Bewegung tun Ihnen dagegen gut.

Auch Lycopodium ist ein wichtiges Konstitutionsmittel. Es passt zu Frauen mit schmalem Oberkörper und breiterem Unterkörper.

■ MAGNESIUM PHOSPHORICUM D6 Kurz vor Beginn der Periode setzen anfallartig krampfhafte Schmerzen ein, die dann bis zum zweiten Tag der Periode dauern. Das abgegebene Blut ist dunkel und zieht Fäden. Wärme und Druck auf die schmerzende Stelle lindern die Beschwerden. Sie neigen allgemein zu Erschöpfungszuständen und zu Krampfhusten. Alle Beschwerden kommen plötzlich, gehen plötzlich, und beginnen bald wieder von vorne.

■ NATRIUM MURIATICUM (NATRIUM CHLORATUM) D12 Vor und während der Periode haben Sie heftige Kopfschmerzen. Sie haben auch einen nicht entzündlichen, weißlichen Ausfluss (Fluor albus), dessen Ursache meist ein Östrogenmangel ist. Mangelnde Libido ist häufig.

Frauen, die vor, während und nach der Periode an migräneartigen Kopfschmerzen leiden, tun gut daran, Natrium Muriaticum zu nehmen.

Natrium muriaticum ist ein wichtiges Konstitutionsmittel, das gut zu pessimistischen, abgespannten und blassen Typen passt. Sie haben meist großen Durst, Heißhunger mit starkem Verlangen nach Salzigem, dem rasch ein Völlegefühl folgt. Alle Ihre Beschwerden sind vormittags am schlimmsten. Sie fühlen sich am wohlsten an der frischen Luft. Hitze oder Sonnenschein werden schlecht vertragen.

■ NUX VOMICA D12 Schon Tage vor der Periode sind Sie besonders reizbar und ärgerlich. Sie haben Rückenschmerzen und sind anfällig für Migräne.

Nux vomica zählt zu den wichtigen Konstitutionsmitteln. Es eignet sich besonders gut für Sie, wenn Sie zu den reizbaren, überarbeiteten Menschen zählen, die vorwiegend sitzen und in einer hektischen Umgebung leben. Typisch sind ein aufbrausendes Temperament, das sich besonders entfaltet, wenn ein anderer einen Widerspruch wagt, und der unmäßige Gebrauch von Genussmitteln (Kaffee, Alkohol, Nikotin). Menschen, zu denen Nux vomica als Konstitutionsmittel passt, haben einen sehr unruhigen Schlaf, wachen morgens viel zu früh auf und können dann nicht wieder einschlafen.

Wer ohne seinen Morgenkaffee überhaupt nicht in den Tag kommt und abends regelmäßig Alkohol trinkt, dabei oft viel arbeitet und schlecht schläft, ist der klassische Nux-Vomica-Typ.

Alle Beschwerden sind morgens schlimmer. Schon früh am Morgen können sie über Kopfschmerzen und Müdigkeit klagen. Ruhe lindert die Beschwerden. Essen und Reizmittel (Alkohol, Kaffee, Nikotin) verschlimmern sie.

■ PHYTOLACCA D6 Vor und während der Periode schmerzen die Brüste und sind druckempfindlich. Frauen, zu denen dieses Mittel passt, neigen zu Mandel- und Rachenentzündungen, entzündlichen Muskelschmerzen und rheumatischen Gelenkbeschwerden. Wenn sie an PMS leiden, kommt zusätzlich ein Zerschlagenheitsgefühl in allen Gliedern dazu. Sie sind dann außerdem müde, abgeschlagen bis apathisch und neigen zu Stirnkopfschmerzen.

Nach der Geburt eines Kindes, wenn sich der Hormonhaushalt erst wieder einpendeln muss, treten häufig PMS-Beschwerden auf.

■ PULSATILLA D12 Vor der Periode plagen Sie oft Kopf- und ziehende Unterleibsschmerzen, so als würde die Regel schon kommen – sie setzt stattdessen aber meist erst zu spät ein. Pulsatilla ist ein wichtiges Konstitutionsmittel und eignet sich besonders für Frauen, die launisch und mimosenhaft sind und zu Depression und Weinerlichkeit neigen. Besonders gut auf Pulsatilla reagieren Menschen, die blond, hellhäutig und blauäugig sind, sowie Frauen, die viel frieren, deren Menstruation zu spät einsetzt, zu schwach ist oder gelegentlich aussetzt. Kopfschmerzen treten häufig nach dem Essen auf, wenn zu fett oder zu schwer gegessen wurde, zu viel durcheinander oder zu spät am Abend. Typisch sind Schmerzen in der Stirn oder über den Augen und eine Verschlechterung durch geistige Anstrengung. Auch abends und wenn Sie zur Ruhe kommen, werden die Beschwerden stärker – ebenso im Warmen, obwohl Sie innerlich frösteln. Ihre Beschwerden bessern sich dagegen, wenn Sie sich im Freien bewegen.

Charakteristischerweise haben Sie eine ausgeprägte Empfindlichkeit gegen Fett und fettes Fleisch. Sie neigen zu Gastritis. Oft haben Sie einen pappigen Geschmack im Mund, trotzdem aber keinen Durst. Es besteht längere Zeit nach dem Essen ein Völlegefühl im Oberbauch mit Brechneigung. Die Zunge ist trocken und belegt.

Wer in den Tagen vor der Monatsblutung immer wieder von Pickeln geplagt ist, der sollte das Mittel Sepia auswählen.

■ SEPIA D12 Vor der Periode haben Sepia-Frauen Kopfschmerzen, ein Spannungsgefühl in den Brüsten, vermehrten Ausfluss und keine Lust auf Sex. Sie reagieren besonders auf warme, stickige Luft und Räume voller Menschen mit deutlichen Kopfschmerzen.

Sepia ist ein wichtiges Konstitutionsmittel und passt besonders gut für Frauen im Klimakterium mit häufigen Hitzewallungen und Blutandrang zum Kopf. Sepia-Frauen sind ihrem Typ nach launisch und reizbar. Sie haben viele Pigmente und eine dunklere Haut. Sie neigen zu kalten Füßen, haben aber warme Hände und einen heißen Kopf. Morgens kommen sie nur sehr schlecht in Gang, dafür sind sie abends munter. Die Beschwerden werden durch Bewegung an der frischen Luft besser.
Pulsatilla ist ein ähnliches Mittel, passt aber besser für jüngere Frauen.

Komplexmittel
■ CYCLAMEN PENTARKAN® Beschwerden vor und während der Menstruation mit Migräne.
■ MASTODYNON® Beschwerden vor und während der Menstruation und Zyklusstörungen. Hilft gut bei Spannungsschmerzen der Brust, Wasseransammlungen im Gewebe und nervösen Beschwerden.
■ CIMICIFUGA OLIGOPLEX® Spannungs- und Schmerzzustände in Brüsten und Unterleib vor dem Eisprung und vor der Menstruation.

Lassen sich Ihre Beschwerden nicht eindeutig einem Mittel zuordnen, können Sie eines der nebenstehend aufgeführten Komplexmittel nehmen.

Periodenschmerzen

Periodenschmerzen können so heftig sein, dass manche Frauen, vor allem am ersten und zweiten Tag der Regel, im Bett bleiben müssen. Die Schmerzen sind ziehend und krampfartig und strahlen mitunter bis in den Rücken und in die Oberschenkel aus. Begleitend treten Kreislaufbeschwerden und manchmal sogar Übelkeit und Erbrechen auf.

Zum Arzt

Gehen Sie zum Arzt, wenn Sie plötzlich (wieder) starke oder unerklärliche Schmerzen während der Periode haben. Wenn Sie eine Spirale tragen, ist das häufig der Grund für starke Periodenschmerzen. Lassen Sie die Lage der Spirale auf jeden Fall kontrollieren – und zwar regelmäßig.

Bei Perioden-schmerzen unterscheidet man solche, die von der ersten Periode an auftreten – primäre Periodenschmerzen – und solche, die erst im Laufe der Zeit einsetzen – sekundäre Periodenschmerzen. In den meisten Fällen verschwinden sie nach der Geburt des ersten Kindes.

Organische Ursachen

■ Eine häufige Ursache von Periodenschmerzen ist die Endometriose. Dabei handelt es sich um eine »versprengte« Gebärmutterschleimhaut, die sich in der tieferen Muskelwand der Gebärmutter, in der Bauchhöhle oder an den Eierstöcken befindet, statt an der Gebärmutterwand.

Diese versprengte Gebärmutterschleimhaut reagiert genauso auf die zyklischen Hormonschwankungen wie die normale Gebärmutterschleimhaut, vergrößert sich während des Zyklus und blutet während der Periodenblutung, was Schmerzen hervorruft. Andererseits haben viele Frauen mit Endometriose überhaupt keine Beschwerden. Die Ursachen dieser Schleimhautversprengungen sind nicht genau bekannt.

Behandelt werden kann eine Endometriose auch homöopathisch. Allerdings sollte man das einem erfahrenen Homöopathen oder Arzt überlassen.

■ Als weitere häufige Ursache kommen Myome in Frage. Das sind gutartige Tumore der Gebärmutter. Myome sind auch oft der Grund für Zwischenblutungen. Da Myome aufgrund eines hormonellen Ungleichgewichts entstehen, können sie sich unter homöopathischer Behandlung verkleinern. Doch auch in diesem Fall sollte man die Behandlung einem erfahrenen Homöopathen oder Arzt überlassen.

■ Wichtig: Mindestens alle drei Monate sollten Sie vom Frauenarzt oder von der Frauenärztin die Größe des Myoms kontrollieren lassen.

Das können Sie tun

Versuchen Sie sich über die Ursachen der Schmerzen klar zu werden, dann sind diese Signale des Körpers nicht mehr zu beängstigend. Periodenschmerzen sind in der Jugend, wenn der Körper sich an seine neuen Aufgaben erst noch gewöhnen muss, häufig. Manche junge Mädchen fallen sogar in Ohnmacht. Das gibt sich bei den meisten Frauen im Laufe des Lebens, nur manchmal spüren sie ein Ziehen.

Häufigste Ursache der später auftretenden Periodenschmerzen ist – ähnlich wie beim Prämenstruellen Syndrom – ein hormonelles Ungleichgewicht, und auch die Psyche übt wieder einen wichtigen Einfluss aus. Das erklärt wahrscheinlich, dass Frauen, die an einem ausgeprägten Prämenstruellen Syndrom leiden, häufig über Schmerzen während der Periode klagen.

Sie sollten immer daran denken, dass Periodenschmerzen noch viele andere Ursachen haben können. Bei älteren Frauen sind die Auslöser manchmal Zyklen, in denen kein Eisprung stattfindet. Wichtig ist, dass Sie eine ernste organische Ursache ausschließen können.

Allgemeine Maßnahmen

Wenn die Schmerzen einsetzen, können Sie sich mit einfachen Entspannungsmaßnahmen helfen. Wir raten Ihnen Folgendes:

- Entspannen Sie die Bauchmuskeln ganz bewusst.
- Legen Sie sich eine Wärmflasche auf den Bauch oder nehmen Sie ein warmes Bad.
- Machen Sie Atemübungen: Atmen Sie tief ein, ziehen Sie dabei den Beckenboden nach oben, als ob Sie während des Wasserlassens versuchen würden, den Urin anzuhalten. Beim Ausatmen wieder ganz lockerlassen.
- Machen Sie einen Kurs für Autogenes Training. Diese Entspannungsmethode wirkt auch vorbeugend und ist gut geeignet, um Körper, Geist und Seele stärker in Einklang zu bringen und Verkrampfungen nachhaltig zu lösen.

Frauen, die als Kind erlebt haben, dass ihre Mutter durch die Periode sehr eingeschränkt war, erfahren ihre eigene Menstruation häufig ähnlich.

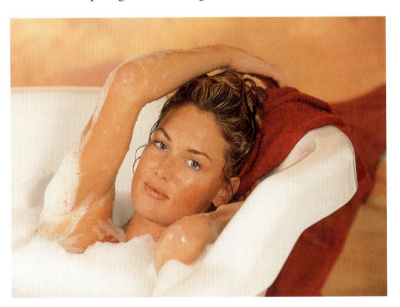

Die Schmerzen sind auf eine Verkrampfung der Muskeln und Gefäße im Unterleib zurückzuführen. Alles, was Sie entspannt, tut Ihnen gut: Baden, Musikhören, Spazierengehen, Schlafen …

Hauptursache für Periodenschmerzen ist ein Ungleichgewicht der Hormone – deshalb wirkt sich in der Regel auch die Anti-Baby-Pille positiv auf diese Beschwerden aus.

Durch aufmerksame Selbstbeobachtung wird es Ihnen bestimmt gelingen, das für Sie angezeigte Mittel zu finden. Wenn Sie unsicher sind, nehmen Sie am besten eines der auf Seite 188 vorgestellten Komplexmittel.

Wegweiser – Mittel bei Periodenschmerzen

Plötzlich einsetzende, kolikartige Unterbauchschmerzen	Belladonna
Unterleibskrämpfe, oft schon vor der Periode	Chamomilla
	Magnesium phosphoricum
	Pulsatilla
	Sabina
	Veratrum album
	Viburnum opulus
Schmerzen mit Druckgefühl nach unten	Belladonna
	Cimicifuga
	Ignatia
	Lilium tigrinum
	Viscum album
Frieren, Frösteln	Pulsatilla
	Veratrum album
Periode zu spät, zu schwach	Lilium tigrinum
	Pulsatilla
Menstruation zu stark, zu früh	Belladonna
	Chamomilla
	Ignatia
	Sabina
	Veratrum album
	Viburnum opulus
	Viscum album
Blutung hellrot	Belladonna
	Sabina
Blutung dunkelrot	Chamomilla
Brennender, meist gelblicher Ausfluss	Lilium tigrinum
Wundmachender, weißlicher Ausfluss	Sabina
Beschwerden, die plötzlich kommen und gehen	Belladonna
	Magnesium phosphoricum
Kopfschmerzen, die begleitend auftreten	Belladonna
	Cimicifuga
	Viburnum opulus

Neigung zu Durchfall	Veratrum album
Übelkeit, Erbrechen, Schwindel	Pulsatilla
Bewegungsdrang	Cimicifuga
	Viburnum opulus
Wenn Sie oft depressiv, unruhig, reizbar,	Cimicifuga
launenhaft sind	Ignatia
	Pulsatilla
Wenn Bewegung an der frischen Luft hilft	Belladonna
	Lilium tigrinum
	Pulsatilla
	Sabina
	Viburnum opulus
Wenn Wärme hilft	Ignatia
	Magnesium phosphoricum
	Veratrum album
Wenn Wärme alles schlimmer macht	Belladonna
	Pulsatilla
	Sabina
Verschlechterung durch Ruhe, am Abend	Belladonna
oder nachts	Chamomilla
	Lilium tigrinum
	Pulsatilla
	Viscum album
Verschlechterung durch Kälte	Belladonna
	Cimicifuga
Verschlechterung durch geistige	Chamomilla
Anstrengung, Ärger, Aufregung	Ignatia
	Pulsatilla

Für manche Symptome werden mehrere verschiedene Mittel angeboten: Lesen Sie die Beschreibungen auf den Seiten 185 bis 189 aufmerksam durch, um das richtige Präparat zu finden.

Wenn Sie während der Monatsblutung ein ausgesprochenes Bedürfnis nach Wärme haben, am liebsten mit einer Wärmflasche im Bett bleiben möchten, kann Ihnen Magnesium phosphoricum helfen.

Homöopathische Mittel von A bis Z

■ BELLADONNA D6 Bei kolikartigen Unterbauchschmerzen, die ganz plötzlich mit hellroter Blutung einsetzen, hilft Belladonna. Die Schmerzen ziehen bis in den Rücken hinauf. Wenn Sie den Rumpf zurückbeugen, geht es Ihnen besser. Typisch ist, dass Sie sehr berührungs- und geräuschempfindlich sind, dass

Sie sehr stark schwitzen und dass die Beschwerden plötzlich kommen und gehen. Kälte, vor allem Zugluft, aber auch Aufregung machen alles schlimmer.

■ CHAMOMILLA D6 Sie haben wehenartige Unterbauchschmerzen, die schon vor der Periode einsetzen, und eine starke Blutung, mit dunklem und klumpigem Blut. Eine Wärmflasche auf dem Bauch lindert die Schmerzen, ansonsten vertragen Sie Wärme nicht gut. Sie leiden mitunter an Hitzewallungen, sind unruhig und reizbar. Der Kopf ist rot mit heißem Schweiß. Ärger macht Ihre Beschwerden schlimmer, aber auch abends und nachts geht es Ihnen schlechter.

Bei einer Besserung der Periodenschmerzen durch Aufenthalt und Bewegung im Freien – wobei auf Kälte empfindlich reagiert wird –, könnte Cimicifuga das richtige Mittel sein.

■ CIMICIFUGA D6 Ihre Periodenschmerzen sind krampfartig und drücken nach unten. Es können auch Schmerzen im Lendenwirbelbereich auftreten. Vor der Periode sind Sie extrem unruhig, reizbar, nervös und auch depressiv. Die Schmerzen werden stärker bei Kälte oder Feuchtigkeit, am Morgen und vor allem bei stärkerer Blutung. Oft kommen begleitend sehr starke Migränekopfschmerzen hinzu – Ihnen ist, als wollte der Kopf zerspringen.

Cimicifuga eignet sich besonders für Frauen etwa fünf bis zehn Jahre vor den Wechseljahren. Mitunter zeigen Sie eine so genannte »choreatische Verhaltensweise«, das heißt, um Ihre Unruhe zu beschwichtigen, haben Sie den Zwang, sich ständig zu bewegen.

■ IGNATIA D12 Bei Ihnen kommt die Periode zu früh und ist zu stark. Sie ist begleitet von krampfartigen Schmerzen, die nach unten drücken.

Schlanken, dunkelhaarigen Frauen, die leicht frieren, hilft oft Ignatia gegen Periodenschmerzen.

Ignatia ist ein wichtiges Konstitutionsmittel, das sich gut für dunkelhaarige Frauen eignet, die ein wenig weinerlich, leicht erregbar und launenhaft sind. Diese Frauen sind eher empfindlich, zart besaitet und machen sich oft Selbstvorwürfe. Bei ihnen ist das Auftreten von Beschwerden meist auf einen akuten oder tief sitzenden Kummer zurückzuführen, auf Furcht oder Schrecken, den sie erlitten haben.

Schlimmer werden die Beschwerden immer nach körperlicher oder geistiger Anstrengung und Aufregung, besser werden sie durch Wärme. Typisch ist bei Ignatia-Typen, dass Magenbeschwerden und Brechreiz durch Essen besser werden.

■ LILIUM TIGRINUM D6 Sie haben eher schwache Blutungen mit Schmerzen, die in die Gegend der Eierstöcke ausstrahlen. Es besteht Druck nach unten. Sie kennen auch das lästige Vorfallgefühl in der Scheide und kreuzen die Beine um einen Gegendruck auszuüben. Sie haben brennenden, meist gelblichen Ausfluss, der juckt und bei schwacher Periodenblutung wund macht. Möglicherweise leiden Sie auch unter nervösen Herzbeschwerden. Besser geht es Ihnen, wenn Sie auf der linken Seite liegen oder bei einem Spaziergang an frischer Luft. Wenn Sie sich in warmen Räumen aufhalten, gegen Abend und wenn Sie auf der rechten Seite liegen, geht es Ihnen schlechter.

Die meisten Frauen leiden vor, während oder nach der Periode an krampfartigen Schmerzen, die jedoch sehr unterschiedliche Ausprägungen und Schweregrade annehmen können.

■ MAGNESIUM PHOSPHORICUM D6 Bei heftigen, krampfartigen und plötzlich einsetzenden Schmerzen, die vor der Periode auftreten und bis zum zweiten Tag der Periode anhalten können, wirkt dieses Mittel. Das abgehende Blut ist dunkel und zieht Fäden. Besserung erfahren Sie durch Wärme, und Druck auf die schmerzende Stelle. Vom Typ her neigen Sie zu Erschöpfungszuständen und Krampfhusten. Alle Beschwerden kommen und gehen plötzlich, aber nur, um bald wieder von vorne zu beginnen.

■ PULSATILLA D12 Während der Periode können die verschiedensten Beschwerden auftreten: Unterleibskrämpfe, Magenbeschwerden, Übelkeit, Erbrechen, Schwindel. Sie sind sehr blass und frösteln. Trotzdem haben Sie ein starkes Verlangen nach frischer Luft.

Das wichtige Konstitutionsmittel Pulsatilla ist besonders für Frauen geeignet, die launisch und mimosenhaft sind und zu Depression und Weinerlichkeit neigen. Besonders gut auf Pulsatilla reagieren Menschen, die blond, hellhäutig und blauäugig sind, sowie Frauen, die viel frieren, deren Menstruation zu spät einsetzt, zu schwach ist oder gelegentlich aussetzt. Typisch ist eine Verschlechterung der Beschwerden durch geistige Anstrengung oder abends, in Ruhe und durch Wärme. Bewegung und der Aufenthalt im Freien tun gut (→ Seite 245).

Homöopathische Mittel helfen ausgezeichnet bei Periodenschmerzen, weil sie die Frau in ihrer Gesamtheit – also Körper und Psyche – behandeln.

■ SABINA D6 Bei Ihnen ist die Periode sehr stark und setzt zu früh ein – mit Blutungen, die zu lange dauern. Das abgegebene Blut ist hellrot. Sie haben krampfartige Schmerzen, die bis ins Schambein und bis zum Steißbein ausstrahlen können und die

Veratrum album wird auch als homöopathisches Kollapsmittel bezeichnet, weil man es beispielsweise beim Einsetzen einer Spirale oder bei einer Blutabnahme geben kann, um zu verhindern, dass die Patientin kollabiert.

bei jeder Bewegung noch schlimmer werden. Typisch ist auch ein scharfer weißlicher Ausfluss.

Sie fühlen sich draußen an der frischen Luft besser, während Ihnen Wärme in jeder Form schlecht bekommt.

■ VERATRUM ALBUM D6 Die Periodenschmerzen sind kolikartig und Sie neigen zu Durchfall, Herzklopfen, Erbrechen und Kollaps. Die Blutungen sind sehr stark, der Zyklus verkürzt, das heißt, die Blutungen setzen zu früh ein. Sie frösteln. Typisch sind kalter Schweiß und Schweißperlen im Gesicht sowie blasse Haut. Es besteht ein starkes Verlangen nach Geschlechtsverkehr. Wadenkrämpfe sind häufig. Die Beschwerden bessern sich durch Wärme, Auflegen einer Wärmflasche und durch Liegen, verschlechtern sich durch Bewegung und kalte Getränke.

■ VIBURNUM OPULUS D4 Sie leiden unter Schmerzen. Zu den heftigen, krampfartigen Periodenschmerzen gesellen sich Kopfschmerzen. Sie haben starke Schmerzen im Rücken, die zum Unterbauch ziehen. Die Periodenschmerzen beginnen im Bereich der Eierstöcke und ziehen nach unten bis in die Oberschenkel. Ihre Regelblutung ist zu stark und kommt normalerweise zu früh. Sie sind so nervös und unruhig, dass Sie kaum stillsitzen können. Besserung bringen Ihnen Bewegung und der Aufenthalt im Freien.

Bei Verwirrung und mangelnder Konzentrationsfähigkeit vor und während der Periode kann Viburnum opulus das geeignete Mittel sein.

■ VISCUM ALBUM D6 Bei Ihnen kommt die Periode zu früh und zu stark. Während der Periode fühlen Sie einen Druck nach unten. Nachts und abends geht es Ihnen noch schlechter, Besserung bringt Ihnen oft ein Schweißausbruch.

Komplexmittel

■ VISCUM ALBUM OLIGOPLEX® in Kombination mit HYPERICUM OLIGOPLEX® Schmerzhafte Regelstörung. Die Periode ist zu früh und zu stark.

■ AMBRA OLIGOPLEX® Schmerzhafte Regelstörung bei starker psychischer Labilität mit starken Stimmungsschwankungen.

■ HAMAMELIS OLIGOPLEX® Schmerzhafte Regelstörung bei dunkler gleichmäßiger Blutung

■ MASTODYNON® Spannungen und Schmerzen in den Brüsten und im Unterleib.

- MILLEFOLIUM OLIGOPLEX® Schmerzhafte Regelstörung bei hellroter Blutung
- ROSMARINUS OLIGOPLEX® Zu schwache Regelblutung, zu seltene Regelblutung.
- SEPIA OLIGOPLEX® Zu schwache und verspätete Regelblutung.
- AURUM CHLORATUM Blutung zu stark, zu früh, zu lang. Alles drückt nach unten, Übergewicht, Angst, Melancholie.
- CYCLAMEN OLIGOPLEX® Schmerzhafte Regelstörungen und starke Kopfschmerzen vor und während der Periode.

Wechseljahre (Klimakterium)

Wenn Sie über 40 Jahre alt sind und merken, dass Ihre Periode gelegentlich ausbleibt, können Sie davon ausgehen, dass sich nun die Wechseljahre ankündigen und der Körper damit beginnt, die Produktion des Östrogens zu reduzieren. Dieses »weibliche« Hormon wird ab der Pubertät in den Eierstöcken produziert, steuert die Ausbildung der weiblichen Geschlechtsorgane und ist bis zum Einsetzen der Wechseljahre für den Aufbau der Gebärmutter in der ersten Hälfte des Periodenzyklus verantwortlich.

Häufig gelten die Wechseljahre als eine Zeit der großen Veränderungen im Leben einer Frau.
Dennoch gilt, dass diese Lebensphase individuell sehr unterschiedlich empfunden und erlebt wird.

Zum Arzt

- Wenn Ihre Beschwerden sehr heftig sind
- Wenn die Blutungen sehr schmerzhaft sind und zu häufig kommen
- Wenn Depressionen oder Schlafstörungen sehr ausgeprägt sind
- Wenn verstärkt Hitzewallungen auftreten

Vom Zeitpunkt, an dem die Östrogenproduktion nachlässt, bis zum endgültigen Ausbleiben der Periode (Menopause) vergehen in der Regel sechs Jahre des Wechsels. Viele Frauen leiden in dieser Zeit an Beschwerden wie Hitzewallungen, Schwindel, Schweißausbrüchen, depressiven Verstimmungen oder Schlafstörungen. Manche nehmen während der Wechseljahre an Gewicht zu.

In den Wechseljahren reduzieren die Eierstöcke allmählich die Hormonproduktion, bis irgendwann der Eisprung ausbleibt.

Da der Körper nach der Menopause das weibliche Östrogen nicht mehr produziert, sind mögliche Folgen, dass die Scheide trockener wird, die Libido sinkt, die Haare stärker ausfallen und die Haut trockener wird.

Eine homöopathische Selbstbehandlung sollte nur bei leichteren Beschwerden durchgeführt werden. Bewährt hat sie sich bei Hitzewallungen und depressiven Verstimmungen.

Wegweiser – Mittel in den Wechseljahren

Stimmung depressiv, Zerschlagenheitsgefühl	Aristolochia
Unruhe, Reizbarkeit	Cimicifuga
	Lachesis
	Sepia
Neigung zu Blasenschmerzen, Schmerzen beim Wasserlassen	Aristolochia
Frieren	Aristolochia
Kopfschmerzen, Migräne während der Periode	Cimicifuga
Hitzewallungen	Lachesis
	Sepia
Kalte Füße, heißer Kopf	Sepia
Zwang, sich ständig zu bewegen	Cimicifuga
Rededrang	Lachesis
Empfindlichkeit gegen Berührung	Lachesis
Druckgefühl auf der Brust, Atemnot	Lachesis
Auftreten von rheumatischen Schmerzen	Cimicifuga
Periode kommt verspätet, schmerzhaft	Aristolochia
Vor der Periode Kopfschmerzen und Spannungsgefühl in den Brüsten	Sepia
Beschwerden sind morgens am schlimmsten	Lachesis
Beschwerden vor und nach der Regel am schlimmsten	Aristolochia
Besserung durch Bewegung, frische Luft	Aristolochia
	Lachesis
	Sepia

Eine der häufigsten Begleiterscheinungen der Wechseljahre sind die so genannten Hitzewallungen, also plötzlich auftauchende und unerklärliche Schweißausbrüche.

Homöopathische Mittel von A bis Z

■ ARISTOLOCHIA D12 Sie sind depressiv, fühlen sich zerschlagen und frieren viel. Die Periode kommt verspätet oder setzt aus und ist sehr schmerzhaft. Sie neigen zu Blasenschmerzen mit Schmerzen beim Wasserlassen sowie zu Durchfall mit Blähungen und Schleimabgang.

Lesen Sie bitte auch das Arzneimittelbild von Pulsatilla zum Vergleich, da die Beschreibungen der beiden Mittel recht ähnlich sind.

Ihnen geht es vor und nach der Regel schlechter. Wenn Sie sich viel bewegen, an die frische Luft gehen und wenn Sie sich während der Regel eine Wärmflasche auf Ihren Bauch legen, geht es Ihnen besser.

Wissen Sie noch, wie unruhig, unausgelichen und gereizt Sie manchmal in der Pubertät waren? Auch die Wechseljahre sind eine Phase, in der ein neuer Lebensabschnitt beginnt. Seien Sie jetzt einfach gut zu sich – und ändern Sie, was Sie schon immer ändern wollten.

■ CIMICIFUGA D6 Sie sind unruhig, gereizt und sehr erregt, dabei sind Sie in Wirklichkeit sehr bedrückt. Während der Periode leiden Sie an Migräne oder unter Kopfschmerz, der so heftig ist, dass Sie das Gefühl haben, Ihr Kopf wollte zerspringen. Sie werden geplagt von einschießenden rheumatischen Schmerzen, und während der Periode kommen krampfartige Schmerzen mit Druck nach unten dazu.

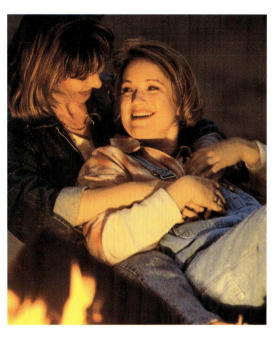

Cimicifuga eignet sich besonders für Frauen, bei denen die Wechseljahre in etwa fünf bis zehn Jahren beginnen und die mitunter den Zwang haben, sich ständig zu bewegen. Diese so genannte »choreatische Verhaltensweise« dient dazu, die ungeheure innere Unruhe zu beschwichtigen.

■ LACHESIS D12 Sie leiden tagsüber an den berühmt-berüchtigten Hitzewallungen, nachts mitunter an Kälteschauern. Insgesamt sind Sie jetzt ruheloser, reizbarer, eifersüchtiger als sonst und haben den Drang, ständig zu reden.

Lachesis zählt zu den wichtigen Konstitutionsmitteln. Charakteristisch ist die allgemeine Empfindlichkeit gegen Berührungen aller Art. Besonders am Hals oder um den Bauch herum

Wenn Sie sehr empfindlich auf Druck und Einengung, im körperlichen wie im übertragenen Sinne, reagieren, sollte Lachesis das Mittel Ihrer Wahl sein.

empfinden Sie Druck als unerträglich (Rollkragenpullover und Gürtel!). Sie zählen zu den Menschen, die für Angina pectoris anfällig sind. Sie empfinden einen Druck auf der Brust, es kommt zu heftigem Herzklopfen und Atemnot.

Alle Krankheiten treten vorwiegend links auf. Feuchtes Wetter und Ruhe verschlimmern die Beschwerden. Morgens ist alles schlimmer, aber Bewegung bessert Ihre Beschwerden.

■ SEPIA D12 Auch Sepia ist ein wichtiges Konstitutionsmittel. Es passt besonders gut zu Frauen, die im Klimakterium viel mit Hitzewallungen und Blutandrang zum Kopf zu tun haben. Sepia-Typen sind oft launisch und reizbar. Sie haben viele Pigmente und daher eine dunklere Haut. Sie neigen zu kalten Füßen, haben aber warme Hände und einen heißen Kopf. Frauen vom Sepia-Typ sind oft schlank und dunkelhaarig. Morgens kommen sie nur sehr schlecht in Gang, dafür sind sie abends putzmunter.

Dunkelhaarige Frauen, die an Senkungsbeschwerden leiden und nach dem Geschlechtsverkehr zu Depressionen neigen, sind häufig dem Sepia-Typ zuzuordnen.

Lesen Sie zum Vergleich auch die Beschreibung von Pulsatilla, das ein ähnliches Mittel ist, aber besser zu jüngeren Frauen passt. Vor der Periode kommt es bei diesen Frauen zu Kopfschmerzen und zu einem Spannungsgefühl in den Brüsten. Der Ausfluss fließt vermehrt, die Libido sinkt. In warmer, stickiger Luft und in Räumen voller Menschen bekommen sie Kopfschmerzen. Ihre Beschwerden werden durch Bewegung an der frischen Luft besser.

Komplexmittel

■ AGNUS CASTUS-HEVERT® Bei Depressionen, bedingt durch das Klimakterium, sowie zyklusbedingter Migräne und schmerzhafter Periode.

■ AUROCARD® Allgemein bei Beschwerden in den Wechseljahren, bei Wetterfühligkeit, nervösen Herzbeschwerden, körperlicher Überforderung.

■ CEFAKLIMAN® Allgemein bei klimakterischen Beschwerden.

■ CIMICIFUGA OLIGOPLEX ® Insbesondere bei Hitzewallung. Spannung und Schmerzen im kleinen Becken und in den Brüsten.

■ SALVIA OLIGOPLEX® Hitzewallungen verbunden mit starkem Schwitzen.

Wer noch wenig Erfahrung in der homöopathischen Selbstbehandlung hat, wird vielleicht erst einmal ein Komplexmittel ausprobieren, das aus mehreren unterschiedlichen Mitteln zusammengesetzt ist und deshalb ein breiteres Wirkungsspektrum hat.

Beschwerden in der Schwangerschaft

Die Zeit der Schwangerschaft ist eine Phase, die jede Frau immer wieder neu erlebt. Wenn Sie schon lange in homöopathischer Behandlung sind, wird Ihre Therapeutin oder Ihr Therapeut Sie möglicherweise auch in dieser Zeit mit der Gabe von Mitteln begleiten, um Ihnen und dem heranwachsenden Kind eine möglichst gute und sichere Schwangerschaft zu ermöglichen.

Natürlich werden Sie außerdem zu den regelmäßigen Untersuchungen zu Ihrem Frauenarzt gehen und es wäre wünschenswert, wenn Sie insgesamt bei den Ärzten Ihres Vertrauens auch seelisch gut aufgehoben sind.

Wenden Sie sich bei auftretenden Beschwerden bitte umgehend an den Arzt, experimentieren Sie nicht mit Medikamenten oder Hausmitteln, wenn es Ihnen nicht gut geht. Nur für das ziemlich lästige Erbrechen, mit dem sich eine Schwangerschaft oft zu Beginn bemerkbar macht, sind einige Mittel für die Selbstbehandlung geeignet.

Schwangerschaftserbrechen

Jede dritte bis vierte Frau leidet während der Frühschwangerschaft unter Schwangerschaftserbrechen. Meist beginnt das (morgendliche) Erbrechen zwei bis vier Wochen nach der Empfängnis und klingt in der Regel zwischen der 12. und 16. Schwangerschaftswoche wieder ab. Ursache ist wahrscheinlich die schwangerschaftsbedingte hormonelle Umstellung. Ebenso spielen die Umstellung des Stoffwechsels und der ganzen immunologischen Situation eine Rolle.

Während einer Schwangerschaft sollten Sie eine Selbstbehandlung immer nur nach Rücksprache mit einem Arzt durchführen.

Wegweiser – Mittel in der Schwangerschaft

Unstillbares Erbrechen, Ekel vor Speisegeruch	Kreosotum
Heftiges Erbrechen mit Speichelfluss	Apomorphinum
Schweißausbrüche	Apomorphinum
Verschlimmerung durch Kälte und Ruhe	Kreosotum

Homöopathische Mittel

- APOMORPHINUM D6 Sie leiden unter sehr heftigem Erbrechen mit Speichelfluss und Schweißausbrüchen. Sie sind sehr blass, Ihre Atmung ist schnell.
- KREOSOTUM D6 Wenn Sie unter unstillbarem Erbrechen leiden und wenn Sie sich schon vor dem Geruch der Speisen ekeln, dann passt dieses Mittel.

Nehmen Sie es im Wechsel mit Colchicum D6, wenn auch schon der Anblick von Speisen Erbrechen hervorruft. Typisch ist auch, dass es Ihnen in der Kälte und durch Ruhe schlechter geht.

Apomorphinum Pentarkan wird auch zur Geburtserleichterung eingesetzt. Das Mittel vermeidet Krampfwehen.

Komplexmittel

- APOMORPHINUM OLIGOPLEX® Wird eingesetzt bei Schwangerschaftserbrechen.
- APOMORPHINUM PENTARKAN® Übermäßiges Erbrechen in der Schwangerschaft.

Scheidenausfluss

Ein normaler, harmloser Ausfluss ist farblos und verfärbt sich im Slip leicht gelblich, verursacht keine Beschwerden und riecht auch nicht unangenehm. Er wird von den Drüsen am Muttermund sowie am Eingang der Scheide gebildet und entfernt abgestorbene Zellen der Scheidenwand und Scheidenbakterien aus dem Körper.

Junge Mädchen bekommen meist kurz vor der ersten Monatsblutung zum ersten Mal Ausfluss. Schön ist es, wenn sie durch die Mutter oder eine andere vertraute weibliche Person darauf vorbereitet werden.

Ausfluss und was Sie tun können

Die Stärke des Ausflusses ist hormonabhängig. Deshalb kommt es auch oft bei Frauen, die die Pille einnehmen, zu einem kontinuierlichen weiß-gelblichen Ausfluss. Doch nicht immer sind die Ursachen von Ausfluss harmlos.

- Wenn der Ausfluss juckt, brennt oder unangenehm riecht, kann die Ursache eine Entzündung der Gebärmutter, in der Scheide oder im Muttermund sein.
- Ein grün-gelblicher Ausfluss deutet auf eine Eileiterentzündung hin.

- Es kann auch eine Pilzerkrankung dahinter stecken.
- Eine sehr häufige Ursache für eine Scheidenentzündung ist ein Hefepilz (Candida albicans). Bei geschwächtem Immunsystem, unter erhöhter körperlicher oder seelischer Stressbelastung gewinnt er die Oberhand. Kennzeichen ist zunächst ein schwacher Juckreiz, dann ein krümeliger weiß-gelblicher Ausfluss. Später kann das Jucken in Brennen übergehen.

Zum Arzt

Treten die Symptome Jucken, Brennen oder unangenehmer Geruch auf, oder stellen Sie sogar fest, dass Ihr Ausfluss Blut enthält, so sollten Sie auf jeden Fall einen Arzt aufsuchen, um die genaue Ursache feststellen zu lassen.

Die homöopathischen Mittel

In der Selbstbehandlung wird symptomatisch behandelt, also z. B. die Symptome Jucken oder Brennen. Es werden aber auch Mittel eingesetzt, welche die Abwehr stärken. Tief greifendere konstitutionelle Behandlungen überlassen Sie dem Arzt oder Homöopathen.

Frauen, die sich eine Spirale einsetzen lassen, haben meistens etwas mehr Ausfluss als vorher – das ist völlig normal und kein Anlass zur Beunruhigung.

Wegweiser – Mittel bei Ausfluss

Ausfluss brennend, zäh, klebrig	Borax
Ausfluss wundmachend, scharf	Kreosotum
Ausfluss weißlich	Platinum metallicum
	Sepia
Ausfluss gelblich	Lilium tigrinum
	Sepia
Ausfluss unangenehm riechend und/oder juckend	Kreosotum
	Platinum metallicum
	Lilium tigrinum
	Sepia
Ausfluss grünlich, schleimig	Thuja
Verschlimmerung während des Eisprunges	Borax

Wegweiser – Fortsetzung

Periode zu früh, zu stark	Kreosotum
	Platinum metallicum
Periode schwach	Lilium tigrinum
Verschlimmerung durch Nässe, Kälte	Borax
	Kreosotum
	Thuja
Druck nach unten, Senkungsgefühl, Besserung durch Liegen auf der linken Seite	Lilium tigrinum
Farbe und Beschaffenheit des Ausflusses wechselt, oft fischiger Geruch nach der Periode	Sepia
Neigung zu Haut- und Schleimhaut- entzündungen, trockene Haut	Borax
Neigung zum Frieren, zu Erkältungen	Thuja

Homöopathische Mittel von A bis Z

Wenn der Ausfluss an warmes Wasser erinnert, also weiß-durchsichtig ist, ist Borax das geeignete homöopathische Mittel.

■ BORAX D6 Der Ausfluss ist brennend, zäh und klebrig, und er verschlimmert sich während des Eisprungs. Sie haben eine schlechte »Heilhaut« und neigen z. B. zu Akne, Herpesbläschen, trockener, schuppiger Haut, zu Geschwüren und Aphten der Mundschleimhaut. Entzündungen der Harnwege und Reizblase sind nicht selten. Nasskaltes Wetter macht alles schlimmer.

■ KREOSOTUM D6 Das Mittel hilft bei wundmachendem, scharfem Ausfluss, der unangenehm riecht und juckt. Brennender Schmerz und unangenehmer Geruch aller Absonderungen sind typisch für Kreosotum. Die Regel kommt zu früh, ist zu stark und dauert zu lange. Die Beschwerden verschlimmern sich durch Kälte und Ruhe.

■ LILIUM TIGRINUM D6 Sie leiden unter einem juckenden, brennenden Ausfluss, der meist gelblich aussieht und unangenehm riecht. Oft ist Ihre Blutung schwach und wird von Schmerzen begleitet, die in die Gegend der Eierstöcke ausstrahlen. Es bestehen Druck nach unten und ein Senkungsgefühl in der Scheide. Der Ausfluss macht während der Periodenblutung die Scheide wund. Liegen auf der linken Seite oder ein Spaziergang an der frischen Luft bessert die Beschwerden. Schlechter ist es, wenn Sie auf der rechten Seite liegen, wenn Sie sich in warmen Räumen aufhalten und gegen Abend.

■ PLATINUM METALLICUM ODER JODATUM D6 Sie haben einen weißlichen Ausfluss, der juckt. Homöopathen setzen Platinum jodatum in höheren Potenzen häufig auch bei Ovarialzysten, Myomblutungen und Schwangerschaftsdepressionen ein. Menschen, für die Platinum passt, haben häufig ein überhebliches Wesen. Angstzustände und Melancholie wechseln bei Ihnen ab. Typisch ist, dass Kopfschmerzen sehr langsam zunehmen und ebenso langsam wieder vergehen. Sie werden von Kribbel- und Kältegefühl in Händen und Füßen begleitet.
Die Periode ist zu früh, zu langsam und zu stark. Kopfschmerzen und seelische Störungen bessern sich im Freien.

■ SEPIA D12 Sepia hilft bei weißlichem oder gelblichem Ausfluss, der sehr unangenehm riecht, brennt und sticht. Die Farbe und Beschaffenheit des Ausflusses wechselt! Vor der Periode oft gelb oder weißlich, kann er auch grün oder bräunlich werden. Nach der Periode fällt vor allem der unangenehme, fischige Geruch auf.

■ THUJA D6 Dicker, schleimiger, grüner Ausfluss nach einer Eileiterentzündung ist typisch. Thuja ist ein Konstitutionsmittel. Thuja-Typen neigen zur Bildung von Warzen und Polypen sowie allgemein zu schuppiger, krustiger Haut. Sie haben oft eine chronische Erkrankung, die häufig auf einen alten Infekt zurückzuführen ist. Sie schwitzen stark an Kopf und Hals, frieren dabei leicht und sind rasch erkältet.
Bei diesem Typ verschlimmern Kälte und Nässe alle Beschwerden, aber Wärme tut ihm gut.

Komplexmittel
■ KREOSOTUM OLIGOPLEX® Weißlich bis gelber Ausfluss.
■ SEPIA OLIGOPLEX® Ausfluss wundmachend, scharf, gelblich, vor allem bei starken körperlichen und seelischen Beschwerden.
■ LILIUM TIGRINUM PENTARKAN® Weißlich-gelber Ausfluss, der juckt, brennt und unangenehm riecht.

Bei weißem Ausfluss, der juckt, könnte Platinum angezeigt sein. Der Platinum-Typ ist meist sehr sensibel und romantisch, körperlich schlank und zart.

Wem es schwer fällt, den Ausfluss genau zu beschreiben und einem Mittel zuzuordnen, der kann auch eines der nebenstehenden Komplexmittel nehmen.

Homöopathie für Kinder

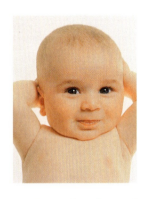

Homöopathie ist bei Kindern immer die bessere Wahl, solange keine Erkrankung besteht, die unbedingt ärztlicher Behandlung bedarf. Die sanfte, natürliche Heilweise der homöopathischen Mittel stärkt und entwickelt das kindliche Immunsystem in optimaler Weise. Durch die Mittel wird der Körper auf die Krankheit nochmals aufmerksam gemacht. Er aktiviert die körpereigenen Abwehrkräfte, die aus lebenden Zellen bestehen und sozusagen Erfahrungen sammeln im Kampf gegen Erreger, die in den Organismus eingedrungen sind.

Babys und Kinder sind der beste Beweis dafür, dass Homöopathika hoch wirksame Medikamente sind. Bei ihnen wirken die Mittel meist besonders gut – und sie wissen nichts vom Placeboeffekt.

Krankheiten und Beschwerden bei Säuglingen

Einige leichte Erkrankungen treten nur im Säuglingsalter auf. Dies betrifft in erster Linie das noch junge Magen-Darmsystem und die Haut. Und schließlich muss jedes Baby seine ersten Zähne bekommen. Bei all diesen leichten, alterstypischen Beschwerden können Homöopathika oft sehr schnell helfen. Doch bitte beachten Sie: Es ist bei Kindern (vor allem beim ersten) nicht immer leicht, selbst zu entscheiden, ob es sich um eine vorübergehende Störung handelt oder ob sich eine Infektionskrankheit bemerkbar macht. Lesen Sie deshalb unsere Warnhinweise gut durch und beobachten Sie Ihr Kind genau. Wenn Sie unsicher sind, gehen Sie lieber zum Arzt.

Wenn Magen und Darm aus dem Takt sind

Achten Sie besonders in der ersten Zeit auf Regelmäßigkeiten in allen Lebensabläufen – und besonders beim Füttern.

Das erste Lebensjahr ist die Phase, in der sich das Magen-Darm-System Ihres Babys ganz allmählich von der Fähigkeit, nur Milch aufzunehmen und zu verdauen, darauf umstellt, andere Kost zu vertragen. Zudem ist gerade am Anfang Aufmerksamkeit nötig, um einen ruhigen, regelmäßigen Still- oder Fütterrhythmus herzustellen und aufrechtzuerhalten. Magen und Darm sind noch zart und an die Verdauungsarbeit nicht gewöhnt, und so sind eine Reihe von Störungen ganz normal.

Wir geben Ihnen hier Mittel und Möglichkeiten an die Hand, die kleineren, meist ganz harmlosen Befindlichkeitsstörungen selbst zu Hause zu behandeln.

Säuglingskoliken

Bauchschmerzen können eine Vielzahl von Ursachen haben. Meist sind sie funktioneller Art, das heißt, eine organische Ursache lässt sich nicht finden. Auch die Ursachen der so genannten Säuglings- oder Dreimonatskoliken sind bis heute nicht genau bekannt.
Kennzeichen sind:

- Anhaltende Schreiepisoden
- Krümmen und Überstrecken des Körpers
- Große Unruhe
- Geblähter Bauch

Meist beginnen die Säuglingskoliken zwischen der vierten und achten Lebenswoche, dauern mehrere Wochen an und hören dann genauso plötzlich wieder auf. Vereinzelt bleiben sie aber bis ins zweite Lebensjahr hinein bestehen. Sie treten meist in den Nachmittags- und Abendstunden auf und es macht keinen Unterschied, ob das Kind gestillt wird oder Flaschennahrung erhält.

Typische Anzeichen der so genannten Dreimonatskoliken finden Sie in der nebenstehenden Aufzählung.

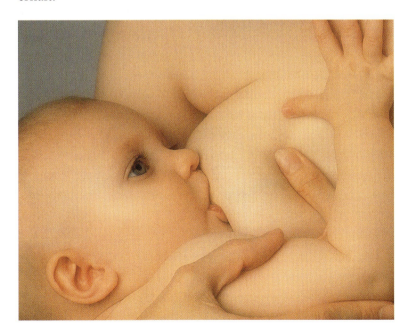

So gut und bekömmlich die moderne Flaschennahrung auch ist, die beste Versorgung eines Babys ist immer noch die Muttermilch. Sie enthält alle wichtigen Nähr- und Aufbaustoffe und stärkt das Immunsystem.

Allerdings scheint bei manchen gestillten Kindern die Nahrung, die die Mutter zu sich nimmt, eine Rolle zu spielen. Während der Stillzeit sollten Sie als Mutter daher auf einen übermäßigen Genuss von Zitrusfrüchten und Kuhmilchprodukten – vor allem Rohmilchkäse – verzichten.

Vorsicht: nicht alle Kinder vertragen Kuhmilch! Sie können es mit einer Milchallergie zu tun haben.

Wenn Sie Ihrem Kind die Flasche geben, denken Sie bitte daran, dass bei Ihrem Baby eine Kuhmilchunverträglichkeit vorliegen könnte. Hier lohnt sich der Versuch, vorübergehend auf spezielle Säuglingsnahrung für Babys mit Verdacht auf Kuhmilchunverträglichkeit umzustellen. Diese erhalten Sie in gut sortierten Drogeriemärkten oder Apotheken.

Hinweise auf eine organische Ursache der Koliken geben Gedeihstörungen wie z. B. unzureichende Gewichtszunahme. Orientieren Sie sich mithilfe von handelsüblichen Tabellen über das für ein bestimmtes Alter und in einem bestimmten Zeitraum normale Gewicht. Legt Ihr Kind zu wenig oder zu viel Gewicht zu, suchen Sie einen Arzt auf.

Homöopathische Mittel bei Säuglingskoliken

■ BELLADONNA D12–D30 Dieses Mittel passt, wenn die Koliken anfallartig auftreten. Typisch ist, dass Ihr Baby dabei einen roten Kopf hat, dass seine Haut heiß und feucht ist, und dass seine Pupillen geweitet sind.

Versuchen Sie, Ihrem Kind ein wenig warmen Fencheltee zu geben. Er wirkt beruhigend.

■ CARBO VEGETABILIS D6–D12 Dieses Mittel ist angezeigt, wenn die Beine Ihres Babys während der Kolik bis hoch zu den Knien kalt sind. Typisch ist auch, dass der Bauch hart und gebläht ist wie eine Trommel und das Gesicht blass. Es kann sein, dass Ihr Kind schon während des Trinkens schreit, dass das Bäuerchen erst lange Zeit nach der Mahlzeit kommt und dass das Baby bis dahin unruhig ist.

■ CHAMOMILLA D6 Ihr Kind hat eine heftige Kolik. Es schreit hemmungslos und laut, zieht die Beine an, krampft sich zusammen. Sein Kopf ist heiß, rot, feucht. Wenn Sie es herumtragen, beruhigt es sich für kurze Zeit.

■ LYCOPODIUM D6 Dieses Mittel ist angezeigt, wenn Ihr Kind vorwiegend zwischen 16 und 20 Uhr schreit. Typisch sind Aufstoßen und Blähungen, die für kurze Zeit Besserung bringen. Der Urin ist rötlich, der Stuhl hart und trocken.

■ MAGNESIUM CARBONICUM D6 Dieses Mittel hilft vor allem, wenn Kinder, die gestillt werden, Koliken haben. Sie schreien wütend, ihr Schweiß riecht säuerlich, die Beine sind an den Bauch gezogen.

■ MAGNESIUM MURIATICUM D4 Die Symptome sind wie bei Magnesium carbonicum, aber der Stuhl ist bröckelig.

Komplexmittel

■ MOMORDICA OLIGOPLEX® Bei Blähungen und so genannten Nabelkoliken. Bei Letzteren handelt es sich um eine Sammelbezeichnung für ungeklärte Bauchschmerzen.

Eignet sich für vegetativ labile Kinder, deren Verhalten durch deutliche Merkmale charakterisiert ist. Es handelt sich dabei um weinerliche, unruhige und leicht zu erschreckende Kinder. Sie fremdeln stark und schreien, sobald sie hingelegt werden. Erst geben, wenn akute Bauchschmerzen beim Kinderarzt abgeklärt wurden!

Wenn Sie unter den Einzelmitteln kein Similie gefunden haben, ist es ratsam, das Komplexmittel zu versuchen, denn die Kombination von Mitteln erhöht das Wirkungsspektrum.

Durchfall bei Säuglingen

Durchfall ist bei Babys nicht wie bei Erwachsenen einfach nur eine lästige Sache. Länger anhaltender Durchfall kann für ein so kleines Kind lebensbedrohlich werden, denn der Verlust an Körperflüssigkeit und Mineralstoffen kann nicht durch Trinken ausgeglichen werden und schwächt den Kreislauf erheblich.

Zum Arzt

Holen Sie unbedingt den Arzt, wenn der Durchfall Ihres Babys sehr stark ist, nicht innerhalb von 48 Stunden deutlich besser wird oder wenn gleichzeitig Fieber auftritt.

Vorsicht, wenn Babys Durchfall haben: Achten Sie genau auf ihn, wenn er beginnt und gehen Sie rechtzeitig zum Arzt!

Homöopathische Mittel bei Durchfall

■ ARGENTUM NITRICUM D6 Bei Durchfall beim Übergang von Muttermilch auf andere Nahrung, schleimig bis blutigem Stuhl, der sich in der Windel grün färbt und Blähungen, hilft dieses Mittel. Das Kind verlangt nach Süßem, obwohl es das nicht verträgt.

Komplexmittel

■ China Oligoplex® Schleimiger Durchfall beim Säugling. Zu jeder Mahlzeit zehn Tropfen in die Flasche. Enthält Chinin (China). Nur nach Rücksprache mit dem Kinderarzt.

Speien

Erfahrene Eltern legen immer ein Handtuch oder eine große Windel unter, wenn sie ihr Kind nach dem Füttern tragen.

»Speikinder – Gedeihkinder« sagte man früher, und tatsächlich besteht kein Grund zur Besorgnis, wenn der Säugling mehrmals täglich kleinere oder auch größere Nahrungsmengen wieder von sich gibt. Vorausgesetzt, Ihr Kind gedeiht sonst gut und ist gesund.

Vom Speien oder Spucken ist das echte Erbrechen zu unterscheiden. Die Eltern sollten immer daran denken, dass sich auch eine mitunter schwere Infektionskrankheit bei kleinen Kindern häufig mit Erbrechen ankündigt.

Gehen Sie aber sofort zum Arzt

■ Wenn das Erbrechen direkt nach dem ersten Fütterungsversuch auftritt

■ Wenn der Säugling schwallartig erbricht
■ Bei Fieber

Homöopathische Mittel bei Speien und Spucken

■ Baptisia D6–D12 Ihr Kind erbricht nach den ersten Schlucken, behält aber die spätere Nahrung.

■ Belladonna D12 Ihr Kind erbricht oft während des Schlafs (im ersten Schlaf) und hat Schweiß auf der Stirn.

Kinder, die gestillt werden, brauchen andere Mittel als Kinder, die das Fläschchen bekommen.

■ Cuprum D30 Dieses Mittel ist angezeigt, wenn Sie Ihr Kind mit der Flasche füttern und wenn Ihr Kind schon von Anfang an erbrochen hat. Wenn das Mittel passt, genügt meist schon eine Gabe. Der Erfolg sollte sofort eintreten.

■ Ignatia D12–D30 Ihr Kind lehnt die Flaschennahrung ab oder bricht sie wieder aus. Bei älteren Säuglingen ist typisch, dass sie nach schwer verdaulichen, nicht altersgemäßen Speisen verlangen.

■ Magnesium carbonicum D4 Dieses Mittel hilft Kindern, die gestillt werden, und wenn das Erbrochene nicht sauer riecht. Mutter und Kind nehmen Magnesium carbonicum 20 Minuten vor der Mahlzeit.

Verstopfung bei Säuglingen

Eine Ursache der Verstopfung bei Kindern, die gestillt werden, kann sein, dass die Menge der Muttermilch nicht ausreicht. In diesem Fall hört die Verstopfung auf, wenn man eine ausreichende Menge zufüttert.

Wenn Sie Ihrem Kind das Fläschchen geben und es daraufhin Verstopfung hat, hilft es manchmal, eine Messerspitze Salz in die Flasche zu geben.

Auch »Flaschenkinder« bekommen eine Verstopfung, wenn die Nahrung nicht ausreicht.

Homöopathische Mittel bei Verstopfung

Zwei Mittel stehen zur Auswahl: Magnesium muriaticum und Natrium muriaticum, die Sie anhand der Mittelbeschreibung gut unterscheiden können.

■ MAGNESIUM MURIATICUM D4 Die Stühle Ihres Babys sind bröckelig, hell, trocken und kommen in großen Mengen. Magnesium muriaticum ist »Ihr« Mittel, wenn Ihr Baby Verstopfung hat, obwohl Sie es stillen und die Menge der Muttermilch eigentlich gut ausreicht.

■ NATRIUM MURIATICUM D12–D30 Der Stuhl ist trocken. Typische Natrium-muriaticum-Kinder sind eher mager (besonders auffallend am Hals) und haben oft Durst.

Badespaß mit dem Papi ist immer toll! Trotzdem: Kleine Kinder darf man nicht zu oft baden. Die Temperaturunterschiede, das ungewohnte Element und vor allem die Badezusätze bereiten dem kleinen Organismus eher Stress.

Kopfgrind (Dermatitis seborrhoides)

Die Dermatitis seborrhoides ist eine Erkrankung, die ausschließlich in den ersten drei Lebensmonaten auftritt.

Die Ursache ist bis heute nicht genau geklärt. Möglicherweise beruht der Kopfgrind, wie die Erkrankung volkstümlich genannt wird, auf einer vermehrten Produktion der Talgdrüsen.

Es beginnt in den ersten Lebenswochen meist damit, dass bei den – oft etwas aufgeschwemmt wirkenden – Kindern

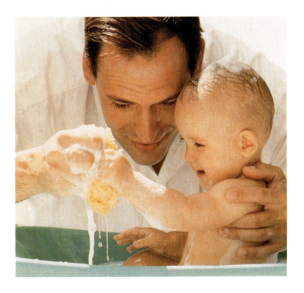

am Kopf gelbe grobe, fettige Schuppen erscheinen. Diese Hautveränderungen können später auch in Hautfalten auftreten und sich schließlich auf den ganzen Körper ausdehnen.

Kratzen Sie den Grind nicht vom Kopf Ihres Babys. Er fällt von alleine ab.

Bei stärkerer Ausdehnung ist die Haut gerötet mit aufliegenden gelblich fettigen Schuppen, dennoch ist der Juckreiz nur gering. Ist die Erkrankung bei Ihrem Kind aufgetreten, hilft es ihm meist, wenn Sie seine Haut bewusst schonen. Dazu gehört, dass Sie es nicht zu häufig mit Seife waschen und keine fettenden Salben verwenden.

Machen Sie stattdessen handwarme Bäder und Waschungen mit entzündungshemmenden Zusätzen wie Haferstrohextrakt, Weizenkleieextrakt, Ölzusätzen aus der Apotheke.

Zum Arzt

- Wenn sich der Ausschlag über den ganzen Körper zu verbreiten beginnt

- Wenn der Hautausschlag von starkem Juckreiz begleitet wird

Homöopathisches Mittel bei Kopfgrind

Oft bekommen Kinder, die als Babys Milchschorf hatten, später Neurodermitis. Gehen Sie daher in jedem Fall für eine frühe Konstitutionsbehandlung zum Arzt.

- GRAPHITES D12–D30 Der Grind findet sich unter den Kopfhaaren, hinter den Ohren, in Hautfalten, Gelenkbeugen und an den Lidern und tritt als gelb-klebriges Sekret in Erscheinung. Er bildet Borken, die sich mit üblem Geruch ablösen. Die Lymphknoten können geschwollen sein. Wenig oder kein Juckreiz.

Achtung Milchschorf

Diese stark juckende Hauterkrankung beginnt meist im zweiten oder dritten Lebensmonat und wird als Vorläufer der Neurodermitis angesehen. Betroffen sind meist seitliche Gesichtspartien, Kopfhaut, Unterarme, Hände, Handgelenke.

Da Milchschorf stark juckt, kratzen sich die Kinder immer wieder. Wenn Sie also einen Hautausschlag mit Kratzspuren bei Ihrem Kind sehen, ist es in aller Regel kein Kopfgrind, sondern Milchschorf oder ein Pruritus (→ Seite 205).

Homöopathische Mittel bei Milchschorf

Im Hinblick auf die weitere Entwicklung Ihres Kindes ist Milchschorf nicht ungefährlich (→ Kasten, Seite 204). Neben einer Konstitutionsbehandlung, die von einem Arzt oder Homöopathen durchgeführt werden sollte, behandeln Sie die Erkrankung wie die anderen stark juckenden Hauterkrankungen mit Sulfur D8–30 und Cardiospermum D3 bei akutem Schub (→ Pruritus, siehe unten).

Komplexmittel
- AURUM OLIGOPLEX® Nicht bei Schilddrüsenerkrankungen.
- CALCIUM CARBONICUM N OLIGOPLEX® Nicht bei Schilddrüsenerkrankungen. Säuglingen bis zum ersten Lebensjahr nur ein Drittel der Erwachsenendosis geben.

Wenn Sie unter den Einzelmitteln kein Simile gefunden haben, können Sie nach Absprache mit dem Kinderarzt eines der beiden Komplexmittel versuchen.

Juckende Hauterkrankungen (Pruritus)

Unter dem Fachbegriff Pruritus fasst der Mediziner eine ganze Gruppe von Hauterkrankungen zusammen, deren Kennzeichen starker Juckreiz sowie Hautveränderungen von nessel-, papel- oder knötchenartigem Aussehen sind.

Homöopathische Mittel bei juckenden Hauterkrankungen

Am besten ist es, in allen hartnäckigen Fällen einen Arzt oder Homöopathen hinzuzuziehen.
- SULFUR D8–D30 Das Mittel ist angezeigt, wenn die Haut Ihres Kindes an den veränderten Stellen trocken, spröde und rissig ist. Der Ausschlag kann dabei trocken oder auch feucht sein. Typisch ist, dass Ihr Kind, obwohl Sie es liebevoll pflegen, einen eher ungepflegten Eindruck macht. Es leidet unter sehr heftigem Juckreiz. Die »drei Ws« verschlimmern seinen Zustand: Wärme, Waschen, wollene Kleidung.
Beginnen Sie die homöopathische Behandlung mit niedrigeren Potenzen (D8). Geben Sie diese öfter (dreimal täglich), und gehen Sie dann langsam auf höhere Potenzen über, die Sie dafür seltener geben.

Schneiden Sie Ihrem Kind die Fingernägel möglichst kurz, damit es sich nicht selbst zu sehr verletzt, wenn es sich kratzt.

- CARDIOSPERMUM Bei allen entzündlichen Haut- und Schleimhauterkrankungen lohnt sich ein Versuch mit Cardiospermum, das auch als das homöopathische Kortison bezeichnet wird.

Komplexmittel

■ Cistus canadensis Oligoplex® Starker Juckreiz. Zur Nachbehandlung Bellis Oligoplex®.

Soor, Mundschwämmchen

Mundschwämmchen sind kein Zeichen von mangelnder Hygiene – sie zeugen von einem noch nicht gut entwickelten Immunsystem.

Durch die Besiedelung mit dem Pilz Candida albicans kommt es zu weißen, flächen- oder punktförmigen Belägen auf der Mundschleimhaut, was man als Soor oder Mundschwämmchen bezeichnet. Meist sind sie abstreifbar, zum Teil aber auch nicht. Leicht zu erkennen sind die Beläge auf der Wangenschleimhaut. Mitunter können auch der tiefe Rachenabschnitt und sogar die Speiseröhre befallen sein, insbesondere dann, wenn eine Abwehrschwäche besteht.

Außer durch eine Abwehrschwäche kann Soor auch als Folge einer Antibiotikabehandlung entstehen. Durch das Antibiotikum verändert sich die natürliche Flora der Mundschleimhaut, worauf pathogene Keime und Pilze die Oberhand gewinnen. Bei Neugeborenen ist eine Candida-Besiedelung der Mundschleimhaut die Folge einer Pilzbesiedelung der Vagina der Mutter.

Zum Arzt

■ Dehnen sich die weißlichen Beläge in den Rachenraum aus, sollte man auf alle Fälle den Kinderarzt aufsuchen.

■ Kleine weiß belegte Geschwüre, die mit Fieber auftreten, sind Anzeichen der Mundfäule.

Homöopathische Mittel bei Mundschwämmchen

Bei grau-weißen Belägen Acidum muriaticum, bei weißen Belägen mit rotem Hof Borax.

■ Acidum muriaticum D6 Der Soor besteht aus grau-weißen Belägen, die von einem entzündlichen Randsaum umgeben sind. Ihr Kind mag keine Nahrung zu sich nehmen.

■ Borax D4 Die Säuglinge trinken nur immer ein paar Schlucke, fangen dann an zu schreien, sind unruhig und ängstlich. Die weißen Beläge des Soor sind von einem roten Hof umgeben. Ältere Kinder sind furchtsam und empfindlich, weinen bei jeder Gelegenheit.

Windeldermatitis

Die Haut des Säuglings ist noch nicht voll entwickelt wie beim Erwachsenen. Sie ist dünner und empfindlicher. Feuchte Windeln, Plastik- oder Gummihöschen schaffen ein feucht-warmes, luftdichtes Mikroklima und verstärken dadurch die Hautreizungen, die der Urin oder Stuhl hervorrufen.

In diesem Mikroklima entwickeln sich manchmal Hautentzündungen, die man als Windeldermatitis bezeichnet und die von einigen Ärzten – ebenso wie der Milchschorf – als Vorbote einer sich später ausprägenden Neurodermitis angesehen wird.

Neben der Behandlung mit den unten stehenden homöopathischen Mitteln haben sich folgende Maßnahmen bewährt:

Fast jedes Kind hat einmal einen roten Po. Meist genügen einfache Methoden, die Entzündung zum Abklingen zu bringen.

■ Lassen Sie Ihr Kind öfter mal ganz ohne Höschen oder Windel frei strampeln.

■ Trocknen Sie den Gesäßbereich nach dem Windeln und Waschen vorsichtig mit einem Fön (mindestens 50 Zentimeter Abstand – kleinste Stufe!).

■ Wechseln Sie die Windeln häufig.

■ Tragen Sie eine geeignete Salbe auf.

■ Verzichten Sie auf Plastikwindeln, bis sich die Entzündung gebessert hat und nehmen Sie solange die traditionellen Stoffwindeln.

Zum Arzt

Gehen Sie in Zweifelsfällen mit dem Kind zum Arzt. Rötungen im Windelbereich sind nicht immer eine Windeldermatitis. Häufig sind sie Anzeichen einer Pilzinfektion.

Homöopathische Mittel bei Windeldermatitis

■ ACIDUM BENZOICUM D3 Dieses Mittel hat sich bei Säuglingen mit Windeldermatitis bewährt, wenn der Urin einen stechenden Geruch hat.

Hier finden Sie drei Mittel, die bei Windeldermatitis helfen.

■ CHAMOMILLA C30 Die Windeldermatitis tritt während des Zahnens auf. Ihr Kind ist unleidlich und möchte am liebsten immer hin und her getragen werden.

■ THUJA ab D12 Thuja heilt Windeldermatitis als Impffolge.

Säuglingsschnupfen

Nicht jedes Niesen ist der Beginn des so genannten Säuglings-schnupfens – im Gegenteil. Wenn Ihr Kind in den ersten Le-benswochen niest, ist das nicht sofort das Zeichen einer begin-nenden Erkältung, sondern eine ganz normale Reaktion des jungen Organismus, der seine Funktionen aufnimmt. Hier be-steht kein Behandlungsbedarf.

Anders verhält es sich mit dem typischen Säuglingsschnupfen, den Sie an den folgenden Symptomen erkennen:

Das Baby hat eine trockene, verstopfte Nase, was das Stillen und damit das Gedeihen des Kindes beeinträchtigt.

Wenn Ihr Baby Anzeichen einer Erkältung zeigt, vor allem, wenn Fieber zum Schnupfen kommt, gehen Sie zum Arzt!

Versuchen Sie auch dieses Rezept: Sie kochen einen starken Kamillentee, in den Sie sehr viel Zucker geben. Dieses »Zu-ckerwasser« träufeln Sie dem Baby mit einer kleinen Pipette in die Nase.

Ein geregelter Tages-ablauf, warme Kleidung (auch im Bett), gesunde Ernährung und viel Ruhe sind die beste Voraussetzung dafür, dass Ihr Baby rundum gesund bleibt.

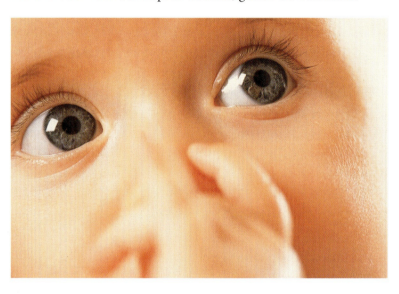

Homöopathische Mittel bei Säuglingsschnupfen

Je nachdem, ob Absonderungen oder keine Absonderungen von Nasensekret vorhanden sind, stehen zwei Mittel zur Aus-wahl.

■ SAMBUCUS NIGRA D4–D12 Bei diesem Mittel handelt es sich um die homöopathische Zubereitung des Saftes aus dem schwarzen Holunder mit folgender Mittelbeschreibung: Der Säugling kann mit verstopfter Nase nicht trinken, er schnieft viel, aber ohne Absonderungen aus der Nase. Nachts treten eventuell Erstickungsanfälle und ein pfeifendes Geräusch beim

Einatmen auf. Die Haut ist im Schlaf trocken und heiß, Holundertee wirkt schweißtreibend. Trockene kalte Luft, nachts, um Mitternacht, verschlimmert alles.

■ NATRIUM SULFURICUM ab D12 Die Symptome sind ähnlich wie Sambucus nigra, aber das Sekret ist grün-gelb und dicklich.

Unruhige Kinder

In der Regel schläft ein Kind in den ersten Lebenswochen fast ständig: Es wird nur richtig wach, wenn es gefüttert wird. Es schreit auch nur kurze Zeit, weil es Hunger hat.

Es gibt aber Ausnahmen, wie die geplagten Eltern nur zu gut wissen. Auffallend bei diesen unruhigen Kindern ist die geringe Tiefe ihres Schlafes. Schon das geringste Geräusch oder ein Lichtstrahl wecken sie auf. Die Unruhe zeigt sich auch in ihren Bewegungen. Sie strampeln sich bloß, liegen quer im Bett und strampeln so sehr, dass sie sich die Fersen aufwetzen.

Normalerweise sind Kinder nicht von sich aus unruhig. Je entspannter Sie selbst innerlich sind und je ungestörter das Baby in der ersten Zeit leben darf, desto ruhiger wird es auch sein.

Homöopathische Mittel für kleine Quälgeister

In der Homöopathie stehen mehrere Mittel zur Auswahl, von denen Cuprum das wichtigste ist. Belladonna und Chamomilla leisten ebenfalls gute Dienste – allerdings sind typische Belladonna- und Chamomilla-Kinder schwer zu unterscheiden.

■ BELLADONNA D12 Belladonna-Kinder schreien weniger stark als Chamomilla-Kinder und sind möglicherweise etwas zarter.

■ CHAMOMILLA D6–D30 Dieses Mittel ist angebracht, wenn das Kind schreit, weil es einen Zahn bekommt, oder wenn es unerträglich schrill schreit. Typisch ist, dass es einen roten Kopf hat, schwitzt und dass die Unruhe nachts schlimmer wird. Besserung tritt ein, wenn Sie Ihr Kind herumtragen oder hin und her wiegen. Bei Kindern, die Kamillentee nicht vertragen oder die nach Kamillentee noch stärker schreien, Chamomilla erst ab D12 geben.

Wenn Ihr Kind einen Zahn bekommt, hilft häufig Chamomilla.

■ CUPRUM D30 Sollte das erste Mittel sein, das Sie versuchen. Falls Ihr Kind 24 Stunden nach der ersten, einmaligen Gabe noch nicht merkbar ruhiger geworden ist, sollten Sie Cuprum nach Absprache mit dem Homöopathen noch einmal in einer höheren Potenz versuchen.

Auffälligste Merkmale für sie sind das rote Gesicht und der warme Schweiß auf der Stirn. Ihr Schlaf ist oberflächlich, die Unruhe verstärkt sich schon abends, vor allem zwischen 20 und 22 Uhr.

■ KALIUM BROMATUM D6–D12 Die Hände Ihres Kindes sind praktisch dauernd in Bewegung – manchmal hat es sogar Kratzspuren im Gesicht. Wenn es schreit, dann vor allem zwischen 18 und 21 Uhr.

Lycopodium kommt in Frage, wenn Ihr Baby Blähungen hat und deshalb schreit.

■ LYCOPODIUM D12 Wenn Ihr Kind Blähungen hat, abends schlechter trinkt als tagsüber und wenn es vor allem zwischen 16 und 20 Uhr schreit, sollten Sie dieses Mittel geben.

Komplexmittel
■ SUMBULUS OLIGOPLEX® Schreikinder.

Zahnungsbeschwerden

Zwischen dem sechsten und dem 30. Lebensmonat bekommen die Kinder kontinuierlich einen Milchzahn nach dem anderen. Zuerst erscheinen in der Regel die unteren beiden Schneidezähne (zwischen dem sechsten und dem neunten Monat), die oberen beiden Schneidezähne tauchen zwischen dem neunten und dem dreizehnten Lebensmonat auf.

Kinder greifen jetzt nach allem, um darauf herumzukauen, weil das Kauen die Schmerzen lindert. Also Vorsicht mit den Gegenständen, die herumliegen!

Als nächstes sind die seitlichen Schneidezähne an der Reihe, dann folgen Eck- und Backenzähne.

Manche Kinder haben keine größeren Beschwerden, wenn sie Zähne bekommen. Manche leiden entsetzlich und ihre Eltern mit ihnen. Die Kinder haben Schmerzen, weil die Zähne im wahrsten Sinne des Wortes das Zahnfleisch durchbrechen, manchmal bekommen sie sogar Fieber. Sie schreien nachts, schlafen unruhig und sind durchwegs quengelig.

Durchfall ist ein häufiges Begleitsymptom.

Zum Arzt

Hat das Kind mehrere Tage lang Fieber oder sind Sie sich nicht sicher, ob die Beschwerden auf das Zahnen zurückzuführen sind, sollte ein Kinderarzt aufgesucht werden.

Homöopathische Mittel, wenn die Milchzähne kommen

BELLADONNA D12 Ihr Kind hat Fieber und ist unruhig. Sein Gesicht ist rot, und das Zahnfleischkissen ist dick, hochrot und glänzt. Verschlimmerung seiner Beschwerden durch Berührung und vor Mitternacht.

■ CHAMOMILLA D6–D12 Ihr Kind ist unleidlich, quengelig und empfindlich gegen Berührungen. Es hat grün-schleimigen Durchfall. Charakteristisch ist, dass nur eine Wange rot und heiß ist.

Nachts oder durch Wärme verschlechtern sich die Beschwerden. Wenn Sie Ihr Kind herumtragen, geht es ihm besser.

■ FERRUM PHOSPHORICUM D12 Das Zahnfleischkissen Ihres Kindes ist wie bei Belladonna dick, hochrot, glänzend – Fieber, Unruhe, selbst Durchfall können dazukommen. Typisch ist auch, dass das Zahnfleisch blass ist oder rot wird. Verschlimmerung tritt die ganz Nacht hindurch auf.

■ PODOPHYLLUM D4 Beide Backen Ihres Kindes sind rot! Das Kind hat einen übel riechenden Durchfall, der Stuhl ist eher gelb-schleimig (bei Chamomilla grün-schleimig).

Komplexmittel

■ ZAHNUNGSTROPFEN ESCATITONA® Zahnungsbeschwerden mit Entzündungen der Mundschleimhaut. Achtung: Das Mittel enthält Alkohol!

Bei dramatischen Zahnungsbeschwerden sollten Sie immer an Chamomilla denken.

Häufige Kinderkrankheiten – von A bis Z

Mit den Kinderkrankheiten hat es etwas Besonderes auf sich. Gerade die klassischen Krankheiten wie Masern, Scharlach, Windpocken und Röteln, die im Normalfall zwischen dem Säuglingsalter und dem 21. Lebensjahr auftreten, bedeuten großen körperlichen und seelischen Stress für ein Kind. In Einzelfällen können sie sogar einen lebensbedrohlichen Verlauf nehmen. Für manchen der kleinen Patienten kann die überstandene Krankheit einen wirklichen Entwicklungsschub herbeiführen. Nutzen Sie die Phase der Krankheit deshalb auch, um Ihrem Kind näherzukommen. Wenn Sie spüren, dass es Sie gerne um sich sieht, und wenn es sich mit Ihnen unterhalten möchte, dann nehmen Sie sich die Zeit, sich zu einem Plausch zu ihm zu setzen. Ihr Kind durchlebt durch seine Krankheit Probleme und Spannungen, und vielleicht finden Sie ein paar Worte, die ihm dabei helfen können, möglichst rasch wieder gesund zu werden und sich weiterzuentwickeln.

Keuchhusten (Pertussis)

Keuchhusten setzt Kindern sehr zu. Lassen Sie Ihr Kind deshalb besser nicht in die Nähe von Kindern, die bereits erkrankt sind.

Der Keuchhusten ist eine Infektion, hervorgerufen durch das Bakterium Bordetella pertussis. Die Inkubationszeit, also die Zeitspanne zwischen der Ansteckung und dem Ausbruch der Krankheit, beträgt bis zu vierzehn Tage.

Die drei Stadien

■ 1. Stadium – Stadium catarrhale (ein bis zwei Wochen)
Allgemeine Erkältungssymptome, Schnupfen, Bindehautentzündung, uncharakteristischer Husten, leichtes Fieber. Achtung, die Ansteckungsgefahr ist in diesem Stadium besonders hoch.

■ 2. Stadium – Stadium convulsivum (zwei bis sechs Wochen)
Typische Keuchhustenanfälle (Serie von 15 bis 20 kurzen, hackenden Hustenstößen mit hörbarem, keuchendem Lufteinziehen am Ende des Anfalls). Auftreten der Hustenattacken besonders nachts. Während der Anfälle kann es zu Erbrechen kommen, Ihr Kind hat ein rotes oder blaues Gesicht.

■ 3. Stadium – Stadium decrementi
Hustenanfälle und Erbrechen gehen langsam zurück, können aber noch wochen- bis monatelang gelegentlich auftreten.

Wichtig für die richtige Behandlung und Pflege ist, zu wissen, in welchem Stadium der Krankheit sich Ihr Kind befindet.

Das können Sie tun

Keuchhusten ist eine schwere Krankheit und Sie müssen sich darauf einstellen, dass Ihr Kind Pflege braucht, um wieder ganz gesund zu werden. Wir haben Ihnen im Folgenden die sieben wichtigsten Hilfsmaßnahmen zusammengestellt. Beachten Sie sie bitte besonders, wenn Ihr Kind noch klein oder zart ist.

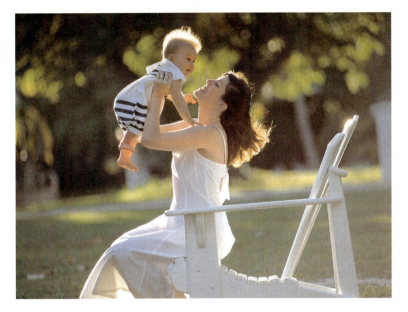

Kinder, die regelmäßig an der frischen Luft sind, werden nachweislich nicht so häufig krank wie Kinder, denen das Erleben von Luft, Sonne und Wind zur Abhärtung fehlt.

■ Meiden Sie Unruhe, Lärm, Zigarettenrauch und plötzliche Temperaturwechsel.

■ Bettruhe ist nur solange nötig, wie das Fieber anhält.

■ Geben Sie häufige kleine Mahlzeiten. Am besten werden Breie vertragen, denn trockene und feste Speisen können Anfälle provozieren!

■ Wenn Ihr Kind so schlimm hustet, dass es erbricht, geben Sie ihm nach dem Erbrechen etwas zu Essen und zu Trinken. Dann ist die Chance größer, dass das Kind etwas im Magen behält.

■ Im Anfall sollten Sie Ihr Kind hochhalten, um zu vermeiden, dass Erbrochenes wieder eingeatmet wird.

■ Lüften Sie gut.

■ Später, wenn Ihr Kind kein Fieber mehr hat und sein Zustand stabil ist, kann eine Luftveränderung (Gebirge) die Hustenattacken reduzieren.

Pflegen Sie Ihr Kind besonders liebevoll und aufmerksam, wenn es Keuchhusten hat, und achten Sie auch auf Ihre eigene Gesundheit.

Zum Arzt

Bei Verdacht auf Keuchhusten sollte ein Arzt unbedingt hinzugezogen werden. Keuchhusten kann für Säuglinge sehr gefährlich werden. Sie reagieren nicht mit dem typischen Husten, wie ältere Kinder, sondern mit Atemstillstand!

Sie können Ihr Kind gegen Keuchhusten impfen lassen. Fragen Sie Ihren Kinderarzt.

Die Schutzrate einer Keuchhustenimpfung liegt bei ungefähr 90 Prozent. Heute gibt es einen gut verträglichen, so genannten azellulären Pertussisimpfstoff.

Wenn ein noch nicht geimpftes Kind Kontakt mit einem Keuchhustenkind gehabt hat, dann besteht die Möglichkeit, dass der Arzt vorsorglich eine Keuchhusten-Nosode (Pertussinum) gibt, um den Verlauf zu mildern.

Homöopathische Mittel

Die homöopathische Selbstbehandlung des Keuchhustens richtet sich wie bei allen anderen Erkrankungen auch nach den individuellen Krankheitszeichen, die Ihr Kind zeigt. Wir geben Ihnen aber einige Hinweise, wie Sie das passende Mittel leichter finden können. In Zweifelsfällen sollten Sie jedoch lieber zum Homöopathen oder Arzt gehen.

Notieren Sie sich vor der Mittelwahl die Antwort auf folgende Fragen:

Wie ist die Gesichtsfarbe im Anfall?

Wie sieht der abgehustete Schleim aus?

Zu welchen Zeiten hustet das Kind?

Was bessert die Beschwerden meines Kindes?

Was verschlimmert die Beschwerden meines Kindes?

Welche Begleitsymptome fallen Ihnen auf?

Nun überlegen Sie, in welchem Stadium die Krankheit ist (→ Kasten, Seite 212). Denn danach richtet sich die Behandlung.

Behandlung im Stadium catarrhale

Im Anfangsstadium der Krankheit (Stadium catarrhale) stehen Ihnen die Mittel zur Verfügung, die Sie im Buch unter »Fieberhafter Infekt« und »Husten« aufgrund fieberhafter Erkältungskrankheit auf den Seiten 42 und 49 beschrieben finden. Beachten Sie dort auch bitte die Komplexmittel.

Im schwersten Stadium des Keuchhustens (Stadium convulsivum) teilt man die kleinen Kranken in drei Gruppen – nach Gesichtsfarbe im Anfall und Schleimbeschaffenheit.

Stadium Convulsum, Kinder der Gruppe 1 mit rotem Gesicht, trockenem Husten mit wenig oder fast keinem Schleim

■ ARNICA D12 Ihr Kind hat ein tief rotes Gesicht, einen heißen Kopf, kalte Hände und Füße. Es neigt zu blutigem Auswurf und blutigem Nasensekret. Fühlt es den Anfall kommen, weint

214

es vor und nach ihm, hält die Hand auf das Herz. Die Anfälle werden schlimmer vor Mitternacht oder durch Bewegung.

■ BELLADONNA D12 Das Kind hat ein tomatenrotes Gesicht und trockenen, bellenden Husten sowie weite Pupillen. Es weint vor dem Anfall, hält den Brustkorb fest. Das ist typisch für Belladonna. Schlimmer wird der Keuchhusten durch Bewegung, vor Mitternacht, nach dem ersten Schlaf, beim Erwachen. Ihr Kind weint, wenn man seinen Kehlkopf berührt.

■ DORSERA D12 Das Gesicht ist purpurrot bis bläulich, oft treten Nasenbluten und Erbrechen auf. Nach dem Anfall sind die Kinder nicht erschöpft, sondern spielen bald wieder. Zwischen 24 und ein Uhr verschlimmern sich die Beschwerden. Geben Sie Drosera D12 in Tablettenform dreimal täglich und eine Tablette nach dem Anfall.

Achten Sie bei der Mittelwahl in erster Linie darauf, welche Farbe das Gesicht Ihres Kindes hat und ob es Schleim abhustet.

Stadium Convulsum, Kinder der 2. Gruppe mit rotem Gesicht und Husten mit reichlich Schleim

■ COCCUS CACTI D12 Ein purpurrotes Gesicht und Rasselgeräusche sind typisch. Nach den erstickenden Anfällen muss Ihr Kind erbrechen oder es hustet zähen, fadenförmigen Schleim aus. Bei ihm werden die Anfälle schlimmer durch Wärme oder warme Getränke. Besser geht es ihm nach dem Lüften oder wenn es etwas Kaltes trinkt.

■ CORALLIUM RUBRUM D12 Charakteristisch ist ein purpurrotes Gesicht. Vor dem Anfall schnappt Ihr Kind nach Luft. Es hat rasch aufeinander folgende Hustenanfälle. Wie bei Coccus cacti ist der abgehustete Schleim zäh und fadenförmig, aber Ihrem Kind tun Kälte und kalte Getränke nicht gut.

Stadium Convulsum, Kinder der 3. Gruppe, die im Anfall ein blasses Gesicht haben, das dann blau wird

Keuchhusten wird im Volksmund auch blauer Stickhusten genannt, was auf diese Gruppe zutrifft.

■ CUPRUM METALLICUM D3 Während des Anfalls hat das Kind ein blaues Gesicht. Hände und Füße sind kalt. Ihr Kind ist nach dem Anfall sehr erschöpft und blass, denn die Anfälle sind schwer, dauern sehr lange und enden mit Erbrechen. Es kann zu Krampfanfällen kommen.

■ IPECACUANHA D1 Blasses Gesicht und kalter Schweiß sind typisch. Im Anfall hat das Kind ein blau-rotes oder nur kurz rotes Gesicht. Brechwürgen, Rasselgeräusche, meist wenig Schleimauswurf treten auf, manchmal auch Nasenbluten. Nach dem Anfall sind die Kinder erschöpft, erholen sich aber rasch.

Mandelentzündung (Angina)

Mandelentzündungen beginnen meist recht harmlos mit einfachem Halsweh. Wenn Fieber dazu kommt und ein starkes Krankheitsgefühl auftritt, ist Vorsicht geboten.

Eine akute Mandelentzündung kann sowohl von Viren als auch von Bakterien ausgelöst werden. Handelt es sich um eine Virusinfektion, dann entwickeln sich die Beschwerden langsamer und sind weniger stark. Die Lymphknoten sind kaum geschwollen und auf den Mandeln sind keine Beläge. Eine Virusinfektion kann aber in eine bakterielle Infektion übergehen. Dann schließt sich an die erste Phase, in der Rötung und eventuell Schwellung der Mandeln (Tonsillen) auffallen, eine Eiterungsphase an und es bilden sich eitrige Stippchen oder gelbliche Beläge auf den Mandeln.

Wird eine Mandelentzündung durch eine Bakterieninfektion ausgelöst, dann beginnt die Erkrankung sehr heftig und sehr plötzlich mit hohem Fieber, sehr starken Schmerzen beim Schlucken und mit Schwellungen der Lymphknoten am Kieferwinkel. Meist handelt es sich um eine Streptokokken-Infektion. Bei einer eitrigen Mandelentzündung besteht die Gefahr einer Streuung, wenn die Abwehrleistung ungenügend ist. Sind die Mandeln eitrig, wird empfohlen, den Rat des Arztes einzuholen. Zwar seltene, aber gefürchtete Komplikationen sind z. B. eine durch Streptokokken ausgelöste Entzündung der Herzinnenhaut (Endokarditis), eine akute Nierenentzündung oder akutes rheumatisches Fieber.

Da die Mandeln ein wichtiger Teil des Immunsystems sind, ist eine Eiterung an einer so wichtigen Schaltstelle im Organismus nie ganz ungefährlich.

Die homöopathischen Mittel

Auch bei der Mandelentzündung müssen Sie sich vor der Behandlung erst einmal ein Bild davon machen, in welcher Phase sich die Erkrankung befindet, denn danach richtet sich die Mittelwahl. Man unterscheidet zwei Phasen:

1. Phase: Die Mandeln sind rot und geschwollen aber ohne eitrigen Belag.

2. Phase: Die Mandeln sind eitrig belegt.

Rufen Sie den Notarzt – wenn eines dieser Symptome auftritt

- Unruhe und Erregung gehen in große Schwäche und Stumpfsinn über.
- Das Gesicht wird blass-bläulich, kühl, etwas gedunsen oder spitz.
- Die Atmung geht schnell und kurz.
- Der Puls wird schnell und schlecht fühlbar – oder er wird langsam und schlecht fühlbar.

- Das Fieber sinkt plötzlich ab, dann kommt Schüttelfrost, und danach steigt das Fieber sehr schnell wieder an.
- Fieberhöhe und Pulsfrequenz passen nicht zusammen (hohes Fieber und langsamer Puls oder kein Fieber und schneller Puls).
- Die Mundschleimhaut wird schmierig und blaurot.
- Die Sprache wird »kloßig«.

Wenn sich die Atmung verändert, das Fieber steigt oder sich das Befinden verschlechtert – sofort den Arzt benachrichtigen!

1. Phase

Tonsillen sind rot und geschwollen, eitrige Belege sind nicht zu sehen. Vier Mittel stehen zur Auswahl: Belladonna, Phytolacca, Apis und Cantharis.

- APIS D6–D12 Vor allem das Zäpfchen ist stark geschwollen. Die Schleimhäute sind rot, aber blasser als bei Belladonna. Ihr Kind hat stechende, brennende Schmerzen und keinen Durst. Schlimmer werden die Beschwerden durch Wärme, wie durch warme Getränke, warme Halswickel oder einen Schal. Der Hals ist sehr berührungsempfindlich – alles was den Hals beengt wird als unangenehm empfunden.
Besserung bringen Ihrem Kind Kälte und frische Luft. Wenn dieses Mittel passt, müssen Sie vorsichtig sein, weil Komplikationen auftreten können. Der Arzt sollte auf die Nieren achten!
- BELLADONNA D12 Tonsillen, Zäpfchen und Rachen sind intensiv hellrot (leuchtendes Rot). Die Mandeln sind geschwollen. Der Mund ist trocken, die Zunge rot, trocken und glänzend (Himbeerzunge). Ihr Kind kann kaum schlucken und sprechen. Es verlangt nach kalten Getränken und trinkt in kleinen Schlucken, obwohl die kalte Flüssigkeit ihm Schmerzen bereitet. Die Haut ist rot, heiß und schwitzig. Auch das Gesicht

glänzt und ist hochrot. Obwohl das Kind schwitzt und dampfig ist, will es zugedeckt bleiben. Kalte Getränke, kalte Halswickel, Schlucken, Sprechen setzen Ihrem Kind sehr zu und machen die Beschwerden schlimmer. Auch nachts und durch Kälte treten Verschlechterungen ein.

Bei schweren Schmerzen im Hals kommt Cantharis in Frage.

■ CANTHARIS D6 Es bestehen heftige Schmerzen. Die Kinder haben großen Durst, verlangen immer wieder zu trinken, schreien aber schon nach dem ersten Schluck vor Schmerzen. Der Rachen ist voll mit zähem Schleim.

■ PHYTOLACCA D4–D12 Rachen und Mandeln sind dunkelrot. Später bilden sich weiße Stippchen, die zu Belägen zusammenfließen. Stechende Schmerzen strahlen zum Ohr aus. Die rechte Seite ist oft stärker befallen. Ihr Kind hat Fieber, ist aber nicht schwitzig wie bei Belladonna. Sein Kopf fühlt sich warm an, der Körper eher kalt. Ihr Kind fühlt sich sehr schwach, will sich aber bewegen. Die Halsschmerzen werden durch warme Getränke schlimmer. Besserung bringen kalte Getränke. Phytolacca passt gut bei Seitenstrang-Angina.

Eine Angina ist für das kranke Kind sehr anstrengend. Pflegen Sie es in Absprache mit dem Kinderarzt gut und verlieren Sie nicht die Geduld, wenn es unleidig wird und kaum noch Ähnlichkeit mit Ihrem kleinen Sonnenschein hat.

2. Phase

Es bilden sich eitrige Stippchen auf den Tonsillen. In diesen Fällen stehen vor allem zwei Mittel zur Auswahl: Mercurius solubilis und Hepar sulfuris.

■ HEPAR SULFURIS D6–D30 Das Mittel verhindert die Abzessbildung bei schwacher Abwehrleistung. Ihr Kind klagt über sehr starke stechende, splitterartige Schmerzen (wie bei einem Nadelstich). Ihr Kind fröstelt, auch wenn es Fieber hat, es schwitzt sehr stark, deckt sich aber nicht auf (wie bei Belladonna). Insgesamt ist Ihr Kind unruhig und sehr reizbar. Seine Halsschmerzen werden durch trockene Kälte schlimmer, besser werden sie durch feuchte Wärme, ein warmes Getränk und warme Umschläge.

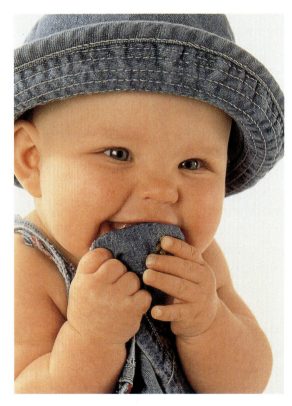

■ MERCURIUS SOLUBILIS ab D12 Die Mandeln sind dunkelrot bis bläulich rot und geschwollen. Die Zunge ist schmutzig belegt, geschwollen, sodass Zahneindrücke am Rand zu sehen sind. Der Mundgeruch ist faulig, der Speichel zäh. Das Kind hat großen Durst, obwohl seine Schleimhäute feucht sind. Nachts sind Fieber, Schmerz und Unruhe stärker als bei Tag. Wärme verschlimmert die Schmerzen. Die Lymphknoten sind fühlbar verdickt und schmerzhaft. Keine niedrigeren Potenzen als D12 anwenden, da sonst unter Umständen eine Abzessbildung angeregt werden könnte!

Komplexmittel
■ MERCURIUS CYANATUS OLIGOPLEX® in Kombination mit ECHINACEA OLIGOPLEX®
■ HEPAR SULFURIS OLIGOPLEX® in Kombination mit SILICEA OLIGOPLEX® bei chronischer Mandelentzündung.

Wenn Sie unter den Einzelmitteln kein Simile gefunden haben, können Sie diese Kombinationen von Komplexmitteln versuchen.

Masern

Die Masern sind eine hoch ansteckende Viruserkrankung. Es gibt zwei Stadien:
■ Das Stadium catarrhale oder Prodromalstadium
■ Das Stadium exanthematicum

Das Stadium catarrhale beginnt etwa acht bis zwölf Tage nach der Ansteckung. Es kommt zu uncharakteristischen Symptomen wie Fieber, Lichtscheu, Schnupfen, Halsschmerzen, Augenbindehautentzündung, Husten. Gegen Ende dieses Stadiums fällt das Fieber wieder ab und auf der Wangenschleimhaut, in der Gegend der unteren und oberen Backenzähne, erscheinen die so genannten Koplik-Flecken – kleine, weiße salzkornartige Flecken. Dann steigt das Fieber wieder, und im Gesicht und Nacken werden die roten Masernflecken sichtbar, die sich dann über den ganzen Körper ausbreiten. Dies bezeichnet man jetzt als das Stadium exanthemicum.

Am Anfang sind die Symptome von Masern ganz ähnlich wie bei einer Erkältung.

■ Sehr ernste Verläufe sind meist mit einem unterdrückten Exanthem (Hautausschlag) verbunden. Typische Komplikationen sind Lungenentzündung (Pneumonie), Mittelohrentzündung (Otitis media) oder Masernkrupp. Besonders gefürchtet ist die Masernenzephalitis, eine Form der Gehirnhautentzündung. Sie tritt in einem von tausend Fällen auf und zwar charakteristischerweise entweder vor oder zwei bis fünf Tage nach Ausbruch des Hautausschlages.

Das können Sie tun

Erkundigen Sie sich bei Ihrem Arzt nach einer Masernimpfung.

Sicherster und wirksamster Schutz vor Masern ist die Masernlebendimpfung. Etwa 97 Prozent der geimpften Kinder entwickeln Antikörper. Jedes fünfte bis zehnte Kind bekommt »Impfmasern« mit leichtem Fieber, die aber nicht ansteckend sind. Der Masernimpfung ist es zu verdanken, dass die Maserntodesfälle in Deutschland stark abgenommen haben. Zu bedenken ist in diesem Zusammenhang auch, dass Masern Mitverursacher von späteren Anfallsleiden, Verhaltensstörungen und Schulschwierigkeiten sein können.

Was man sonst noch tun kann

Auch Masern sind eine der großen, klassischen Kinderkrankheiten. Sie brauchen sie heute im Normalfall nicht zu fürchten, aber Sie sollten sie auch nicht bagatellisieren. Pflegen Sie den kleinen Patienten gut:

Packen Sie Ihr Kind ins Bett, lassen Sie es nicht zu früh lesen und sagen Sie ihm, warum es seine Freunde eine Weile nicht sehen darf.

■ Reichliche Flüssigkeitszufuhr vor und während der Fieberperiode (gesüßter Tee, Obstsäfte, Mineralwasser, Milchgetränke um Kalorien zuzuführen, wenn das Kind gar nichts essen will)
■ Nicht zum Essen zwingen
■ Sechs bis acht Tage feste Bettruhe
■ Sorgfältige Mundpflege
■ Für frische Luft sorgen
■ Das Fieber senken – mit Wadenwickeln (→ Seite 84) und mit Scheiben von rohen Kartoffeln, die Sie dem Kind in den Nacken legen.

Rufen Sie den Notarzt, wenn eines der folgenden Anzeichen auftritt

■ Hohes Fieber, Bewusstlosigkeit, Krämpfe: Verdacht auf Masernenzepahalitis!

■ Auch sonst: bei Verdacht auf Masern unbedingt den Arzt aufsuchen.

Homöopathische Mittel

In der Homöopathie werden die Masern nach den Symptomen und Stadien behandelt (→ Seite 219).

Stadium catarrhale

Die Behandlung im Stadium catarrhale soll für einen milden und komplikationsfreien Verlauf sorgen. Allerdings wird in diesem Stadium die Diagnose Masern selten gestellt, weil die Symptome so unspezifisch sind. Drei Mittel stehen zur Auswahl: Euphrasia, Allium cepa, Sticta pulmonaria.

■ ALLIUM CEPA D12 Scharfer Fließschnupfen, häufiges Niesen sind charakteristisch für das Mittel.

■ EUPHRASIA D12 Es tritt eine starke Bindehautentzündung mit Tränen auf, die brennen (gerötete Lidränder).

■ STICTA PULMONARIA D12 Ihr Kind hat eine verstopfte Nase. Es muss dauernd schnäuzen. Die Entzündung beginnt in der Nase und steigt abwärts.

Der typische rote Ausschlag bei Masern wird als Exanthem bezeichnet.

Stadium exanthemicum

Hauptmittel bei normalem Verlauf sind Pulsatilla und Ferrum phosphoricum. Seltener sind es Belladonna und Bryonia.

■ BELLADONNA D12 Ein starkes, tomatenrotes Exanthem deutet auf das Mittel hin, das gut zu kräftigen Kindern passt.

■ BRYONIA D12 Ihr Kind hat einen starken, schmerzhaften Husten. Es hält beim Husten die Brust fest, ist durstig. In warmen Räumen verschlimmern sich die Beschwerden.

■ FERRUM PHOSPHORICUM D12 Im Liegen ist das Gesicht Ihres Kindes rot, beim Aufrichten blass. Ihr Kind hat einen schwachen Kreislauf, es kann zu Nasenbluten kommen.

■ PULSATILLA D12 In Augen, Nase und Rachen sind dicke, gelbe, aber milde Sekrete. Ihr Kind hat kaum Durst, ist weinerlich und will, dass die Luft frisch und sein Zimmer kühl ist.

Krise

■ SULFUR D30 Kinder haben eine Neigung zu Ekzemen und oft unreine Haut.

■ AMMONIUM CARBONICUM D12 Bei schwachen, kreislauflabilen Kindern, die rasselnd atmen, hilft dieses Mittel.

Wenn sich das Exanthem entwickelt hat, ist die Krise meist überwunden. Entwickelt sich das Exanthem nicht, stehen zwei Mittel zur Verfügung.

Komplexmittel
■ PULSATILLA OLIGOPLEX® Masern und Windpocken.

Mumps

Kopf- und Gliederschmerzen sind typische Begleiterscheinungen von Mumps, die Ihr Kind unbedingt im Bett auskurieren muss, wenn Sie Komplikationen vermeiden wollen.

Bei Mumps handelt es sich um eine sehr ansteckende Viruserkrankung, die zu einer nicht eitrigen Schwellung der Ohrspeicheldrüse führt. Zwischen dem Moment der Ansteckung und dem Ausbruch der Krankheit (Inkubationszeit) können 14 bis 26 Tage liegen!

Schon sechs Tage vor und 14 Tage nach Auftreten der Schwellung besteht Ansteckungsgefahr. Zuerst erscheint die typische Schwellung meist nur an einer Seite, später auch an der anderen Seite.

Bei Mumps sind die Lymphknoten vergrößert. Wenn auch andere Speicheldrüsen betroffen sind, kann der kleine Patient sehr starke Schmerzen bei Kau- und Kopfbewegung haben.

Die Temperatur ist nur mäßig erhöht.

Das können Sie tun

Der Mumps hat noch andere Namen. Er wird auch Ziegenpeter, Bauernwetzel oder Wochentölpel genannt. Obwohl diese Bezeichnungen fast heiter klingen, sollte man ihn nicht unterschätzen, denn er kann zu einigen Komplikationen führen. Etwa jedes zehnte Kind erkrankt an einer seriösen nicht eitrigen Meningitis (Hirnhautentzündung). Relativ häufig ist auch, dass der Mumps bei kleinen Jungen »rutscht« und es zu einer Orchitis kommt. Diese Hodenentzündung führt zu Hodenschrumpfung, die im Erwachsenenalter zu Fruchtbarkeitsstörungen führen kann. Auch Entzündung der Brustdrüsen sowie Bauchspeicheldrüsen- und Nierenentzündung sind möglich. Eine Entzündung der Hirnhaut als Folge von Mumps (Mumpsenzephalitis) ist dagegen selten.

Halten Sie geschwollenen Drüsen warm. Bewährt haben sich Wärmflaschen.

Rufen Sie sofort den Notarzt

Bei hohem Fieber, Bewusstlosigkeit, Krämpfen besteht dringender Verdacht auf Mumpsenzephalitis!

Impfungen

Die sicherste Möglichkeit, Komplikationen von Mumps zu verhindern, besteht in der Impfung von Kindern gegen Mumps!

Homöopathische Mittel bei Mumps

■ BARIUM CARBONICUM D12 Dieses Hauptmittel bei Mumps ist besonders geeignet für Kleinkinder und für Kinder, die generell zu Erkältungen neigen oder vergrößerte Mandeln haben. Sein charakteristisches Kennzeichen ist eine auffallende Trockenheit im Mund.

■ MERCURIUS SOLUBILIS D12 Auch dieses Mittel ist ein wichtiges Mittel bei Mumps. Geben Sie es Ihrem Kind, wenn es keinen trockenen Mund sondern stattdessen reichlichen, übel riechenden Speichel hat.

Man kann Kinder gegen Mumps impfen lassen. Fragen Sie Ihren Kinderarzt!

Röteln

Dies ist eine Virusinfektion, die meist einen so harmlosem Verlauf nimmt, dass keine Behandlung notwendig ist. Manchmal besteht allerdings eine schmerzhafte Schwellung im Nackenbereich, besonders hinter den Ohren.

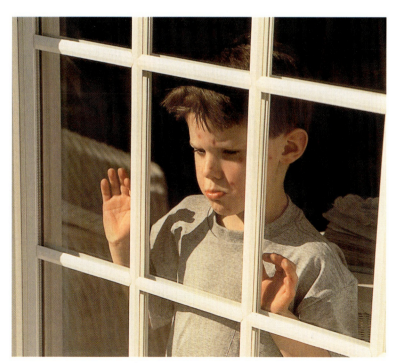

Im Gegensatz zu Röteln sind Windpocken im Kindesalter keine leichte Krankheit. Trotzdem ist es besser, sie noch vor der Volljährigkeit zu bekommen, denn im Erwachsenenalter belasten sie den Organismus teilweise schwer.

Homöopathische Mittel bei Schwellungen

■ APIS D12 Im Lymphknotenbereich hat Ihr Kind stechende Schmerzen und ist empfindlich gegenüber Berührungen. Es möchte, dass Sie ihm einen kalten Umschlag auf die schmerzende Stelle legen – Wärme ist ihm unangenehm. Obwohl sein Hals trocken ist, hat Ihr Kind wenig Durst.

■ BARIUM CARBONICUM D12 Die Lymphknoten sind hart. Ihr Kinder neigt an sich zu Erkältungen.

■ BELLADONNA D12 Der Infekt beginnt heftig – das Gesicht Ihres Kindes ist rot (meist bei lebhaften Kindern). Die Pupillen sind geweitet. Verlangen nach warmen Umschlägen.

Mädchen, die in der Kindheit keine Röteln hatten, müssen während einer späteren Schwangerschaft aufpassen, sich nicht mit Röteln zu infizieren.

Mittelohrentzündung (Otitis media)

Betroffen von dieser schmerzhaften Entzündung im Mittelohr sind vor allem Säuglinge und Kleinkinder. Mit zunehmendem Alter tritt die Mittelohrentzündung seltener auf.

Die Erreger sind meist ganz normale Schnupfenviren. Eine solche virale Infektion hat in der Regel eine milde Verlaufsform. Sie ist daran zu erkennen, dass beide Ohren schmerzen. Die Symptome sind auch noch relativ unspezifisch.

Eine Virusinfektion kann aber der Wegbereiter für eine bakterielle Infektion sein, die kompliziert verlaufen kann. Sie beginnt meist sehr plötzlich mit hohem Fieber und starken einseitigen Ohrenschmerzen. Kleine Kinder fassen sich häufig an ein Ohr oder wälzen den Kopf hin und her.

Bei Säuglingen ist eine Otitis media schlecht zu erkennen. Meist sind sie unruhig, trinken nicht richtig, haben eventuell Durchfall oder Erbrechen (Gefahr einer Hirnhautentzündung).

Das Ohr ist ein sensibles, störanfälliges Organ, deshalb ist bei Entzündungen im Ohr immer Vorsicht angebracht.

Unbedingt den Kinderarzt aufsuchen

■ Wenn bei einem Säugling der Verdacht auf eine Ohrenentzündung besteht

■ Wenn das Kind über sehr starke Schmerzen, Druckgefühl im Ohr oder über Schmerzen hinter den Ohren klagt und schlecht hört

■ Wenn Absonderungen aus dem Ohr fließen, sehr hohes Fieber oder Nackensteife bestehen

Homöopathische Mittel

In der Homöopathie richtet sich die Arzneimittelauswahl nach der Krankheitsursache, der »Geschwindigkeit« der Entzündung und der Art des Schmerzes.

Wegweiser – Mittel bei Otitis media

Allgemeininfekte sind die Ursache, wenn	Aconitum
Ohrenschmerzen mitunter sehr plötzlich	Belladonna
und heftig auftreten, vorzugsweise nachts.	Chamomilla
Kälte als Auslöser	Magnesium phosphoricum

Oft hilft der Wegweiser, das Mittel zu finden.

Homöopathische Mittel von A bis Z

■ ACONITUM D12 Es ist ein Mittel für Kinder, die kurz vor Mitternacht erwachen, frieren, die unruhig und ängstlich sind und über Ohrenschmerzen klagen. Die Ohren selbst sind oft rot und heiß, die Haut ist trocken und heiß. Eine Verschlimmerung der Beschwerden tritt in warmen Zimmern ein.

■ BELLADONNA D12 Typisch ist der plötzliche Beginn eines Allgemeininfekts: Das Gesicht Ihres Kindes ist rot, die Pupillen geweitet, die Haut ist heiß und dampfig. Ihr Kind will zugedeckt bleiben, obwohl es schwitzt. Es hat klopfende Schmerzen im Ohr. Die Beschwerden verschlimmern sich durch Kälte oder Erschütterungen. Besserung tritt durch Wärme ein.

■ CHAMOMILLA D30 Die Erkrankung hat auf einer Seite begonnen. Die Wange der betroffenen Seite ist heiß und rot. Ihr Kind ist übellaunig, reizbar und überempfindlich. Es hat Schmerzen im Kiefer oder Ohr – meist stechend. Es möchte gerne herumgetragen und gestreichelt werden. In der Nacht, durch Wärme oder warme Getränke werden die Beschwerden schlimmer. Ebenso wie das Herumtragen hilft auch Schwitzen. Kochen Sie Ihrem Kind deshalb einen Holundertee - mit Honig süßen - und lassen Sie es den Tee möglichst heiß trinken. Chamomilla ist auch ein Mittel bei Zahnungsbeschwerden oder wenn Zahnung der Auslöser einer Mittelohrentzündung ist.

■ FERRUM PHOSPHORICUM D12 Das Mittel hilft bei Ohrenschmerzen und wenn ein Ohr gerötet ist.

Häufig nützt ein Zwiebelwickel: Hacken Sie eine rohe Zwiebel in kleine Würfel, geben Sie die Würfel in ein großes Taschentuch und lassen Sie Ihr Kind mit dem kranken Ohr auf dem Wickel liegen. (Handtuch unterlegen).

■ MAGNESIUM PHOSPHORICUM D12 Das Mittel ist geeignet, wenn die Ohrenschmerzen stark sind und auftreten, nachdem das Kind in kalte Zugluft geraten oder in kaltem Wasser geschwommen ist. Die Beschwerden verschlimmern sich durch Kälte und werden durch Wärme besser.

Pulsatilla sollte nur unter Kontrolle des Arztes angewendet werden.

■ PULSATILLA In manchen homöopathischen Büchern wird unter anderem auch Pulsatilla in niedriger Potenzierung bei beginnender Otitis empfohlen. Andere Autoren warnen wiederum davor, da Pulsatilla Eiterungen provozieren kann. Es sollte nur in höherer Potenzierung eingesetzt werden, wenn bereits Absonderungen aus dem Ohr fließen und gehört somit in die Hand des Homöopathen oder Kinderarztes.

Komplexmittel

■ CALCIUM CARBONICUM OLIGOPLEX® Konstitutionsmittel zur Umstimmung bei chronischer Otitis.

■ SILICEA OLIGOPLEX® Zur Nachbehandlung.

■ OTOVOWEN® Mittelohrentzündung, Stockschnupfen. Enthält Alkohol, Dosis muss dem Alter angepasst werden, daher vorher Rat des Arztes einholen.

Schlafstörungen

Wir Erwachsenen wissen, dass jeder emotionale Konflikt zu Schlafstörungen führen kann. Meist müssen wir nicht lange suchen, wenn wir wissen wollen, warum wir uns eine Nacht hin und her gewälzt haben, ohne ein Auge zu schließen.

Wenn Kinder nicht schlafen können

Wenn Kinder nicht schlafen können, leidet meistens die ganze Familie mit.

Kinder machen da keine Ausnahme, aber statt still im Bett zu liegen und »Schäfchen zu zählen«, äußern sie ihre Nöte direkt und suchen Hilfe bei ihren Eltern. Sie wollen nur bei Licht einschlafen, fürchten sich plötzlich allein im vertrauten Zimmer. Wenn sie dann doch eingeschlafen sind, stoßen sie mit Armen oder Beinen um sich, rollen den Kopf hin und her oder knirschen mit den Zähnen. In einigen Fällen schreien sie nachts plötzlich auf, schrecken hoch und sind desorientiert oder sie stehen weinend bei den Eltern im Schlafzimmer.

Das können Sie tun

Wenn Sie merken, dass der normale Schlafrhythmus Ihres Kindes aus den Fugen geraten ist, gibt es in aller Regel einen Auslöser, der dafür verantwortlich ist, dass das Kind seine innere Ruhe verloren hat. Als Auslöser können dabei ganz harmlose Dinge in Frage kommen wie ein besonders schönes, aber aufregendes Erlebnis (erster Tierparkbesuch). Aber auch der erste Tag im Kindergarten, eine längere Fahrt oder der Besuch vom Nachbarskind können so viele neue Eindrücke gebracht haben, dass das Kind eine Weile braucht, bis es sie verarbeitet hat.

Je näher Sie Ihrem Kind sind, desto eher werden Sie seine Schlaflosigkeit einschätzen können.

Aufmerksamkeit ist immer dann angebracht, wenn Ihr Kind nicht nur nicht einschlafen mag, sondern wenn es wirklich unruhig schläft, im Schlaf schreit und weint oder sogar anfängt wieder ins Bett zu machen, obwohl es aus den Windeln heraus ist. In diesen Fällen drückt sich in der Schlaflosigkeit möglicherweise eine tiefere Qual aus, der Sie unbedingt auf die Spur kommen sollten.

Es gibt auch einen ganz harmlosen Auslöser für Schlaflosigkeit, der deshalb oft übersehen wird, weil er so nahe liegt: Berechnen Sie die Schlafdauer, wobei Sie aber den Mittagsschlaf nicht ausklammern dürfen. Viele der scheinbar schlafgestörten Kinder halten einfach einen zu ausgiebigen Mittagsschlaf und sind deshalb abends nicht ins Bett zu bekommen.

Wie viel Schlaf brauchen Kinder wirklich?

Das gesunde Kind schläft in den ersten Lebensmonaten etwa 14 bis 18 Stunden, um die Einschulzeit etwa elf Stunden, ab dem zehnten Lebensjahr kaum länger als zehn Stunden.

Im Normalfall legen sich die Schlafstörungen, wenn Sie Folgendes beachten:

- Zwingen Sie Ihr Kind nicht, länger zu schlafen, als es muss.
- Bringen Sie Ihr Kind erst zur Schlafzeit ins Bett – nicht früher.
- Machen Sie aus dem »Zubettgehen« ein richtiges kleines Ritual, dessen Abläufe jeden Tag genau eingehalten werden.
- Setzen Sie sich vor allem zu Ihrem Kind ans Bett und sprechen Sie noch eine Weile mit ihm über den Tag.

Wer seinem Kind hilft, die Erlebnisse des Tages vor dem Einschlafen zu verarbeiten – und Verständnis für die »verrückten fünf Minuten« vor dem Zubettgehen hat, hilft seinem Kind, besser ins Bett zu kommen.

Zwingen Sie Ihr Kind nicht ins Bett, nur weil Sie Ruhe haben wollen.

Homöopathische Mittel von A bis Z

Achten Sie auf die genauen Anzeichen und Begleiterscheinungen der Schlafstörungen.

Bei der Auswahl der Mittel richtet man sich nach den Symptomen, nach der Zeit des Auftretens und den auslösenden Ursachen, wie etwa ein Schreckerlebnis oder eine Gefühlserregung.

Es gibt einige homöopathische »Sedativa«, die sich bewährt haben. Jene, zu denen auffällige Symptome, bestimmte Zeiten der Schlafstörung oder ein Schreckerlebnis passen, sind hier genannt. In schwierigen Fällen hilft oft nur eine Konstitutionsbehandlung weiter, die nach einer eingehenden Diagnose verlangt. Das sollte man dann dem Homöopathen überlassen.

■ BELLADONNA D12–D30 Das Mittel ist angezeigt, wenn Ihr Kind unruhig ist, schreckhaft und überempfindlich gegen Geräusche. Im ersten Schlaf hat es Schweißperlen auf der Stirn. Es kann trotz deutlicher Müdigkeit nicht einschlafen, fährt aus dem Schlaf auf, schreit, stöhnt im Schlaf, zuckt zusammen. Die Symptome sind verstärkt im ersten Schlaf vor Mitternacht vorhanden.

■ CHAMOMILLA D6 Ihr Kind hat auffällige Schwierigkeiten beim Ein- und Durchschlafen, weil es extrem reizbar ist.

Es wehrt sich mit aller Kraft dagegen, ins Bett gebracht zu werden. Nach dem Einschlafen schreckt es häufig auf und zuckt im Schlaf. Tragen und Wiegen bringen leider immer nur vorübergehende Erleichterung.

Sie können Chamomilla auch dann versuchen, wenn Ihr Kind krank ist oder Zähne bekommt und deshalb unter sehr starken Schmerzen leidet.

Weil die Beschwerden im Warmen schlimmer werden, deckt das Kind sich selbst im Schlaf ab und stöhnt.

■ COFFEA D30 Eines der wichtigsten Mittel bei Schlaflosigkeit ist Coffea, denn Coffea-Kinder sind von Natur aus aktiv, redselig, leicht erregbar und stecken immer voller Ideen und Pläne für

Ein Baby, das von Anfang an gut schläft und bald durchschläft, ist der Traum aller Eltern. Wenn Sie aber einen kleinen unruhigen Schreihals haben, finden Sie vielleicht hier ein Mittel, das ihm zu Ruhe und einem guten Schlaf verhilft.

den nächsten Tag. Manchmal sind gerade gute Neuigkeiten der Grund dafür, dass sie nicht schlafen möchten, denn diese Kinder können freudige Gemütserregungen nur schwer verkraften. Schlaflos sind sie in der ersten oder zweiten Nachthälfte. Sie sind dann wach und munter, singen sich selbst etwas vor oder spielen. Überempfindlich sind diese Kinder nur gegen Geräusche. Das Mittel sollte bei Schlaflosigkeit an drei aufeinander folgenden Tagen abends einmal gegeben werden.

- JALAPA ab D30 Geben Sie dieses Mittel, wenn Ihr Kind tagsüber ruhig ist, aber nachts oft stundenlang wach ist und schreit.
- STRAMONIUM D30 Das Mittel wirkt bei Kindern, die ängstlich sind, sich im Dunkeln fürchten und nicht ohne Licht einschlafen wollen. Sie wälzen sich umher und schreien plötzlich auf, ohne wach zu werden. Oft träumen sie laut und fühlen sich bedroht. Die Kinder knirschen auch oft mit den Zähnen und rollen mit dem Kopf. Verbreitet ist bei älteren Kindern auch Onanieren. Das Mittel wird einmal abends gegeben.
- ZINCUM VALERIANICUM D3 Kinder, denen dieses Mittel gut tut, schlafen schwer ein. Sie haben im Schlaf eine auffällige Unruhe in den Beinen – erkennbar daran, dass die Beine auf der Decke liegen.

Auch Kindern, die nicht schlafen können, hilft oft das Mittel Coffea, der Kaffee.

»Schreckmittel«

Oft können Kinder nicht schlafen, weil sie sich tagsüber vor irgendetwas erschreckt haben (Fernsehen, Schule, oder im Freundeskreis).

- ACONITUM D30 Ihr Kind schreit jede Nacht gegen 24 Uhr, ist ängstlich, wirft sich im Schlaf unruhig hin und her.
- ARSENICUM D15 Charakteristisch für dieses Mittel ist die Angst vor dem Alleinsein. Das Kind ist erst beruhigt, wenn es zu den Eltern ins Bett darf. Gelegentlich kommen auch Auffahren aus dem Schlaf und Schreien vor. Verschiedene Krankheitssymptome werden um und nach Mitternacht schlimmer. Das Kind ist geistig und körperlich unruhig, ängstlich und fröstelt. Wärme bessert seine Beschwerden.
- OPIUM D30 Das Kind schreit im Schlaf ängstlich auf, ohne zu erwachen. Opium hilft auch, wenn Ihr Kind aufgrund eines ausgestandenen Schreckens angefangen hat, zu stottern.

Kinder trauen sich oft nicht, über etwas zu sprechen, das sie erschreckt hat. In den Träumen kommt das nicht verarbeitete Erlebnis dann wieder »hoch«.

Reaktionen auf den Schulbesuch

Homöopathie kann bei Schulkindern gute Dienste leisten, weil durch die homöopathischen Mittel ein positiver Einfluss auf die Psyche ausgeübt werden kann.

Handelt es sich aber um tiefer liegende Probleme, so müssen Sie einen erfahrenen Homöopathen aufsuchen. Denn gerade bei seelischen Beschwerden muss vom klassischen Homöopathen das Konstitutionsmittel des Kindes mit einer sorgfältigen homöopathischen Anamnese erhoben werden, wozu große Erfahrungen nötig sind. Nachfolgend finden Sie jedoch einige Tipps, die in vielen Fällen Wirkung zeigen.

In der Anamnese hält der Homöopath die ganze Entwicklung fest, die zu den bestehenden Beschwerden geführt hat.

Ängstlichkeit

Wir Erwachsenen, die wir die Schule glücklich hinter uns gelassen haben, können uns manchmal gar nicht mehr vorstellen, wie schwierig und verwirrend der Alltag hinter den Schulmauern sein kann. Wenn Sie merken, dass Ihr Kind durch den Schulbesuch immer ängstlicher wird, können Sie einmal versuchen, seine innere Balance durch die Gabe eines homöopathischen Mittels wieder herzustellen. Je nach Stärke der Symptome wird eine homöopathische Behandlung allein nicht ausreichen.

Zum Arzt

Wenn Ihr Kind wiederholt unter Angstattacken (auch nachts!) leidet, sollten Sie Ihren Kinderarzt fragen, ob er eine psychologische Behandlung für sinnvoll hält.

Homöopathische Mittel von A bis Z

In schweren Fällen sollten Sie sich und Ihr Kind einem Psychologen anvertrauen.

■ ACONITUM D30 Kinder, die dieses Mittel brauchen, sind schreckhaft und leiden unter der für Außenstehende oft schwer nachvollziehbaren Angst, dass etwas Furchtbares passieren könnte. Zum Beispiel können sie sich einbilden, sie müssten bald sterben. In Folge des eingebildeten Schrecks können nicht nur Seele und Geist sehr leiden, es kann auch Durchfall auftreten.

■ ARGENTUM NITRICUM D12 Ihr Kind entwickelt Ängste vor schwierigen Aufgaben oder Prüfungen. Es bekommt Durchfall vor Klassenarbeiten und leidet am Morgen (vor der Schule) unter Bauchschmerzen. Es hat schreckliche Angst, dass in der Schule etwas schief gehen könnte. Im Unterschied zum Aconitum-Kind hat dieses Kind starke Angst vor den realen Dingen, denen es nicht gewachsen sein könnte.

■ ARSENICUM D15 Die Kinder dieses Typs sind von Natur aus eher ängstlich und unruhig. Sie sind auch in der Schule oft ganz grundlos ängstlich und sorgen sich um alles Mögliche, besonders wenn eine außergewöhnliche Leistung von ihnen erwartet wird.

■ GELSEMIUM D12 Diese Kinder haben Angst vor konkreten Dingen wie Prüfungen, Aufführungen und öffentlichen Darbietungen. Sie verlieren vor Schreck die Stimme, leiden an Schlaflosigkeit und haben Durchfall vor Klassenarbeiten und Examen. Häufig zittern sie, selbst die Stimme kann zittrig sein.

■ PHOSPHORUS D12 Kinder, denen Phosphorus hilft, sind zwar intelligent, werden aber durch geistige Arbeit schnell erschöpft.

Phosphorus eignet sich zur Therapie von Konzentrationsschwächen bei ängstlichen und nervösen Kindern, die nicht allein sein wollen. Auch Schlafstörungen treten häufig auf. Diese Kinder sehnen sich nach Gesellschaft und Zuneigung und brauchen vor allem Sympathie. Sie sind besonders anfällig für bestimmte typische Ängste, wie Angst vor Dunkelheit oder Krankheit, vor Donner, vor dem Alleinsein oder vor Spinnen.

Komplexmittel

■ UVA URSI OLIGOPLEX® FORTE Bettnässen wegen Nervosität.
■ PASSIFLORA OLIGOPLEX® Unruhezustände mit Schlafstörungen.
■ LUPULINUM OLIGOPLEX® Schlafstörungen.
■ SUMBULUS OLIGOPLEX® Schlafstörungen mit Angst vor der Nacht.
■ AGARICUS OLIGOPLEX® Nervöse Ticks und Grimassen.
■ ACIDUM PHOSPHORICUM OLIGOPLEX® Überforderungssyndrom des Schulkindes.

Bei der Mittelwahl lohnt es sich, darauf zu achten, wovor genau Ihr Kind Angst hat oder was es unsicher macht.

Wenn Sie unter den Einzelmitteln kein Simile gefunden haben, versuchen Sie eines der Komplexmittel, denn die Kombination von Mitteln erhöht das Wirkungsspektrum.

Augenbeschwerden/Bindehautentzündung

Die Augen sind heute starken Belastungen ausgesetzt. Je früher man damit beginnt, sie bewusst zu pflegen und zu schonen, desto länger kann man ihre natürliche Sehkraft erhalten.

Tritt eine Bindehautentzündung nach Lesen und Lernen auf, so muss natürlich auch überprüft werden, ob bei dem Kind vielleicht eine Kurzsichtigkeit vorliegt, die zu einer Überanstrengung der Augen führt, oder ob die Beleuchtung im Kinderzimmer zu schwach ist. Sind diese Dinge ausgeschlossen, so können folgende homöopathische Mittel Abhilfe schaffen.

Das können Sie tun

Ihr Kind braucht seine Augen ein Leben lang. Das wird es selbst einsehen, wenn Sie es ihm erklären. Schlagen Sie ihm vor, schon jetzt mit Augenübungen zu beginnen, damit es seine Sehkraft stärkt. Es gibt ganz einfache Übungen, die so gut sind, dass jeder ihre wohltuende Wirkung sofort spürt. Wir zeigen Ihnen hier das Palmieren – eine kleine Übung, die Ihr Kind auch zwischen den Stunden in der Schule einmal machen kann. Palmieren kommt übrigens von palm (engl.: die Handfläche).

So geht das Palmieren: Man setzt sich einfach gerade auf einen Stuhl, atmet dreimal tief ein und aus, und hebt dann beide Hände mit geschlossenen Fingern vors Gesicht. Man schließt die Augen und bedeckt sie gut, warm und sicher mit den Händen; die Finger sind immer noch geschlossen. Man atmet ruhig weiter, bis man merkt, dass die Augen sich wieder gut anfühlen. Dann nimmt man die Hände weg und macht die Augen auf.

Homöopathische Mittel

Apis kann man selbst schon bei Säuglingen einsetzen.

■ Apis D6 Das Mittel hilft bei Bindehautentzündung, wenn die Augen jucken, brennen und tränen. Die Augenlider reagieren sehr empfindlich auf Berührung, das Kind hat das Gefühl, einen Fremdkörper im Auge zu haben. Oft werden die Probleme begleitet von einer Überempfindlichkeit gegen Licht. Das Mittel ist daher besonders wertvoll bei Augenreizungen, die durch hellen Sonnenschein oder Schnee ausgelöst wurden. Versuchen Sie das Mittel auch bei der Bindehautentzündung von Säuglingen.

■ Euphrasia D4 Die Bindehautentzündung wird von einem reichlichen Tränenfluss begleitet. Die Lidränder sind wund, und das Kind blinzelt ständig.

■ ONOSMODIUM D6–D12 Typisch für dieses Mittel sind schmerzhafte, schwer und steif empfundene Augen, die aber nicht gerötet sind. Der Augenschmerz strahlt meist zur linken Schläfe aus. Wenn in Verbindung mit der Bindehautentzündung Kopfschmerzen auftreten, setzten sie sich meist in der Stirn oder im Hinterkopf fest, besonders auf der linken Seite des Kopfes. Charakteristisch ist, dass die Kopfschmerzen in Ruhe und Dunkelheit schlimmer werden, obwohl sie von einer Überlastung der Augen ausgelöst wurden.

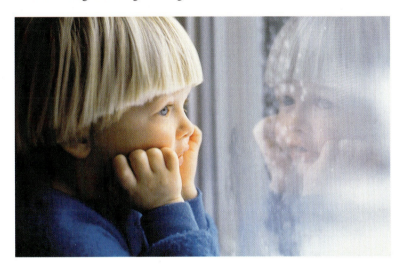

Die Schule ist für alle eine Belastungsprobe. Wenn Ihr Schulkind sehr angestrengt ist, wenn es Beschwerden mit den Augen bekommt oder wenn es nicht mehr schlafen kann, versuchen Sie ihm mit einem homöopathischen Mittel zu helfen – und stärken Sie ihm dem Rücken!

■ PULSATILLA D6–D12 Versuchen Sie dieses Mittel bei weinerlichen Kindern, bei denen die Bindehautentzündung zu Tränen führt, die mild sind und nicht wund machen. Geben Sie Pulsatilla auch bei Bindehautentzündungen, die in Verbindung mit einer Erkältung auftreten, und wenn kalte Anwendungen die Beschwerden lindern.

■ RUTA D3–D12 Dieses Mittel hilft Schulkindern, wenn sie durch eine Überanstrengung der Augen beim Lesen eine Bindehautentzündung bekommen haben. Die entzündeten Augen röten sich, sie schmerzen und brennen. Die Kinder haben ständig das Bedürfnis, sich die Augen zu reiben. Feuchtkaltes Wetter macht die Beschwerden schlimmer.

Wenn die Bindehautentzündung mit Fieber auftritt, muss Ihr Kind zum Arzt!

Komplexmittel
■ RUTA PENTARKAN® Augentonikum.

Notfälle

Auf unseren Sonderseiten finden Sie eine Auswahl der wichtigsten Mittel, die Sie bei den großen und kleinen Verletzungen, die im Alltag auftreten können, kennen und anwenden sollten. Beachten Sie bitte unbedingt unsere Warnhinweise, und gehen Sie zum Arzt, wenn Sie merken, dass die Verletzung für eine Selbstversorgung zu schwer ist.

➤ Nasenbluten

Nasenbluten kann durch kleine Gefäßverletzungen sowie durch fieberhafte Infekte ausgelöst werden. Es kann aber auch das Symptom einer Gefäß- oder Kreislauferkrankung sein, z. B. kommt es bei Arteriosklerose und Bluthochdruck häufiger vor. Falls das der Fall sein sollte, empfiehlt sich die Behandlung der Ursachen. Manchmal kann hinter Nasenbluten auch ein Vitamin-K-Mangel stecken.

Natrium nitricum D3 kann als Mittel bei Nasenbluten gewählt werden.

➤ Sonnenbrand, Verbrennungen

Die homöopathische Selbstbehandlung bezieht sich nur auf leichte, oberflächliche Verbrennungen, die weniger als fünf Prozent der Körperoberfläche und nicht das Gesicht, die Hände oder Füße betreffen. Schwerere Verbrennungen sind lebensbedrohlich. Mittelschwere und schwere Verbrennungen müssen intensivmedizinisch behandelt werden. Auch bei leichten Verbrennungen im Gesicht oder an Händen und Füßen müssen Sie unbedingt den Arzt aufsuchen. Gekühlt werden Verbrennungen nur mit Wasser. Salben oder Puder sind tabu.

Zu den Verbrennungen gehört auch der Sonnenbrand.

Zwei Mittel gehören in die Hausapotheke: Cantharis und Urtica urens (Brennnessel).

■ CANTHARIS D12 *Leichte Verbrennungen auf der Haut, Sonnenbrand.*

■ URTICA URENS D2 *Typisch für dieses Mittel sind Verbrennungen mit kleiner Blasenbildung, juckender Brennschmerz, Verschlimmerung durch Kälte oder kaltes Wasser.*

➤ Sonnenstich

Kennzeichen eines Sonnenstichs sind in den meisten Fällen ein hochroter Kopf, Unruhe, Schreien und Erbrechen. Das sind alles Zeichen einer Hirnhautreizung durch die Sonneneinstrahlung auf den unbedeckten Kopf. Die Körpertemperatur ist meist nur wenig erhöht. In der Anfangsphase stehen zwei Mittel zur Aus-

wahl: *Belladonna* und *Glonoinum*, in der späteren Phase kann *Apis* helfen.

■ BELLADONNA D12 *Das Gesicht ist rot, heiß und schwitzig. Die Pupillen sind geweitet. Der Kopfschmerz pocht. Hals- und Schläfenarterien klopfen.*

■ GLONOINUM ab D 12 *Das Gesicht ist rot oder blass. Man fühlt sich schwindelig, hat das Gefühl, als ob der Kopf viel zu groß wäre. Ein pulsierendes Gefühl im Kopf und im Brustraum, doppelschlägiger Puls treten auf. Verschlimmerung bewirken Bücken und Wärme. In schweren Fällen ist der Blick starr und stumpfsinnig. Besserung erfolgt durch kaltes Wasser.*

■ APIS D6 *Das Gesicht sieht aufgedunsen aus, die Haut ist gespannt und blassrot. Nackensteife tritt auf. Das Kind bohrt den Kopf in das Kissen und rollt ihn hin und her. Es schreit nachts schrill auf.*

Allgemeine Maßnahmen
Lagern Sie den Oberkörper leicht hoch, sorgen Sie für kühle Umgebung.

➤ **Überanstrengung**

Keiner von uns strengt sich ohne Grund mehr an, als er eigentlich verkraften kann. Wenn Sie trotzdem einmal durch die Umstände gezwungen wurden, mehr zu geben, als Ihr Körper eigentlich leisten konnte, ist das beste Mittel immer Argentum nitricum.

■ ARGENTUM NITRICUM *ist auch zur Prophylaxe geeignet, um z. B. Höhenunterschiede besser verkraften zu können.*

➤ **Stumpfe Verletzungen**

Unter den so genannten stumpfen Verletzungen versteht man alle Verletzungen, die nicht bluten und die keine Brüche sind. Typisch sind Prellungen, Zerrungen, Verstauchungen, Blutergüsse und Verletzungen am Auge, die nicht bluten.

■ ARNICA MONTANA D4 *Arnica montana ist das erste Mittel bei Quetschungen oder Zerrungen mit Bluterguss.*

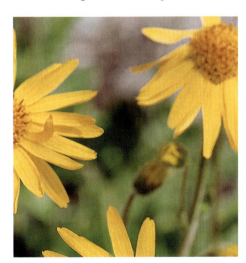

Besonders im Freizeitsport zieht man sich oft stumpfe Verletzungen zu. Arnica ist in diesem Fall das Mittel erster Wahl.

■ BELLIS PERENNIS D4 *Das Mittel wirkt wie Arnica bei Blutergüssen.*

■ SYMPHYTUM bis D4 *Der volkstümliche Name ist »Beinwell«. Neben Verletzungen der Knochen ist das Mittel bei Prellungen des Auges angezeigt, wie sie durch einen Treffer mit einem Schneeball entstehen. Symphytum gibt es auch als Salbe.*

Komplexmittel

■ SYMPHYTUM PENTARKAN® *Verstauchungen, Prellungen.*

➤ Knochenbrüche

■ CALCIUM PHOSPHORICUM D6–D12 *Das Mittel unterstützt Behandlungen von Frakturen. Besonders lebhafte, schlankwüchsige Kinder, die unter Konzentrationsmangel leiden und auf Stress mit Kopfschmerz und spastischen Bauchschmerzen reagieren, sprechen darauf an.*

Zum Arzt

Natürlich müssen Sie mit einem Knochenbruch sofort zum Arzt. Nur der Arzt kann den Knochen richtig einrichten und das verletzte Körperteil vollkommen ruhigstellen. Nur so ist gewährleistet, dass der Knochen wieder richtig zusammenwächst.

➤ Risswunden, Abschürfungen

Diese Verletzungen schmerzen stark, selbst wenn sie nicht sehr tief sind. Sorgen Sie bitte dafür, dass die Wunde sauber ist, sonst eitern diese Verletzungen recht schnell, und es bilden sich hässliche Narben.

■ CALENDULA D2, D3 *Es ist für äußerliche Anwendungen als Salbe, Puder oder Lösung erhältlich.*

➤ Stichverletzungen, Tierbisse, Insektenstiche

Achten Sie bei Insektenstichen darauf, ob eine allergische Reaktion auftritt. Wenn ja – sofort zum Arzt. Lesen Sie dazu auch die Beschreibungen auf Seite 31.

■ APIS D6 *Apis hilft bei Verletzungen durch Nadeln, Nägel, Bisse von Katzen oder Hunden, Insektenstiche. Stechender Schmerz, blassrote Schwellungen um die Wunde sind charakteristisch.*

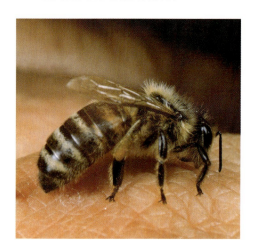

Zu Recht gefürchtet – der allergische Schock nach Bienenstichen.

■ LEDUM D6 *Das Mittel ist bei Tierbissen geeignet, die punktförmige Wunden hinterlassen. Die verletzten Stellen sind kalt und werden auch als kalt empfunden. Wird die Wundstelle mit Wärme behandelt, verstärkt das den Schmerz.*

■ URTICA URENS D2 *Es tritt starke Quaddelbildung um die Stichstelle herum auf mit starkem Brennen. Später kommt noch starker Juckreiz hinzu. Schwellung, Brennen und Jucken verstärken sich nach kalter Anwendung.*

Zum Arzt

Schon kleine Verletzungen können mit dem Tetanus-Erreger Clostridium tetani infiziert werden. Dieses Bakterium lauert vor allem in der Erde. Besonders infektionsgefährdet sind tiefe Stichverletzungen, die wenig bluten. Achten Sie darauf, dass Sie und Ihr Kind mindestens alle zehn Jahre Ihre Tetanusimpfung auffrischen lassen!

➤ Splitterverletzungen

Sie sind nicht so tief wie Stichverletzungen, schmerzen aber stark, da sie das oberflächliche nervenreiche Gewebe verletzen.

■ HYPERICUM D6 *Hypericum ist das erste Mittel.*

■ SILICEA D12 *Silicea fördert das Abstoßen von Fremdkörpern und eignet sich besonders gut bei Verletzungen durch Glassplitter.*

➤ Zahnbehandlung

Nach zahnärztlichen Behandlungen – egal ob der Eingriff groß oder klein war – kann man möglichen nachfolgenden Schmerzen oder Entzündungen vorbeugen. Am besten nimmt man gleich nach der Rückkehr vom Zahnarzt eines der folgenden Mittel ein.

■ ARNICA MONTANA D3–D6 *Bestes Wundheilungsmittel. Es stillt die Blutung, fördert die Heilung, lindert den Schmerz.*

■ HYPERICUM PERFORATUM D3–D6 *Großes Mittel bei Nervenverletzungen; besonders geeignet zur Stabilisierung nach Zahnwurzelbehandlungen.*

■ PHOSPHORUS D6–D12 *Wenn die Wunde nach dem Zahnziehen weiterblutet.*

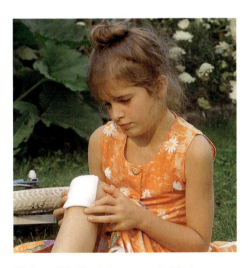

Kleinere Hautverletzungen sind bei Kindern praktisch an der Tagesordnung. Sie lassen sich gut homöopathisch behandeln.

Homöopathika in Ihrer Hand

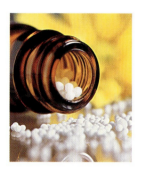

Wenn Sie bereits erste gute Erfahrungen mit homöopathischer Behandlung gemacht haben, sollten Sie vielleicht daran denken, sich einen Grundstock an homöopathischen Mitteln zuzulegen. Dann haben Sie immer gleich das passende Präparat zur Hand und müssen es nicht erst in der Apotheke bestellen. In diesem Kapitel finden Sie eine Auswahl von 46 Homöopathika, die man im Alltag häufiger braucht und mit denen Sie Ihre Hausapotheke bestücken können.

Die große homöopathische Hausapotheke

Wenn Sie sich bei der Aufbewahrung an die folgenden Grundsätze halten, bewahren homöopathische Mittel ihre Wirksamkeit über viele Jahrzehnte.

■ Bewahren Sie das Mittel in seinem ursprünglichen Behälter auf. Wenn Medikamente außerhalb des Hauses eingenommen werden sollen, können Sie für unterwegs ein paar Kügelchen in einem zusammengefalteten sauberen Papier mitnehmen.

■ Verschließen Sie Medikamente nach dem Gebrauch sofort wieder, so sind sie vor Verunreinigungen geschützt.

■ Achten Sie auf eine Lagertemperatur von weniger als 37 °C.

■ Setzen Sie die Mittel nicht über längere Zeit der Sonne oder anderen intensiven Lichtquellen aus.

■ Werfen Sie Kügelchen, die versehentlich auf den Boden gefallen sind, weg und tun Sie diese nicht in die Flasche zurück.

■ Lagern Sie die Mittel nicht in der Nähe stark riechender Substanzen wie z. B. Parfüm, Massageölen oder Zubereitungen mit Kampfer.

Am besten ist es, ein extra Medizinschränkchen für homöopathische Arzneimittel einzurichten, da die Mittel in diesem Fall auch vor Geruchsbelastungen sicher sind.

In der Apotheke bekommen Sie eine »Homöopathie-Ledertasche« mit kleinen Glasröhrchen, in die Sie die Mittel Ihrer Hausapotheke umfüllen können. Die Tasche lässt sich dann auch gut z. B. mit in den Urlaub nehmen.

46 wichtige Mittel – richtig angewendet

Aus folgenden Mitteln können Sie sich selbst eine Hausapotheke zusammenstellen.

1 Aconitum D12 Sturmhut

Aconitum eignet sich zur Therapie bei ersten Erkältungsanzeichen, Halsschmerzen und bei Beschwerden mit großer Unruhe und Angst. Beschwerden, die durch Schreck, Unruhe oder durch die Folge von Zugluft auftreten, werden gebessert. Kennzeichnend sind ein plötzlicher Beginn, große Unruhe, akutes Fieber ohne Schweiß, fieberhafte Unruhe, hellrote trockene Haut.

2 Allium cepa D4–D6 Zwiebel

Das Mittel kann bei Erkältungen und bei Durchfall eingesetzt werden sowie bei Blähungskoliken und allergischem Schnupfen. Bei Erkältungen passt es, wenn diese nach nasskaltem, windigem Wetter aufgetreten sind, scharfes, wässriges Sekret abgegeben wird und es auch zu Tränenfluss kommt. Bei Durchfall bietet sich Allium cepa an, wenn dieser nach wasserhaltigen, sauren Speisen auftritt.

3 Apis mellifica D6 Honigbiene

Apis mellifica eignet sich zur Therapie von Ohrenentzündungen, Bindehautentzündung, Angina und zur Linderung von Juckreiz nach Insektenstichen. Kennzeichnend für Apis mellifica sind plötzlich auftretende und heftig verlaufende Krankheitserscheinungen, bei denen trotz trockener Schleimhäute im Mund- und Rachenbereich kein Durstgefühl besteht. Durch Wärme werden die Beschwerden verschlimmert.

Die Grundsubstanz von Apis mellifica wird aus der Honigbiene gewonnen. Typisch für Apis mellifica sind dementsprechend stechende, brennende Schmerzen – seien es Halsschmerzen, Schmerzen beim Wasserlassen oder juckende Hautausschläge.

4 Arnica D12 Arnika, Bergwohlverleih

Arnica eignet sich zur Therapie von Schlägen, Blutergüssen und ähnlichen Verletzungen. Es besteht ein Zerschlagenheitsschmerz, der durch jegliche Bewegung und Erschütterung stärker wird. Die Glieder fühlen sich an, als wären sie zerschlagen. Arnica wirkt blutstillend und hat sich nach Zahnbehandlungen bewährt.

5 Arsenicum album D6 Weißes Arsenik

Das Mittel hilft bei schwächenden Durchfällen, die von einem starken Kräfteverfall begleitet sind. Besonders wenn Vergiftungen (wie von Fleisch oder Speiseeis) oder Obstunverträglichkeiten als Auslöser für die Beschwerden verantwortlich sind. Typisch sind nächtliche Atemnot und Herzschmerzen nach Mitternacht, große Angst sowie großer Durst nach kleinen Mengen. Verschlimmerung tritt durch Ruhe und Besserung durch Wärme ein.

6 Belladonna D12 Tollkirsche

Belladonna zählt zu den wichtigsten homöopathischen Mitteln. Belladonna-Typen haben häufig ein heißes und rotes Gesicht und sind unruhig und eher aufgeregt. Das Mittel hilft gut bei Entzündungen, wenn das betroffene Körperteil sich heiß und trocken anfühlt und gerötet ist.

Charakteristisch sind Beschwerden, die auf starke Sonneneinwirkung (Sonnenstich), Zugluft, Folge von nassen Haaren und dem Gehen im Wind zurückzuführen sind. Das Mittel ist immer dann angezeigt, wenn ein plötzlicher Beginn der Beschwerden, z.B. hohes Fieber, warmer Schweiß, heißer Kopf, kalte Hände, weite Pupillen und/oder eine Verschlimmerung durch Berührung oder Erschütterungen im Vordergrund stehen. Belladonna kann bei hohem Fieber eingesetzt werden, wenn Aconitum nicht hilft, und bei akuter Mandel- und Halsentzündung mit Husten und anderen Infektionskrankheiten.

7 Berberis aquifolium Urtinktur Mahonie

Es handelt sich hier um ein Mittel, das die Gesichtshaut reinigt und bei Hautflecken, Pickeln und Akne hilft. Es regt alle Drüsen an und verbessert die Ernährung. Gebräuchlich ist die Urtinktur.

8 Borax D2–D6 Natriumtetraborat

Es ist hilfreich bei allen Haut- und Schleimhauterkrankungen. Das Mittel wirkt gut gegen Aphthen im Mund und schmerzhaftes Zahnfleischgeschwür. Bei Hautkrankheiten muss Borax mehrere Wochen eingenommen werden. Ein erbsengroßes Stück Borax in den Mund gelegt, vertreibt die Heiserkeit.

9 Bryonia alba D6–D12 Weiße Zaunrübe

Bei trockenem Husten und trockenem Mund mit großem Durst und dem Verlangen, viel Wasser zu trinken, hilft dieses

Mittel. Bryonia alba setzt man bei Appetitstörungen und Durchfall nach kalten Getränken ein. Die geringste Bewegung ist schmerzhaft, eine Besserung der Beschwerden wird durch Ruhe erreicht. Anstrengung sollte vermieden werden.

10 Calcium carbonicum Kalk, Kalziumkarbonat

Dieses Mittel eignet sich bei saurem Erbrechen und saurem Durchfall (D6–D12) sowie Appetitstörungen, aber auch bei Obstipation (D30), ebenso zur Behandlung von Hauterkrankungen wie Ekzemen mit trockener Schuppung und Nesselsucht bei einer Milchallergie (D12). Calcium carbonicum ist ein wichtiges Konstitutionsmittel.

Wenn Sie vor allem bei Wetterwechseln zu Erkältungen sowie Mandel- und Rachenentzündungen neigen, könnte Calcium carbonicum das passende Mittel sein. Oft sind Calcium-carbonicum-Patienten kräftig gebaut und haben eine helle Haut.

11 Calendula officinalis D3 Ringelblume

Dieses Mittel eignet sich zur Therapie von Verletzungen, besonders Risswunden. Calendula kann auch äußerlich, als Zusatz zu Salben und Einreibungen verwendet werden.

12 Cantharis D6 Spanische Fliege

Das Mittel wird bei Verbrennungen und deren Folgen sowie bei akuten Blasen- und Harnröhrenbeschwerden eingesetzt. Es besteht meist ein starkes Brennen im Mund, auf der Haut, im Magen oder im Unterleib, in der Blase und in der Harnröhre mit stechendem Schmerz und häufigem Harndrang.

13 Capsicum D6–D12 Cayenne-Pfeffer

Capsicum ist ein hilfreiches Mittel bei Ohrenschmerzen und Halsschmerzen, die bis zu den Ohren ausstrahlen. Bei Halsschmerzen, die vom vielen Rauchen oder Alkoholtrinken kommen, hilft es sehr gut. Die Urtinktur kann man auf Herpesbläschen auftupfen.

14 Cardiospermum D3 Ballonrebe, Seifenbaumgewächs

Dieses Mittel mit kortisonähnlicher Wirkung hilft bei allen entzündlichen und allergischen Hauterkrankungen, wie Nesselsucht, Hautjucken oder Hautausschlägen. Cardiospermum ist außerdem bei leichten Verbrennungen, Insektenstichen und rheumatischen Beschwerden nützlich.

15 Chamomilla D12 Kamille

Die Kamille ist ein homöopathisches Mittel, das speziell in der Kinderheilkunde eine große Rolle spielt. Hier kann es bei Fieber, Bauchkrämpfen, Durchfällen, großer Reizbarkeit und Schlaflosigkeit helfen, besonders wenn die Beschwerden auf Zahnungsschwierigkeiten, Ärger und Verdauungsstörungen zurückzuführen sind. Typische Chamomilla-Kinder sind reizbar und launisch; sie sind oft quengelig.

16 Cocculus C30 Kockelskörner

Cocculus ist das typische Mittel bei See- und Reisekrankheiten und sollte daher in keiner Reiseapotheke fehlen. Auslöser der Beschwerden sind Ärger, Furcht, Lärm, Schlafentzug. Typische Symptome sind Schwindel und große Übelkeit, der Patient fühlt sich schwach. Es besteht ein Hohlheitsgefühl in einzelnen Körperteilen. Das Mittel bewährt sich auch bei Kindern, denen beim Autofahren oder im Kinderwagen auf holprigem Pflaster schlecht wird.

17 Coffea D12 Kaffee

Coffea wird aus ungerösteten Kaffeebohnen gewonnen und hilft auch bei Beschwerden, die nach übermäßigem Kaffeegenuss auftreten.

Wirkt bei Schlaflosigkeit infolge von regem Gedankenfluss, wenn man wie aufgedreht ist. Geist und Körper sind ungewöhnlich aktiv und finden keine Ruhe.

18 Dulcamara C30 Bittersüß

Dulcamara ist das typische Mittel für die Folgen feuchter Kälte. Einsatzgebiete sind Durchfälle (im Herbst), Leibschmerzen, eine verstopfte Nase, Fieber, Erbrechen und Blasenkatarrh.

19 Echinacea Urtinktur D2 Schmalblättrige Kegelblume

Sie steigert allgemein die Abwehr gegen Infektionskrankheiten.

20 Euphrasia D4 Augentrost

Euphrasia eignet sich besonders zur Therapie von Bindehautentzündung und Fließschnupfen.

21 Ferrum phosphoricum D12 Eisenphosphat

Dieses Mittel darf in Ihrer Apotheke nicht fehlen, es kann bei fieberhaften Infekten, Zahnungsbeschwerden und Ohrenentzündung eingesetzt werden.

22 Galphimia D6 Galphimia glauca

Galphimia ist ein Mittel mit Breitenwirkung. Bei allen allergischen Erkrankungen wie z. B. Heuschnupfen und allergischen Hauterkrankungen ist es hilfreich.

23 Gelsemium D12 Wilder Jasmin

Menschen, für die Gelsemium passt, sind oft übernervös und leicht erregbar. Sie können sich sehr schnell körperlich schwach fühlen und beginnen, vor Erregung zu zittern. Typisch ist die Erwartungsangst. Wenn sie z. B. am nächsten Tag einen wichtigen Termin haben, können sie nicht einschlafen. Je größer die Erregung und die körperliche Schwäche werden, umso häufiger können auch plötzliche Angstzustände auftreten. Typisch sind nervöser Durchfall oder Erbrechen vor Aufregungen und Prüfungen. Schlafstörungen treten aufgrund von Aufregung, Schreck oder Angst ein. Oft sind die Schlafstörungen verbunden mit krampfartigen Kopfschmerzen, die vom Nacken nach vorne ziehen. Bei allmählichem Beginn von fieberhaften Infekten hilft Gelsemium.

Wenn ein Infekt ausbricht, begleitet ihn oft ein scharfer, brennender Fließschnupfen. Nervöse Herzbeschwerden nach überstandener Krankheit, schwacher Kreislauf und empfindliche Reaktion auf Wetterumschwung sind typisch.

Gelsemium wird dann eingesetzt, wenn eine Erkrankung als Folge von Aufregungen oder auch Anstrengungen auftritt. Typisch für den Krankheitszustand ist das Gefühl der Betäubung und der Benommenheit.

24 Glonoinum D6 Nitroglycerin

Hilfreich bei Sonnenstich, Schwindel, Herzflattern, Herzklopfen mit Atemnot, pulsierenden Kopfschmerzen mit Gesichtsfeldausfall, pulsierendem Nackenkopfschmerz.

25 Graphites Graphit, Reißblei

Dieses Mittel wirkt besonders bei dicken Menschen mit heller Gesichtsfarbe bei trockener Haut mit Neigung zu Eiterung und Lidrandentzündung. Jede kleine Verletzung eitert gleich. Das Mittel wird eingesetzt bei Kopfgrind, Neurodermitis, Psoriasis, Ekzemen und auch bei Verstopfung.

26 Hepar sulfuris D6 Kalkschwefelleber

Mandelentzündungen werden positiv beeinflusst. Das Mittel hilft bei allen Eiterungen und auch bei Lippenherpes, wenn die Bläschen mit Eiter gefüllt sind.

27 Hyoscyamus D12 Bilsenkraut

Es hilft bei nächtlichem Reizhusten, der auftritt, sobald man sich hinlegt. Der Husten verschlimmert sich durch Trinken, Essen und Sprechen. Hyoscyamus wird auch häufig als »homöopathisches Codein« bezeichnet.

28 Hypericum perforatum ab D1 Johanniskraut

Hypericum perforatum ist ein bewährtes Wundheilmittel bei Splitter- und Nervenverletzungen z. B. gequetschte Finger.

29 Ignatia amara ab D12 Ignatiusbohne

Das Mittel passt besonders für nervöse Menschen, insbesondere für empfindliche Frauen, dunkelhaarige Typen, mit raschem Auffassungsvermögen. Beschwerden sind häufig Folgen von Kummer und Sorgen. Der Schlaf ist nur oberflächlich, Schlaflosigkeit entsteht durch Kummer und Sorgen, die Arme jucken ständig. Die Träume sind lang und schwer. Während der Menstruation tritt große Mattigkeit auf, die Periode kommt zu früh, zu reichlich und mit krampfartigen Schmerzen. Sie leiden unter reizbarer Schwäche, Ihre Stimmung schlägt schnell ins Gegenteil um. Sie haben Kopfschmerzen, als würde ein Nagel in den Kopf geschlagen. Durch Bücken erfolgt Besserung. Magenschmerzen bessern sich durch Essen. Stechende Hämorrhoidenschmerzen kommen vor.

30 Ledum D6 Sumpfporst

Es hilft bei Bienen- oder Wespenstichen, wenn diesen ein Kältegefühl folgt (bei Wärmegefühl gibt man Apis), bei verschmutzten Fingerverletzungen und bei Stichverletzungen.

31 Lycopodium ab D6 Bärlapp

In fast allen Fällen, wo Lycopodium das Mittel ist, zeigen sich Verdauungsstörungen. Dieses Mittel kommt bei Verstopfung

Wenn nach einigen Tagen homöopathischer Selbstbehandlung keine Besserung eingetreten ist, sollten Sie einen Arzt aufsuchen, um Ihr Krankheitsbild klären zu lassen.

oder bei Blähungen zur Anwendung. Schon die geringste Nahrungsaufnahme verursacht ein Völlegefühl, der Bauch ist aufgetrieben. Die Beschwerden werden schlimmer bei Ruhe und Wärme, hingegen besser durch kühle, frische Luft und bei kontinuierlicher Bewegung. Charakeristisch ist, dass alle Beschwerden immer rechts beginnen und nach links ziehen, z. B. Hals- oder Kopfschmerzen.

32 Nux vomica ab D6 Brechnuss

Es treten Übelkeit, Brechdurchfall und Verstopfung auf, besonders wenn Beschwerden durch Ärger oder Exzesse verursacht werden wie z. B. übermäßiges Essen, Alkohol, Nikotin, wenig Schlaf und wenig Bewegung. Die Beschwerden werden im Freien und nachts stärker. Schlafstörungen, zu frühes Erwachen und das Phänomen, nach drei Uhr nicht mehr einschlafen zu können, sind Ihnen bekannt. Es passt besonders für reizbare Typen. Nehmen Sie es nicht zusammen mit Zincum metallicum oder Valericum ein.

Wer zu intensiv gefeiert hat und am nächsten Morgen verkatert ist, dem kann Nux vomica Linderung bringen, ein Mittel, das aus den getrockneten, reifen Beeren des Brechnussbaums gewonnen wird.

33 Petroselinum D2–D6 Petersilie

Plötzlicher unwiderstehlicher Harndrang, Beißen und Jucken in der Harnröhre und Harnröhrenentzündung treten auf.

34 Podophyllum D4 Maiapfel

Dieses Mittel eignet sich zur Therapie bei Zahnungsbeschwerden und zur Therapie von Durchfall, speziell wenn er zur Zeit der Zahnung auftritt.

35 Pulsatilla ab D6 Küchenschelle

Pulsatilla ist vornehmlich ein Frauenmittel, das sich besonders bei sanftmütigen, weinerlichen und schüchternen Frauen eignet. Besonders gut reagieren blonde, hellhäutige Typen. Hilfreich bei verzögerter, spärlicher, aussetzender und schmerzhafter Regel, begleitet von Frösteln, Übelkeit und Druck nach unten. Auch bei Bindehautentzündung, wenn die Lider entzündet und verklebt sind sowie bei Neigung zu Gastritis und Blähungen hilft es. Klare Abneigung gegen jegliches Fett, großes Verlangen nach frischer Luft und Durstlosigkeit sind typisch.

36 Rhus toxicodendron ab D12 Giftefeu

Dieses Mittel wirkt vor allem bei Beschwerden, die durch Kälte, Baden in kühlem oder salzigem Wasser oder nach Abkühlung des überhitzten Körpers verursacht werden. Symptome sind Unruhe, Angst, große Erschöpfung, bläschenförmige Hautausschläge mit Brennen und Jucken, Herpesbläschen, Ischias. Alle Symptome werden durch Wärme gebessert.

37 Rumex crispus D6 Krauser Ampfer

Trockener Kitzelhusten, der sich durch kalte Zugluft verschlimmert und den Schlaf hindert, ist typisch. Manchmal kommt es beim Husten zu unfreiwilligem Harnabgang.

38 Ruta D2–D12 Weinraute

Kopfschmerzen nach Überanstrengung der Augen. Die Augen sind rot und heiß. Augenschmerzen beim Lesen und Druck über den Augenbrauen. Rutatropfen (Urtinktur) sind ein Augentonikum.

39 Sabal serrulata D6 Sägepalme

Ständiger nächtlicher Harndrang und Bettnässen finden ihre Ursache teilweise in einer Lähmung der Blasenschließmuskeln oder einer Prostatavergrößerung.

40 Sepia ab D12 Tintenfisch

Sepia ist eines der wichtigsten homöopathischen Mittel für Frauen, wobei es häufig auch als Konstitutionsmittel eingesetzt wird. Doch Vorsicht! Sepia sollte nicht zu oft eingenommen werden.

Sepia ist eines der wichtigsten Mittel mit Wirkung auf die Gebärmutter. Es eignet sich vor allem bei Depressionen, Hitzewallungen und nervöser Erschöpfung, während des Klimateriums und bei Frauen, die vor der Periode unter Kopfschmerzen und Spannungsgefühl in den Brüsten leiden. Es wirkt am besten bei dunkelhaarigen Frauen. Auch bei Venenleiden ist es hilfreich. Das Mittel soll nicht zu häufig eingenommen werden und auch nicht in zu niedrigen Potenzen. Es verträgt sich nicht mit Lachesis und Pulsatilla.

41 Silicea D6–D12 Kieselsäure

Splitterverletzungen sprechen gut auf dieses Präparat an. Durch die Einnahme von Silicea können in der Haut verbliebene Splitter vom Körper besser abgestoßen werden. Es bringt alle Abszesse zum Reifen und ist hilfreich bei Nagelbetteiterungen.

42 Spiraea D2 Echtes Mädesüß
Wirkt allgemein antientzündlich und lindert beispielsweise Harnwegsreizungen sowie rheumatische Muskel- und Gelenkschmerzen. Es wird auch die »Salizylsäure der Homöopathie« genannt.

43 Taraxacum D3 Löwenzahn
Durchfall und Erbrechen nach fettem Essen, Appetitlosigkeit mit bitterem Geschmack und Aufstoßen sind typisch.

44 Urtica urens D3 Brennnessel
Es ist ein Mittel mit starkem Bezug zur Haut. Hilfreich ist es bei juckenden Hautausschlägen und Nesselsucht. Hautprobleme treten häufig periodisch bei Wetterwechsel auf, aber auch bei Stichverletzungen, Tierbissen, Insektenstichen, wenn eine Quaddelbildung um die Stichstelle von starkem Brennen begleitet wird.
Bei Verbrennungen, wenn sich danach kleinere Blasen bilden, findet es ebenso Anwendung wie bei Gicht, Muskelrheumatismus und Steinleiden.

45 Veratrum album D12 Weiße Nieswurz
Das Mittel wirkt bei akuten Kreislaufbeschwerden, akuten Infektionskrankheiten mit Kreislaufschwäche sowie akutem Brechdurchfall. Typisch sind kalter Schweiß, Schweißperlen an der Stirn und im Gesicht, blass-bläuliche, kalte Haut.

Veratrum-album-Patienten haben manchmal das Gefühl, gleich ohnmächtig zu werden. Sie haben kalten Schweiß auf der Stirn und eine blasse Gesichtshaut.

46 Zincum valerianicum ab D6 Zinkisovalerianat
Es wird bevorzugt bei nervösen Schlafstörungen eingesetzt. Kennzeichen ist die große Unruhe in den Beinen. Tagsüber fühlt man sich müde und abgeschlagen. Es ist hilfreich bei allgemeiner Schwäche und Abgeschlagenheit, Gedächtnisschwäche, Schwindelzuständen, Kopfschmerzen besonders im Hinterkopf. Das Mittel sollte man nicht zusammen mit Nux vomica oder Chamomilla einnehmen.

Über dieses Buch

Impressum

Es ist nicht gestattet, Abbildungen und Texte dieses Buches zu digitalisieren, auf PCs oder CDs zu speichern oder auf PCs/Computern zu verändern oder einzeln oder zusammen mit anderen Bildvorlagen/Texten zu manipulieren, es sei denn mit schriftlicher Genehmigung des Verlages.

Weltbild Buchverlag
© 1999 Weltbild Verlag GmbH, Augsburg
Alle Rechte vorbehalten

Redaktion: Verena Zemme
Bildredaktion: Susanne Allende
Umschlag: Lydia Koch, Augsburg
Layout: Fischer's DTP-Studio, München
DTP/Satz: Dirk Risch, Berlin · München
Reproduktion: Type Work, Augsburg
Druck und Bindung: Druckerei Appl, Wemding

Gedruckt auf chlorfrei gebleichtem Papier

Printed in Germany

ISBN 3-89604-752-3

Die Autorin

Dr. rer. nat. *Anita Schweiger* ist Diplom-Biologin. Nach einer Weiterbildung zur Zeitschriftenredakteurin publiziert sie als Buchautorin und Medizinjournalistin in Fachzeitschriften. Ein weiteres Buch, in dem sich die Autorin noch spezieller mit dem Thema Homöopathie befasst, ist der im Midena Verlag erschienene Titel »Homöopathie für mein Kind«.

Haftungsausschluss

Die Inhalte dieses Buches sind sorgfältig recherchiert und erarbeitet worden. Dennoch können weder die Autorin noch der Verlag für die Angaben in diesem Buch eine Haftung übernehmen.

Bildnachweis

Bildarchiv Preußischer Kulturbesitz, Berlin: 10; FOCUS Presse- u. Photo Agentur GmbH, Hamburg: 11 (Young/Science Photo Library), 43 (Davies/Science Photo Library), 69 (Kulyk/Science Photo Library); Image Bank Bildagentur GmbH, München: 19 (Lockyer), 65 (Barto), 77 (Stirling), 105 (Maas), 119 (Sundberg), 125 (Maas), 135 (Niedorf), 140 (Mancini), 151 (Cade), 174 (Curto), 199 (Dee), 203 (Regine M.), 208 (Lockyer), 218 (Lewin), 223 (Whitaker), 228 (Regine M.), 233 (Melford); Jahreszeiten Verlag GmbH, Hamburg: 62 (Gerth); Jump, Hamburg: 81 o. (Gaupp), 183 (Vey), 235 (Falck); Jens Kron, Augsburg: 237; Mauritius Bildagentur GmbH, Mittenwald: 86 (AGE), 236 (Havel), 238 (Filser); MEV Verlag GmbH, Augsburg: 7; Premium. Stock Photography GmbH, Düsseldorf: 2 (Stock Image), 5 (Stock Photography), 8 (Stock Photography); Tony Stone Associates GmbH, München: 28 (Burder), 55 (Darell), 100 (Stewart), 108 (Kelly), 128 (Staley), 158 (Franken), 163 (Ford), 171 (Williams), 175 (Heroldt), 191 (Avres), 198 (Gentieu); zefa visual media gmbH, Frankfurt: 24 (Picture Book), 48 (Spoenlein), 81 u. (Hackenberg), 87 (Sharpshooters) 213 (Index Stock). Titelbild: Photo-Press Bildagentur GmbH, Stockdorf/München: (Rutel), U4 Mauritius Bildagentur GmbH, Mittenwald: (Filser).

Literatur

Klein-Schmoll, Erika: Großmutters Heilkünste. Wilhelm Goldmann Verlag. München 1994

Lockie, Andrew: Homöopathie Handbuch. Für die ganze Familie. Bechtermünz Verlag. Augsburg

Meyer, Eric (Hrsg.): Das große Handbuch der Homöopathie. Ariston Verlag. Kreuzlingen 1995

Sommer, Sven: Homöopathie. Heilen mit der Kraft der Natur. Gräfe und Unzer Verlag. München 1999

Stichwortverzeichnis

Beschwerden

Stichwortverzeichnis

Sachregister

Stichwortverzeichnis

Homöopathische Mittel von A bis Z

Stichwortverzeichnis